이정림의
내 몸을 살리는 숯가루의 기적

이정림의 내 몸을 살리는 숯가루의 기적

초판 1쇄 인쇄 · 2025년 10월 21일
초판 1쇄 발행 · 2025년 11월 14일

지은이 · 이정림
펴낸이 · 이종문(李從聞)
펴낸곳 · (주)국일미디어

등　록 · 제406-2005-000029호
주　소 · 경기도 파주시 광인사길 121 파주출판문화정보산업단지(문발동)
영업부 · Tel 031)955-6050 ｜ Fax 031)955-6051
편집부 · Tel 031)955-6070 ｜ Fax 031)955-6071

평생전화번호 · 0502-237-9101~3

홈페이지 · www.ekugil.com
블 로 그 · blog.naver.com/kugilmedia
페이스북 · www.facebook.com/kugilmedia
E-mail · kugil@ekugil.com

• 값은 표지 뒷면에 표기되어 있습니다.
• 잘못된 책은 구입하신 서점에서 바꿔드립니다.

ISBN 978-89-7425-957-0(03510)

이정림의 내 몸을 살리는
숯가루의 기적

이정림 지음

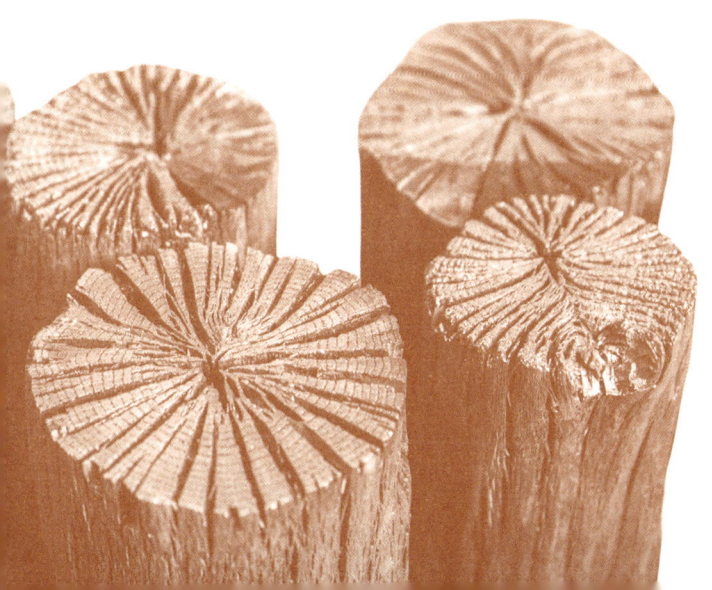

국일미디어

책머리에

    눈부신 과학기술의 발달로 달을 정복한 지도 이미 오래건만 암(癌)을 정복하기엔 아직도 요원한 것 같습니다. 그러나 저는 아주 단순한 데서 나름대로 진리를 찾았습니다. 인체의 건강 법칙을 어기는 것이 질병의 원인이며, 성격과 식생활이 질병과 밀접한 연관이 있음을 알게 된 것입니다.

    그리고 우리의 대대로 전해지는 민간요법 속에 놀랍게도 암을 고치는 방법이 있음을 발견했습니다. 여기에 대표적으로 활용되는 것이 순수한 국산 소나무의 숯가루(차콜)입니다.

    평생 숯가루를 이용한 임상 경험을 통해서 신비한 효험을 거듭 확인하였습니다. 보다 많은 분들이 병의 예방 및 치료의 방향을 잡는 데, 도움이 되기를 바라는 마음에서 이 책을 펴내게 된 것입니다.

    그동안 여러 중환자들을 만나면서 제가 가장 절실하게 느끼고 깨달은 것은, 무엇보다 마음을 평안하게 항심(恒心)을 갖고 그 항심이 계속 유지될 수 있도록 관리해야 한다는 것입니다. 가족이나 친척, 방문객이 던지는 불신의 말 한마디가 2~3개월 호전되던 과정을 중단시킬 뿐만 아니라 악화시키는 경우를 많이 보아왔습니다.

환자와 가족 그리고 치료자 되시는 하나님과 하나가 될 때(신뢰가 확실할 때) 기적은 일어납니다. 이렇게 아무리 위중한 상태라도 열심히 실천하여 건강을 되찾은 분들을 볼 때마다 저는 살아가는 의미와 뜻이 더해짐을 느낍니다.

그리고 이러한 경험을 소개한 이 책이 숯가루 요법을 실천하려는 분들에게 희망과 용기를 주리라 믿어 의심치 않습니다.

하지만 숯이라고 디 같은 숯이 아닙니다. 언젠가 치료용 숯인 송탄(松炭)이 아니라 공업용인 활성탄을 먹은 사람이 있어서 방송에서 문제시 다루었던 적이 있는데, 활성탄은 내복용으로 제조된 것이 아닙니다. 잘 구분하여 순수 소나무를 원료로 한 숯가루를 복용하시라고 꼭 당부드리고 싶습니다.

1994년 출간된 『암! 고치고 말고』를 읽고 찾아오셨던 수원의 안수녀 씨, 1999년도에 직장암 선고를 받고 오셨었는데 직장암을 수술 없이 완치하시고 지금도 건강하게 살아계시니 이 책을 내는 데 의미가 있지 않을까 싶어 『이정림의 내 몸을 살리는 숯가루의 기적』이라는 제목으로 개정증보하여 출간합니다.

왜관에 사시는 분도 후두암으로 고생하셨었는데 숯가루 요법을 열심히 실천하시더니 다 나았다고 직장 휴가 때 다녀갔고, 신내동의 폐암 재발되었던 어르신은 10년 넘게 건재하시다며 전화로 안부를 전하시더군요.

폐암인 시어머니를 모시고 와서 며칠 요양하며 배워가 시어머니를 잘 모시던 구리에 사시는 며느리는 얼마 전 우리 어머니 병원에서 더 이상 오지 말란다고 고맙다고 연락을 주었습니다.

그 외 유방암 환자였던 분들도 헤아릴 수 없습니다.

이 책 제대로 보시고 실천하여 과학 문명 발달로 살기 좋은 이 시대 마음 좀 비우고 건강 법칙 실천하고 숯가루 활용하여 건강한 모두가 되기를 바랍니다.

끝으로 이 책이 나오기까지 자유롭게 활동할 수 있도록 배려해 준 나의 소중한 가족들에게 죄송하고 고마운 마음을 전합니다.

실로암 건강생활연구원 원장
이정림

산다는 것 이정림

이 땅에 태어나서 아픔 없이 살다 가면

매운맛 쓴맛 신맛 어찌 알 수 있겠는가

이승에 이왕 왔으니 이맛 저맛 다 맛봤으면

이런 일 저런 일 못 볼 일 봐야 할 일

가는 길 닥치는 일 그 누군들 피할쏜가

이왕에 거쳐야 할 일 담담하게 맞이하자

피한다고 피해지나 도망친들 그 손바닥

그 길이 내 길인 걸 비교한들 비참한 길

에헤야 오지랖 넓혀 한 평 무덤 가기 전에

숨 쉬고 싶어 쉬나 뛰고 싶어 심장 뛰나

내 맘대로 쉬고 뛰면 죽을 사람 하나 없네

에헤야 웃으며 살자 기왕지사 살 바에는

자는 듯이 가는 사람 비명치며 으아악!

한 번 왔다 가는 길 단잠 자듯 가면 좋지

새 출발 몸에 배이면 저승도 두렵잖네

지금 여기 지나가면 다시 오지 못할 곳

바로 오늘 이곳이 내가 누릴 내 몫이지

그것이 하늘의 뜻인 인명재천 아니던가!

목차

책 머리에   4
산다는 것   8

|제1장| 왜 다시 숯인가?
오늘의 독자에게 전하는 말

시대가 바뀌었기에, 책도 새로워져야 한다   18
왜 지금 다시 '숯'인가?   19
이 책을 대하는 독자의 마음가짐   20

|제2장| 숯가루 요법의 원리와 과학적 배경

숯의 해독·흡착 원리 - 숯가루의 특징과 그 작용   24
약용탄으로서의 공인 사례 - 각종 난치병이 치유되는
신비한 숯가루가 약품 허가(인체해독제 흑과립)되다   27

미세플라스틱·농약·중금속 흡착 관련 연구 요약 -
차콜 효능 자료 발췌 내용   30

활성탄의 여섯 가지 좋은 기능   33

숯의 종류와 사용법   36

굽는 과정에 따른 숯의 종류   37

집에서 숯 활용하기   39

숯가루 제독 방법   41

|제3장| 이정림의 숯요법의 길

현미가 찾아다 준 오늘의 건강 - 『일간 스포츠』공모
식생활 개선 수기 당선작(1984.12.2.)   50

식생활 개선 수기 당선과 스튜디오830 출연   58

숯요법을 시작하게 된 계기 -
즉시 효과가 나타나는 숯가루   59

숯가루는 자연이 우리에게 준 천연 치료제   60

그리운 문희방 씨   62

보건진료원 시절   67

염증과 해독에 특효약   71

결핵성 염증이 여기저기 있던 청년   73

숯가부 일화   75

안타까운 현실과 나의 입장   79

애타게 찾았던 소문난 숨은 명의 50(학원사)에 소개   81

방송과 언론에 소개된 숯가루 요법   89

여러 매체(방송·신문·잡지 등)에 소개된 사례
- 이경규의 진짜카메라, SBS 백세 건강스페셜 등   90

| 제4장 | **숯과 함께한 기적의 사례들**

자궁암 수술 후 재발된 유방암이 사라져   94
위암에서 나를 구한 숯가루   96
위암 수술 후 재발이 두려워 차콜을 먹었더니   99
나를 살린 실로암 건강생활연구원   102
가망 없다던 간암에서 회복되다   104
사라져버린 직장암   107
난소암 수술 권유받고 만난 책   113
자궁암 재발을 막은 자연식과 숯가루 치료   116
떼어낼 뻔한 내 가슴을 지킨 숯찜질   119
비호지킨스 림프종을 낫게 한 숯가루 목욕   122
눈꺼풀을 도려낼 위기에서 구해준 숯   125
아토피성 피부염을 낫게 한 천연요법   128
숯을 개어 붙여 제독하다   131
우리집에는 약이 없는 대신 숯가루가 있다   133
성대 제거 수술을 거부하고 숯가루를 먹다   135
만성 신부전 신증후군 환자에서 정상인으로   137
결핵성 염증을 빠르게 회복시킨 숯떡   138
교통사고로 굳어진 발목, 숯떡 태양열로 나았다   139
알콜성 간염에 탁월한 효과를 보인 차콜   140
숯가루로 완치된 치루   141
숯가루로 나은 만성 설사   142
농약 등 해독 작용에 최고인 숯가루   144
공피증이 치료된 착한 공주님   146
치매도 생식과 숯가루에는 별수 없더라   148
허벅지 염증이 아물고   150

12년 동안이나 나를 괴롭히던 천식에서 해방   152
안암도 임파선암도 오진처럼 깨끗해져   155
숯은 내 인생이에요   156
항문 농양이 수술하지 않고 사라졌어요   157
커다란 폐 육아종 여섯 개가 온데간데없이 사라졌다   158

|제5장| 이정림 원장이 강조하는 생활 속 건강관리

운동의 중요성   162
운동요법   163
영양과 식사   166
주의 사항   168
간식은 왜 해로운가?   169
과식   173
육식   174
속식   178
물과 건강   179
햇빛과 건강   181
절제와 건강   182
공기와 건강   184
휴식과 건강   186
신앙과 건강   186
암은 몸속에 쌓인 쓰레기 더미   188
병은 마음에서부터   188
생채식을 해야 하는 이유   189
기회가 되는대로 날것을 많이 먹어야   190

신 과일은 우리 몸의 비누	191
과일의 신맛은 몸에 쌓인 피로물질인 젖산을 분해	192
지방과 단백질은 암세포가 가장 좋아하는 음식	193
편안하고 행복하게 쉴 줄 아는 사람에게는 찾아오지 않는 암	194
땀을 많이 흘리고 충분한 휴식을 가져야	195
조금만 신경을 기울이면 암은 걸리지 않는다	196
하루 7~8컵의 물을 마셔야	198

| 제6장 | 웰빙에서 웰다잉으로 죽음도 준비해야 한다

암도 이젠 두렵지 않다	202
웰빙에서 웰다잉으로- 죽음도 준비해야 한다	205
연승아! 부활의 아침에 만나자	207
실패한 사람들	211
살아있어야 했는데!	217
가장 중요한 것	219

| 제7장 | 언론과 전문가가 말하는 숯요법

대중지에 소개된 체험 수기	226
당뇨·간암 2개월 시한부	228
당뇨 후유증인 만성 피로에서 해방되다	230
시한부 2개월 간암 극복	231
일요 신문 기사	233

직장암 이겨낸 안순영 씨 이색 고백	242
위암 딛고 일어선 이태원 씨 희망 고백	246
암과 친구처럼	250
숯의 제독 능력 활용하면 난치병 해결 가능	256
3개월 시한부 말기 암, 두 달여간 천연요법으로 생명 구했다	260
동양에서의 숯가루 사용	263
서양에서의 숯가루 사용	266

|제8장| 숯요법 실천 가이드

병의 원인	272
병을 고치는 일곱 의사	274
자기 자신과 싸워 이겨야	278
암세포를 뿌리 뽑을 때까지는 긴장을 풀지 않아야	283
진정한 건강을 위하여	286
차콜 과립을 두고도 활용치 못한 사람	289
숯 선택 요령	291
환자 유형별 실천 팁	292
자주 묻는 질문 (Q&A)	295
세품 설명	298
회복을 위해 꼭 지켜야 할 사항	311
일과표	312

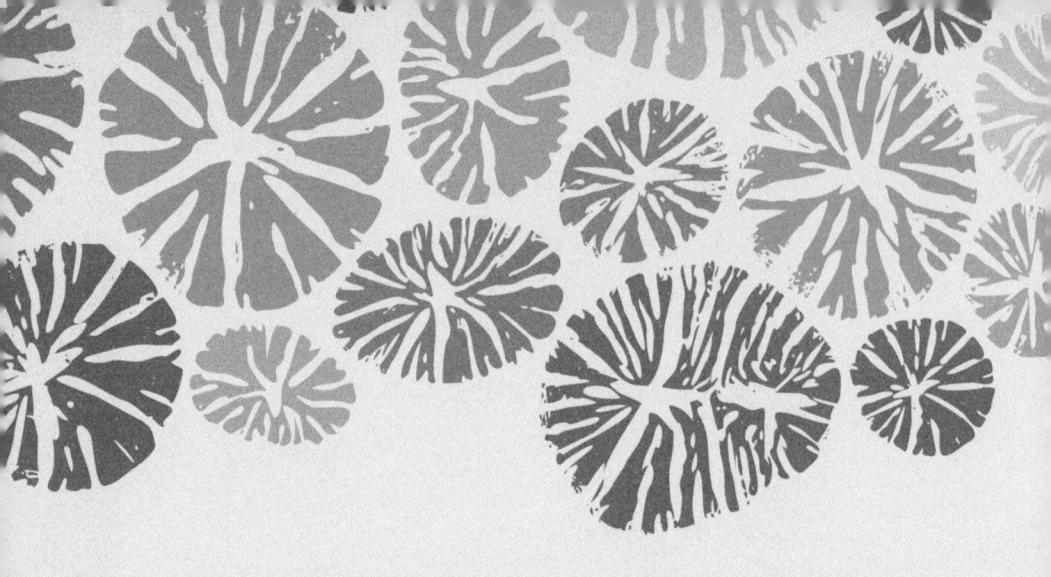

이정림의 내 몸을 살리는 숯가루의 기적

| 제1장 |

왜 다시 숲인가?
오늘의 독자에게 전하는 말

시대가 바뀌었기에, 책도 새로워져야 한다

　하루가 다르게 변화하는 오늘날, 이제는 책을 읽지 않아도 영상과 정보가 쏟아지는 시대가 되었습니다. 그런 세상 속에서도 『이정림의 숯가루 요법』과 『이정림의 숯가루 이야기』를 길잡이 삼아 병을 이겨낸 많은 분들이 지금도 건강한 삶을 살아가고 있다는 소식을 들을 때마다, 저는 참으로 감사하고 감격스럽습니다.

　하지만 몸도 마음도 분주한 시대, 두 권의 책을 좀 더 간결하고 실용적으로 재편해보자는 마음이 들었습니다. 개정판이 나오기를 손꼽아 기다리며 헌책방을 찾고, 절판된 책을 어디서 구할 수 있느냐고 전화까지 주신 분들의 간절한 마음이 이 책을 다시 펴내는 원동력이 되었습니다. 방대한 자료 중 꼭 필요한 내용을 선별해 내는 작업은 제게도 쉽지 않았습니다.

　캄캄한 밤 망망대해를 항해하는 듯한 환우분들의 삶 속에 이 책이 등

대의 불빛처럼 길을 밝혀주기를 바랍니다. 건조한 사막을 걷는 투병의 여정 속에 시원한 오아시스처럼 숨 돌릴 수 있는 쉼터가 되기를 바랍니다. 지긋지긋하게 내리는 장마에 마음까지 젖어버린 날, 반짝이는 한 줄기 햇살처럼 따뜻한 희망이 되었으면 합니다.

병이 있다면 치유의 안내서로, 병이 없다면 예방의 지침서로 곁에 두고 오래도록 사랑받는 책이 되기를 간절히 바랍니다.

왜 지금 다시 '숯'인가?

과학의 눈부신 발전으로 문명은 우리의 삶을 놀라울 정도로 편리하게 만들었지만, 그 이면에는 대가가 존재합니다. 먹거리는 농약, 제초제, 방부제의 위험에 노출되어 자유롭지 않으며, 유전자 조작으로 인해 토종 종자조차 사라지고 있습니다. 지금 입에 넣는 음식이 무엇으로부터 비롯되었는지, 우리는 알 길이 없습니다.

건강을 위한다며 수없이 쏟아지는 보약, 건강식품, 보양식들. 병원과 약국의 약품들조차 과연 내 몸에 꼭 필요한 것인지 의문을 품게 됩니다. 게다가 공기 중의 황사, 미세먼지, 이름 모를 바이러스, 그리고 미세플라스틱까지……

플랑크톤에서 고래까지 생물의 몸속에 축적되는 유해 물질을 보며 우리는 깊은 불안을 느낍니다.

이런 현실 속에서 우리는 묻습니다. "무엇을 믿고, 어떻게 살아야 하나?", "포기할 것인가, 무감각하게 살아갈 것인가?" 아닙니다. 저는 분명하게 말합니다.

'숯'은 지금 이 시대에 꼭 필요한 자연의 선물이며, 치유의 열쇠입니다. 숯의 뛰어난 흡착력과 정화력은 이미 과학적으로 입증되었습니다. 오염된 환경 속에서 우리의 몸과 마음을 정화하고 치유하는 자연요법인 숯요법은 더 이상 과거의 민간요법이 아닙니다. 지금이야말로 숯이 다시 주목받아야 할 때입니다.

이 책을 대하는 독자의 마음가짐

개정판 원고를 쓰는 과정에서 여러 사례자분들과 안부를 나누었습니다.

그중 가장 기억에 남는 분은 위암 완치자 이태원 선생님입니다. 그는 이렇게 말했습니다.

"『이정림의 숯가루 요법』을 수도 없이 읽고 또 읽었습니다. 병원 치료나 수술 없이도 회복할 수 있다는 믿음으로 버텼고, 결국 회복했습니다."

서울대 병원에서 위암을 진단한 의사는 이렇게 놀라워했습니다. "수많은 사람들 중 간혹 한 분이 자연치료로 회복되기도 합니다."

이후 이태원 선생님은 방송에도 여러 번 출연했고, 강연도 다니며 많은 사람에게 희망을 전했습니다.

치유된 분들의 공통점은 단 하나입니다. 책을 정독하고 끝까지 실천했다는 점입니다.

그런데 간혹 어떤 분들은 책을 읽으면서 자신의 병명만 찾아보려 합니다. 그 외의 내용은 대충 넘겨보거나 소홀히 하는 경우도 있습니다. 이는 정말 안타까운 일입니다.

제가 평생에 걸쳐 시행착오 끝에 얻은 귀한 지식과 경험을 담은 이 책은, 단순한 정보서가 아닙니다. 삶을 바꾸는 실천서이며, 희망의 지침서입니다.

부디 독자 여러분도 이태원 선생님처럼 이 책을 처음부터 끝까지 여러 번 정독하시고, 꾸준히 실천하시기를 바랍니다. 치유와 건강한 삶은 분명 가능하다는 것을 이 책을 통해 확인하실 수 있을 것입니다.

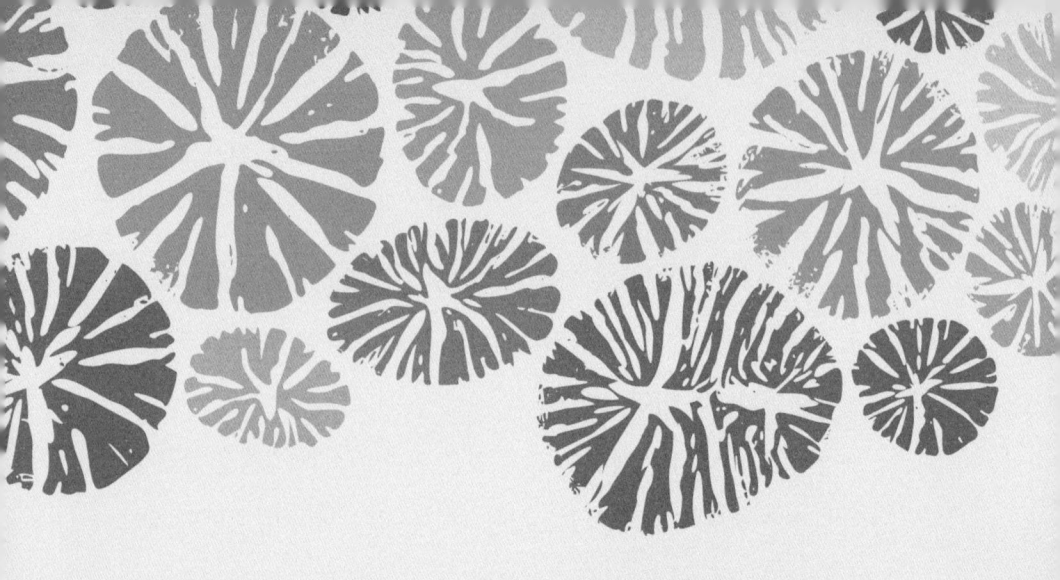

이정림의 내 몸을 살리는 숯가루의 기적

| 제2장 |

숯가루 요법의 원리와 과학적 배경

숯의 해독·흡착 원리
숯가루의 특징과 그 작용

숯가루의 효과와 복용 방법

숯의 효과, 효능에 대해서 데이비드 쿠니(David Coony)박사는 『Activated Charcoal』(활성탄)이라는 저서에 "진통 작용, 해열 작용, 공해 물질인 담배의 니코틴 제거, 자동차 배기가스(벤조피렌) 제거, 농약 성분(파라치온) 제거에 탁월한 효과가 있고 위염, 위궤양, 간염 치료와 간염의 예방에 유효하다"고 밝히고 있습니다.

동양의 한방에서는 오래전부터 백초상(百草霜)이나 송인묵(松烟墨)을 비롯해 각종 숯을 지사제로 써왔으며 서양에서도 오래전부터 숯가루를 사용해 왔습니다.

이경순 교수(삼육대학 간호학과)의 논문에 따르면 "이 세상에 존재하는 거의 모든 독성 성분의 제거에 숯가루는 훌륭한 건강 보조 식품으로 사용될 수 있고 유해 물질과 공해에 시달리는 현대인들도 매일 숯가루 1 술씩을 복용하는 것은 좋다"고 합니다.

숯가루(차콜)의 특징

① 흡착력

숯가루는 아주 작은 미세한 입자로 된 작은 입방체로써 현미경으로 보면 수많은 미세한 가는 구멍이 있습니다. 이 세공의 역할은 소화가 되지 않고 장내에서 부패하는 단백질 찌꺼기나 지방 알갱이를 흡착시키고, 채소나 과일에 잔류할 수 있는 농약 성분이나 중금속들을 흡착시킵니다. 식품의 색깔을 좋게 하는 색소나 식품첨가제를 없애고, 인공 조미료 등을 흡착시켜 내장을 말끔하게 청소합니다. 그 결과 혈관 내의 혈액과 체액이 깨끗하게 되어서 병에 대한 저항력이 생겨 인체를 건강하게 해줍니다.

② 제독 효과

차콜은 이처럼 인체 내의 독성 성분을 근본적으로 제거해 주므로 몸의 독을 처리하는 기관인 간장과 신장의 기능을 촉진시켜 줍니다. 그 결과 간장과 신장의 기능 회복에도 큰 도움을 주게 됩니다.

③ 가스 흡수 배출

1개 단위의 분말 차콜은 80개 단위의 암모니아 가스를 빨아들일 수 있어서 장내의 독성 가스가 혈액으로 흡수되기 전에 차콜이 신속하게 흡수하여 배출시킵니다.(Home Remedies p143)

④ 신속한 해독

"차콜의 대표적인 특징은 먹고 난 뒤 1분 이내에 신속하게 체내의 독성 성분, 불순물을 흡수한다. 차콜은 체내 소화액의 작용에도 불구하고 각종 이물질인 농약 성분, 발암물질 등을 흡수한다"는 사실이 미국 의학협회에 보고된 바 있습니다. (David Coony, O. Activated Charcoal. New York : 1980, p33)

⑤ 무해함

차콜은 피부에 발랐을 때도, 복용했을 때도 우리 신체에 전혀 해를 끼치지 않음이 밝혀졌고 오히려 발암물질인 벤조피렌(benzopyrene)을 흡수함이 보고되고 있습니다.(AMA Archives of Industrial Health 18:511~520, December.1958)

⑥ 영양분은 흡수하지 않고 해독만 하는 숯가루

"차콜은 우리 몸속의 나쁘고 해로운 독성 성분은 잘 흡수하지만, 몸에 이로운 영양분은 전혀 흡수하지 않는다"는 사실 또한 의학 잡지에 보고되고 있습니다.

이는 실험용 쥐를 두 그룹으로 나누어서 한 그룹은 차콜과 음식을 주고, 또 한 그룹은 차콜을 주지 않고 음식만 주면서 6개월이라는 기간

동안 실험했는데 체중이나 신체에 뚜렷한 차이가 없었습니다. 이로써 차콜이 영양분을 흡수하지 않는다는 사실이 밝혀졌습니다. (Bulletin de la Society de Chime Biologique 27:513~518, Oct.-Dec.1945)

약용탄으로서의 공인 사례
각종 난치병이 치유되는 신비한 숯가루가
약품 허가(인체해독제 흑과립)되다

    수십 년 동안 내게 왔다간 암 환자들만 해도 이루 헤아릴 수 없이 많습니다. 그들은 지푸라기라도 잡는 심정으로 그저 차콜(과립형 숯가루)을 먹고, 차콜로 찜질하고, 차콜 목욕을 하고, 생채식을 꾸준히 했습니다. 그리고 기적이라는 말이 딱 들어맞게끔 말기 암도 치료되어 건강한 몸으로 돌아갔습니다. 그동안 허가받지 않은 제품이라고 여러 차례 어려움을 겪고, 벌금도 냈습니다. 옥고도 치렀으나 치료된 사람들의 탄원으로 벌금으로 끝내기도 했습니다. 그리고 회복된 사람들이 소문을 퍼뜨

●

<차콜(숯가루)에 관한 참고 문헌>
Home Remedies(p143~152, by Agatha Moody Thrash, M.D)/ British medical Journal 26.1972 / Cooney, Activated Charcoal. New York: Marcel / Acta Pharmacologica et Toxicologica 4: 275, 1948 / Journal of the American Medical Association 210, 1969 / Annals of Emergency Medicine 9:11, Nov.1980 / Chirurg 19:191, April 1948 / Clinical Toxicology 3(1): 1~4, March.1970 / 이 밖에 약 30가지 문헌 참조

려 전국 각처에서 찾아오는 발걸음은 꾸준히 줄을 이어가고 있습니다.

처음 숯가루 요법을 시작할 때는 식품첨가물 활성탄 분말을 먹기도 했습니다. 그런데 활성탄 가루는 물에 타 먹으면 마신 입이 검어지고 그릇도 검어지는 불편이 따랐습니다. 더구나 마른 가루를 입에 넣고 물을 마시려면 먼저 숨을 쉬게 되는데 그때 마른 가루가 기도로 넘어가 기침하고, 가루를 뿜어내게 되어 불편한 점이 이만저만이 아니었습니다. 그래서 저는 '아무리 좋은 것이라도, 먹기 불편하면 안 되겠구나'라고 생각했습니다. 그리고 숯가루만 먹으면 거의 변비에 걸렸습니다. 그것을 보완해 '차콜 과립'을 개발하게 되었습니다. 활성탄에 활변제인 올리브유와 꿀을 섞고 다시 유칼립투스로 맛과 향, 부드러움을 보탠 것이 차콜 과립입니다.

그러다가 '먹는 것은 아무 나무나 가지고 만든 숯가루를 써서는 안 되겠다. 나무의 질에 따라 숯가루 성분도 다르다'라는 것을 알게 되었습니다. 석선(石仙) 선생님은 먹는 숯은 우리나라 적송으로 만든 것이 가장 좋다고 했습니다. '맞아! 소나무는 육질이 부드럽고 연하고 기공이 미세하고 자극이 없어. 그리고 옛날부터 우리 조상들이 신선은 솔잎과 대추를 먹었다고 했잖아! 또 소나무는 속껍질을 벗겨 먹었지 않았는가? 바로 이것이다. 식용 숯은 소나무로 만들어야 한다.' 선생님 말씀을 듣고 이런 생각을 굳혔습니다.

그때부터 한농에서 뜻을 가진 몇 사람이 소나무 숯가루를 만들기 시작했습니다. 가루로 먹기에는 너무 불편하다는 것을 뼈저리게 느낀 저는 그분들에게 과립으로 만드는 방법을 설명하고 그렇게 만들어달라고 부탁해 드디어 한농 차콜 과립이 나오게 되었던 것입니다. 차(茶)류로 허가를 받아 마음 놓고 유통해 보려고 신문 지면 광고를 한 번 냈는데, 식품위생법에 둔한 저는 차콜의 효과를 낮추어 표현했는데도 또다시 어려움을 겪게 되었습니다.

한농인들은 차콜을 40여 년 동안 써왔습니다. 저도 석선 선생님을 만나 뵙고, 숯의 신비와 흙의 신비, 생식의 신비를 깨닫고 이전보다 질병 치료에 더 적극적으로 응용하게 되었습니다.

몇몇 한농 식구와 함께 연구에 연구를 거듭해 누구나 마음 놓고 언제 어디서든지 먹을 수 있는 인체 해독제 한농 흑과립을 생산해 냈습니다. 이전에 한농 차콜로 나온 것은 과립이 굵지만, 한농제약에서 생산한 제품은 과립이 미세해져서 먹기가 쉬워졌습니다. 또 효과도 더 빨라서 차콜로 인해 어려움을 겪었던 저는 한농제약 흑과립의 탄생에 무척 기뻤습니다. 이제는 마음 놓고 우리 국민뿐만 아니라, 온 세계인이 흑과립으로 건강을 지키게 되었다고 생각하니 기쁘기 그지 없었습니다.

제가 어려움을 겪고 힘들어할 때 한농제약 한 사장은 제게 이렇게 말했습니다.

"형님(우리는 서로 형님이라 부릅니다), 걱정 마, 내가 차콜을 약으로 낼게. 마음 놓고 환자들을 회복시키고 질병에서 해방시켜야 하잖아?"

그러던 그가 해냈던 것입니다. 그때 저는 이렇게 말했습니다.

"그럼, 형님은 생산만 해주세요. 저는 환자 돌보기 바빠 생산은 못 하니, 만들어주면 많은 분들께 책임지고 알려드릴게요."

저와 동갑인 한 사장 역시 차콜을 먹고 복합 암에서 회복된 분이었습니다. 우리는 뜻을 모았고 그는 3~4년 연구 끝에 2003년 드디어 인류 건강에 기여할 우리나라 소나무 숯 차콜을 흑과립이라는 이름의 약으로 생산하게 되었습니다.

미세플라스틱·농약·중금속 흡착 관련 연구 요약
차콜 효능 자료 발췌 내용

1. 입상 활성탄 및 카본 블록 필터는 약 0.5μm(마이크로미터) 크기까지 걸러낼 수 있어 일반적인 미세플라스틱은 상당 부분 제거 가능하며, 물리적 흡착 작용으로 일부 오염물질을 붙잡는 특징이 있습니다.
2. 과립 활성탄(GAC) 및 고체 블록 활성탄(SBAC)은 미세플라스틱을 흡착할 수 있습니다. GAC는 표면적이 넓어 입자상 물질 제거에 효과적입니다.
   더 큰 입자에 효과적이며 유기 화합물을 제거하고 맛과 냄새를 개선하여 수질을 향상시킬 수 있습니다.
3. 〈미세플라스틱 해독을 위한 방법 중 한 가지〉

현재 미세플라스틱을 몸에서 완전히 제거할 수 있는 약물이나 건강제품은 없습니다.

그러나 미세플라스틱이 신체에 미치는 영향을 완화하기 위해 다음 유형의 건강제품들을 합리적으로 사용하는 것을 고려할 수 있습니다.

이 중 한 가지 방법은 활성탄, 활성탄이 장(내)에서 해독제 역할(미세플라스틱 흡착 등)을 할 수 있습니다.

〈미세플라스틱 배출을 위한 제안〉

약용 및 식용 활성탄은 각종 해독을 통한 질병 예방과 치료는 물론, 생활 속에서 원치 않게 음식 및 식수를 통해 몸에 들어오는 미세플라스틱을 배출시키는 데 큰 도움이 됩니다.

인체해독제 흑(활성숯 의약품)을 꾸준히 드시면 차콜이 장을 통과하는 과정에서 장에 남아있던 미세플라스틱 중 100%는 아니라도 활성숯에 흡착될 수 있는 크기의 것은 상당량 흡착, 몸 밖으로 나가게 만들어 세포나 혈액에 미세플라스틱이 흡수되는 것을 예방하여, 많은 도움을 받을 수 있습니다.

- 2025년 8월 15일에 ㈜한국미세플라스틱연구원에서 발급된 시험성적서에 의하면 미세플라스틱의 흡착률은 82.16%로 확인되었습니다.

(주)한국미세플라스틱연구원
Korea Microplastic Research Center

(우) 46702 부산광역시 강서구 대저로299번길 88, 2층
Tel. 051-714-3520
Homepage: www.kmpr.co.kr
E-mail: kmpr@kmpr.co.kr

시 험 성 적 서

의뢰자: 주식회사돌나라한농제약	성적서번호: 25-KMPR-04-10
주 소: 경상북도 상주시 외서면 낙원동길 147	발급일자: 25.06.17
	용 도: 보고용
품 명: 뉴혹산 미세플라스틱 흡착 전/후 분석	쪽 번 호: 1/9

2025-06-12 일자로 의뢰하신 시료에 대한 최종 시험결과는 아래와 같습니다.

■ 시험결과 ■

[표] 미세플라스틱 총 분포 결과

시료		미세플라스틱 개수	최종결과
시료명	Mesh Filter		
뉴혹산 흡착전 (인공폐수)	#1	601	3,252 ea/1L
	#2	991	
	#3	919	
	#4	741	
뉴혹산 흡착후 (흡착완료)	#1	216	580 ea/1L
	#2	108	
	#3	128	
	#4	128	

* 해당 시료(10g)의 미세플라스틱 흡착률은 82.16%로 확인되었음

확 인 기술책임자 박범석 (인)   품질책임자 박한배 (인)
25.06.17
주식회사 한국미세플라스틱연구원

이 성적서는 (주)한국미세플라스틱연구원과 사전 서면동의 없이 홍보, 선전, 광고 및 소송용도로 사용할 수 없습니다.
이 성적서는 제시된 사유에 대한 시험결과로서 전체제품에 대한 품질을 보증하지 않으며, 시료명은 의뢰자가 제시한 것임입니다.
이 성적서는 KOLAS 인증과 무관함을 알려드립니다.

KMPR-QP-W-18-f03   Rev. 00   Trustworthy KMPR

활성탄의 여섯 가지 좋은 기능

활성탄을 현미경으로 관찰하면 미로와 같은 구멍투성이 구조로 되어있는 것을 알 수 있습니다. 이와 같은 구조를 다공질이라 합니다. 마치 가는 파이프를 다발로 묶어놓은 것처럼 보이는데 이것은 활성탄 원료인 나무의 조직을 그대로 받은 증거입니다.

이 무수한 구멍은 모두 안팎이나 위·아래로 통해 있어 물이나 공기가 통하기 쉽고 또한 물이 공기와 접촉하는 면적이 넓어 그만큼 큰 흡착력을 갖게 됩니다. 활성탄은 100만분의 1Å(옹스트롬) 단위까지 크고 작은 갖가지 구멍으로 이루어져 있습니다. 따라서 냄새가 나는 소독제나 오염의 기본이 되는 여러 가지 유기물을 끝없이 흡착하는 힘을 갖고 있습니다.

기체 상태나 액체 상태 또는 혼합 조성이더라도 특정 성분을 종류에 상관없이 선택해서 흡착하며 흡착한 물질은 쉽게 떨어뜨려 흡착력을 다시 가질 수 있어 흡착, 탈색, 탈취, 정제·회수, 촉매 따위의 용도에 손쉽게 쓸 수 있습니다.

방부 기능

약 2100년이나 지난 마왕퇴 고분에서 발굴된 시체가 죽은 지 4일밖에 되지 않은 것처럼 보였다고 합니다. 이 시신을 살펴보니 약 5톤의 숯이 관을 둘러싸고 있었다고 합니다. 숯은 갈탄이라는 자연 숯과 목탄 계통이 일부 섞여 있었는데, 그 위는 영사라는 돌가루와 점토질로 덮여 있었다고 합니다. 이 사건으로 미루어볼 때 숯은 방부 기능의 아주 큰 구실을 한 것입니다.

다시 말하면 숯 덕분에 시신은 그 오랜 세월을 지나오면서도 미생물이나 곰팡이의 영향을 조금도 받지 않았다는 뜻입니다. 이와 같은 효과를 낼 만한 방부제가 숯 말고 또 무엇이 있겠습니까?

여과 기능

오염된 공기와 물도 활성탄을 지나면 놀랄 정도로 깨끗하게 됩니다. 활성탄에 강력한 정수 능력이 있는 것은, 숯 내부가 많은 구멍으로 되어 있기 때문입니다. 또한 독가스를 무독화하는 방독 마스크에도 활성탄이 들어있고 병원에서 쓰는 영양수액 포도당, 아미노산 따위의 물도 숯으로 걸러낸 것입니다. 더욱 중요한 것은 대도시의 각종 수도 정수 처리장에서도 활성탄이 쓰이고 있다는 점입니다.

습도 조절 기능

합천 해인사의 팔만대장경은 오랜 세월이 흘러도 변함없이 보관되고 있습니다. 왜 그럴까요? 그것은 팔만대장경각의 지하 우물 때문이라고 합니다. 그 우물은 진짜 물이 나오는 우물이 아니라 숯과 소금이 잔뜩 묻혀있는 무덤이라 합니다. 경각의 지하에 숯을 묻은 것은 건축물의 기초에 생기기 쉬운 습기를 숯으로 조절하여 경각을 오랫동안 보전하기 위한 것입니다. 그 시절부터 우리 조상들은 숯의 신비한 기능을 이용할 줄 알아 뛰어난 기술을 가지고 있었던 것입니다.

음이온 발생 기능

활성탄은 탄소 덩어리이므로 탄소가 발생하는 음이온을 무한정으로 제공할 수 있으며 탄소가 음이온을 모두 방전하는 데, 4천5백만 년이 걸린다니 정말 놀랄 만한 생명력이라 하지 않을 수 없습니다.

유해 전자파와 방사선 차단 기능

우리가 일상생활에서 쓰는 모든 전자제품에서는 몸에 해로운 전자파가 나옵니다. 휴대폰 때문에 뇌종양으로 죽은 사람도 있고, 형광등뿐만 아니라 면도기와 전자레인지 같은 모든 전자제품에서 전자파가 나옵니다. 또 전자파를 많이 쐬면 임산부는 기형아를 낳을 가능성도 있다고 하니 걱정하지 않을 수 없습니다.

활성탄이 전자파를 막는다는 것은 일본 교토 대학의 목질 과학 연구소의 이시하라 교수가 밝혀냈습니다. 원래 나무는 전기가 통하지 않지만, 나무가 활성탄이 되면 세라믹처럼 단단하게 되고, 부딪치면 금속 소리를 내기조차 합니다. 따라서 활성탄이 되면 전기 특성을 띠어 전기가 통하게 됩니다. 그래서 실내 공간에 방출된 전자파는 숯의 내부로 빨려 들어가 실내에 전자파가 없어지게 되는 것입니다.

냄새 제거 기능

활성탄은 방부 작용과 함께 냄새를 없애는 효과도 있습니다. 부패균이 생기는 것을 막아, 냄새가 생길 뿌리부터 없애고 그 악취를 빨아들입니다. 냉장고, 신발장, 옷장, 주방, 자동차 안에 넣으면 탈취용이 되기도 하고, 물을 걸러내는 데도 활용할 수 있습니다. 크롤칼키나 염소처럼 소독 냄새가 강한 수돗물에 숯을 넣으면 냄새도 없어지고 물맛도 좋아집니다. 또 밥이 조금 탔을 때 밥 속에 숯을 넣으면 탄 냄새가 없어진다는 것쯤은 많은 사람들이 알고 있습니다.

숯의 종류와 사용법

형태와 원료에 따른 숯의 종류 및 용도

숯종류	원료	성질	용도
숯덩이	소나무	가볍고 부드럽다	거실, 주방, 침실, 냉장고 비치용 (냄새 제거 및 공기청정)
	참나무	거칠고 무겁다	숯불용, 제습 가습기 대용, (냄새 제거 및 공기청정)
	모목견(비장탄)	매끄럽고 견고하다	취사, 요리 시
숯입상	야자 열매 껍질	모래 알갱이처럼 생겼다	과일 및 채소 세척, 정수, 숯목욕, 숯팩
숯분말	침엽수, 야자 열매 껍질	외형적으로 구분이 안 된다	농약 제독, 숯찜질, 숯가루팩
	톱밥, 나왕, 석탄	외형적으로 구분이 안 된다	공업용
차콜 과립	소나무	입에 넣고 물을 마시면 사르르 녹는다	식용

굽는 과정에 따른 숯의 종류

검탄

나무토막을 숯가마에 넣고 400~700℃의 온도에서 구워냅니다. 그 단계에서 가마 문과 굴뚝을 돌이나 진흙으로 막고 공기가 들어가지 않도록 합니다. 그리고 곧 불을 끄고 그대로 냉각시킵니다.

이때 숯의 표면은 재가 묻지 않아 검은 상태가 됩니다. 이를 검탄 또는 흑탄이라 합니다. 보통 굽는 것의 대부분이 검탄입니다. 검탄은 백탄에 비해 탄질이 부드럽고 불이 잘 붙으며 타다가 꺼지는 일이 적어 제련이나 대장간에서 많이 씁니다.

백탄

거의 다 구운 숯가마 위에 공기를 들여보내 가마 속의 온도를 약 800℃ 이상 올립니다. 적당한 때를 보아 새빨갛게 된 숯을 열이 있는 그대로 가마 문에서 끄집어냅니다. 그 위에 탄 재와 흙을 섞어 불 끄는 가루를 덮어 재빨리 냉각시킵니다.

이러한 작업 때문에 숯의 표면에 흰 재가 남게 되는데 이것을 백탄이라 합니다. 세계에서 백탄을 굽고 있는 나라는 한국과 일본을 비롯해 중국 문명의 영향을 받은 아시아의 일부 지역뿐입니다.

백탄은 화력이 좋고 불이 오래 가며 미세한 구멍이 많고 흡착력이 강한 것이 특징입니다. 우리나라 참숯 백탄은 화력이 좋고 오래 가기 때문에 숯불구이용 원료로 오랫동안 사랑을 받아왔습니다. 한국의 대표가 될 만한 숯입니다.

백탄은 가마 속에서 수분, 유황 같은 가스 성분이 완전히 연소되었기 때문에 여러 가지 구이에 써도 탁탁 소리를 내며 튀는 일이 없고 강한 화력으로 고기 등이 잘 구워집니다.

활성탄

숯의 재료인 나무가 열 분해되어 탄화된 숯을 더욱 활성화시키려고 곧 더 많은 구멍이 생기게 하려고 완성된 숯에 약 1,000℃의 수증기를 가하여 다시 열처리 과정을 거치는 것을 말합니다.

숯은 탈취, 항균, 습도 조절, 음이온 발생, 원적외선 온열 효과 따위를 지닌 자연의 선물입니다. 무엇보다 활성탄은 일반 숯보다 흡착력이 뛰어납니다.

이런 과정을 거친 숯은 의학적 용도로 쓰이고 있고, 냄새도 없고 아무런 맛도 없는 가루 형태, 입상 형태로 만들어 냉장고의 탈취제 또는 흡착제로 쓰일 뿐만 아니라 방독 마스크, 정수장, 담배 필터, 섬유 제조, 공기 정화, 음료 제조, 표백, 방사능물질을 제거하는 데도 쓰입니다.

흡착력은 숯에 구멍이 많을수록 높으며 활성탄은 1g당 표면적이 적어도 500㎡/g(약 150평) 이상이고 고성능의 활성탄이 되면 2,000㎡/g(약 600평)을 넘게 됩니다.

일반 백탄숯은 300㎡/g(약 90평)인데, 그 차이는 구멍의 수에 따른 차이입니다.

활성탄소

활성탄소란 입자 하나하나에 잘 발달된 무수한 작은 구멍으로 이루어진 무정형의 탄소 집합체를 말합니다. 이 작은 구멍은 상호 연결되는 무수한 통로로 구성되어 넓은 내부 표면적을 갖고 있습니다.

이 표면적은 상대 분자 크기에 따른 세공 크기의 적합성과 함께 활성탄소의 생명인 흡착 능력을 좌우하게 됩니다. 활성탄소 1g은 1,000~1,600㎡의 대단히 넓은 표면적을 갖고 있으며, 세공의 분포는 10Å(옹스트롬)의 세공 구조를 주로 하여 150,000Å으로 존재하는 해면상의 다공질입니다.

집에서 숯 활용하기

집안 곳곳에 비치

침대 밑, 거실, 방안, 화장실이나 냄새나는 곳, 옷장, 신발장 등 여기저기 두면 됩니다. 컴퓨터나 텔레비전 옆, 자동차 안에도 숯을 놓아두면 전자파를 빨아들이므로 쾌적한 환경을 만들어줍니다.

음식에 두루 이용

튀김 요리를 하기 전에 기름에 숯을 넣고 끓이면 튀김 맛이 좋아지고 바삭바삭하게 튀겨집니다. 다섯 번 정도 쓸 수 있으며 다 쓴 것은 가루로 만들어 화분이나 정원에 뿌려주면 됩니다. 냉장고에 채소, 과일, 쌀,

김 따위를 보관할 때나 된장, 간장에 숯을 넣어두면 맛이 좋아집니다.

물에 넣어두면 정수기 구실

활성탄을 씻어 물병에 넣어두거나 활성탄을 넣고 물을 끓이면, 물맛이 좋아지고 맛이 변하지 않습니다. 물 1ℓ에 활성탄 5~10g짜리 1~2 티백이 좋으며, 보통 세 번쯤 연달아 쓴 뒤 말려서 다시 쓰면 됩니다.

농사에 쓰이는 숯

나무는 오랜 세월에 걸쳐 대지로부터 빨아들인 미네랄을 잔뜩 품고 있어 미네랄의 보물 창고입니다. 나무 속에는 중량비로 보아 0.3~0.6% 정도 미네랄류가 들어있습니다. 그런데 그 나무를 활성탄으로 구우면 미네랄 성분이 약 4~5배로 농축되어 회분으로 속에 남게 됩니다. 활성탄에 함유된 미네랄은 칼슘, 마그네슘, 칼륨, 철, 망간 따위지만 가장 많이 들어있는 것이 칼슘이고, 그다음이 칼륨입니다.

활성탄의 기능인 방부, 여과, 습도 조절, 음이온 발생, 탈취, 흡착과 미네랄의 풍부함을 이용해 농사용으로 쓸 수도 있습니다. 활성탄이 섞인 흙은 그 질이 아주 좋아지는데, 무엇보다 산성토양을 중화시켜 주고 유해가스를 흡착 분해하고 또한, 유효 미생물을 강화시켜 줍니다.

축산에 쓰이는 숯

활성탄의 다공성 작용을 이용해 가축의 위장약이나 설사약으로 손쉽게 쓸 수 있습니다. 위장약으로는 소, 말, 돼지가 고창증에 걸렸을 때,

위장 안에 가스가 많이 생겼거나 쌓였을 때 가스를 없애주는 흡착제로 쓸 수 있습니다.

활성탄이 수분을 흡착해 주는 효과가 있어 설사에는 충분히 효과가 나타납니다.

건축에 쓰이는 숯

땅에 활성탄을 묻으면 건물의 내구성도 높아지고 수맥도 피할 수 있습니다. 또 집안이 눅눅하여 곰팡이 슬거나 습기 차는 것을 막아주므로, 쾌적한 분위기를 만들어줍니다. 또 음이온이 생겨서 문명의 기구에서 나오는 양이온과의 조화를 이루어 가족이 건강을 유지할 수 있습니다.

숯가루 제독 방법

현대인들이 현재 먹고 있는 것은 모두가 독이라고 해도 과언이 아닙니다. 1950~1960년대에는 그때그때 생산되는 것을 즉석에서 만들어 먹었습니다. 과학이 발달되고 생산을 늘리기 위해 사용하고 개발된 것들로 인해 우리 인제에는 크나큰 독이 서서히 누적되었습니다. 더군다나 생채소를 즐겨 들지 않고 식사가 서구식으로 변화한 지금 육류 섭취와 가공식품 섭취가 흔해지면서 우리 몸에는 살아있는 효소 역할을 해주는 비타민과 무기질 섭취가 자연 줄었습니다. 미량이지만 조절 영양소가 되는 비타민과 무기질의 부족은 충분하게 들어온 에너지원을 활용하는 데 완전 연소를 시키지 못하게 합니다.

결국 불완전 연소되므로 우리 몸에 누적되는 것은 불순물, 노폐물입니다. 완전 연소되면 탄산가스와 물로써 쉽게 배설되지만 불완전 연소가 되면 우리 몸에 누적이 됩니다. 이런 상태가 계속되면 우리 몸은 무겁고 나른해지며 붓게 되는데, 경우에 따라 통증도 옵니다. 이럴 때는 제독을 시켜주어야 합니다.

숯가루로 제독시키는 방법 몇 가지를 소개하겠습니다.

숯가루 각탕

몸살감기 기운이 있을 때, 고열이 나거나 피로할 때, 두통이 있을 때 하면 몸이 거뜬해집니다.

[준비물]

두 발을 무릎까지 담글 수 있는 큰 통, 활성탄 500~700g, 발 담글 수 있는 따끈한 물, 유칼립투스 10~20cc, 담요나 가벼운 이불, 앉을 수 있는 의자나 소파

[방법]

① 두 발을 담글 수 있는 통에 물 ⅔를 넣습니다.

② 그 물에 숯가루를 살짝 (날리지 않게) 넣습니다.

③ 의자에 편한 자세로 앉습니다.

④ 두 발을 살그머니 통에 넣습니다.

⑤ 유칼립투스 1술을 숯가루 물에 넣습니다.

⑥ 이불이나 담요를 덮어씁니다.

⑦ 머리에는 찬 물수건을 대줍니다.

⑧ 20~30분간 땀을 냅니다.

⑨ 샤워하고 옷을 갈아입습니다.

숯가루떡

환부의 독을 제거해 주고 통증을 완화시켜 줍니다.

[준비물]

활성탄(숯가루 분말), 아마씨 가루, 비닐, 올리브, 유칼립투스, 스테인리스 냄비, 롤거즈, 밀가루

[방법]

① 밀가루 2술, 아마씨 1술(없으면 밀가루만)로 풀을 쑵니다.

② 이 풀에 활성탄 분말 8~10술, 유칼립투스 1술, 올리브유 반 컵 정도를 넣습니다.

③ 약한 불에서 잘 섞습니다. (질고 된 것은 올리브 양으로 조절)

④ 바닥에 비닐을 깔고 거즈를 펴 놓습니다.

⑤ 거즈 위에 잘 섞은 숯가루 풀을 놓습니다.

⑥ 비닐로 덮고 손으로 눌러 편평히 폅니다.

⑦ 환부에 거즈가 닿게 대고 복대나 붕대로 고정합니다.

⑧ 1일 3회 교환합니다.

⑨ 그 위에 핫팩이나 적외선램프를 20~30분간 대줍니다.

숯가루 목욕

체력에 따라 5분에서 20~30분간 들락날락 쉬면서 할 수 있습니다.

[준비물]

큰 타월, 중간 타월, 활성탄 2.5~3kg, 찬물과 대야, 유칼립투스 20cc, 목욕탕 욕조나 몸을 담글 수 있는 통

[방법]

① 욕조나 통에 몸을 담그고 있을 정도의 따끈한 물(40~43℃)을 받습니다.

② 이 물에 활성탄 2.5~3kg을 살짝 붓습니다.

③ 유칼립투스 20cc를 넣습니다.

④ 샤워하고 가만히 들어갑니다.

⑤ 머리에 찬 물수건을 대줍니다.

⑥ 답답하면 나와서 좀 쉬었다가 다시 들어갑니다.

⑦ 비누칠을 가볍게 하고 샤워합니다.

숯가루 찜질

[숯가루팩 만드는 법]

① 활성탄 1.5kg, 올리브유 1ℓ, 유칼립투스 20cc를 큰 비닐에 넣고 잘 섞습니다.

② 위의 섞은 재료들을 25~35cm 정도 되는 면 자루에 넣고 입구를 봉합니다.

③ 이렇게 찜팩 6~8개를 만들어 푹 찝니다.

[방법]

① 등에 2개, 종아리와 발뒷꿈치에 2개를 깔고 눕습니다.

② 가슴과 배에 2개, 다리와 발에 2개를 올려놓습니다.

③ 비닐로 덮고 담요를 덮어 줍니다.

④ 머리에는 찬 물수건을 대줍니다.

전신 찜질

[준비물]

찜팩(hot pack) 12단 4개, 큰 양동이 1개, 대야 1개, 수건(大) 2장, 수건(中) 6장, 활성탄 500g, 유칼립투스 10cc

[방법]

① 찜팩을 푹 삶습니다.

② 양동이에 따끈한 물을 70% 정도 채웁니다.

③ 큰 수건을 펴놓습니다.

④ 비닐을 깔고 찜팩 2장을 펼칩니다.

⑤ 그 위에 수건을 3~4장 잘 펴서 놓습니다.

⑥ 수건 위에 눕습니다.

⑦ 가슴과 배에 수건을 3~4장 펴고 찜팩을 얹습니다.

⑧ 비닐로 덮습니다.

⑨ 양동이 물에 숯가루를 살짝 넣고 유칼립투스를 넣습니다.

⑩ 두 발을 숯가루 물에 담급니다.

⑪ 큰 타월로 덮고 이불을 덮습니다.

⑫ 머리에 찬 물수건을 대 줍니다.

⑬ 20~30분 후 일어나 샤워합니다.

⑭ 속옷을 갈아입고 포도즙 1잔을 마십니다.

활성탄 좌욕

각종 난치병에 좋지만, 특히 치질, 치루, 자궁암, 직장암 환자에게 효과가 있습니다.

[준비물]

활성탄 1kg, 유칼립투스 10cc, 30cm 높이 되는 큰 통

[방법]

① 43~45℃ 정도의 물을 통의 반 정도 되게 채웁니다.

② 활성탄 1kg을 풀고 유칼립투스 10cc를 넣습니다.

③ 둔부에서 허리까지 담급니다.

④ 발은 통 밖에서 대야에 담가도 좋습니다.

⑤ 물이 식지 않게 더운물을 조금씩 넣어줍니다.

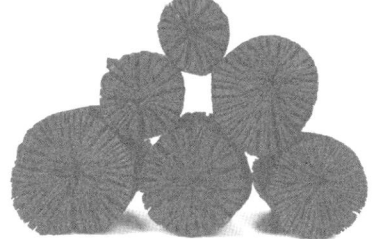

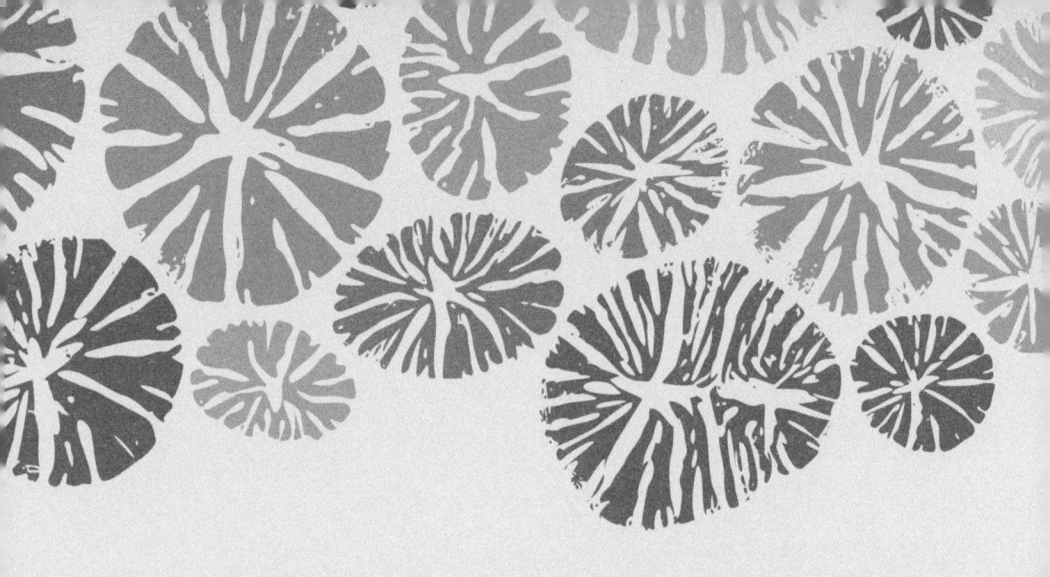

이정림의 내 몸을 살리는 숯가루의 기적

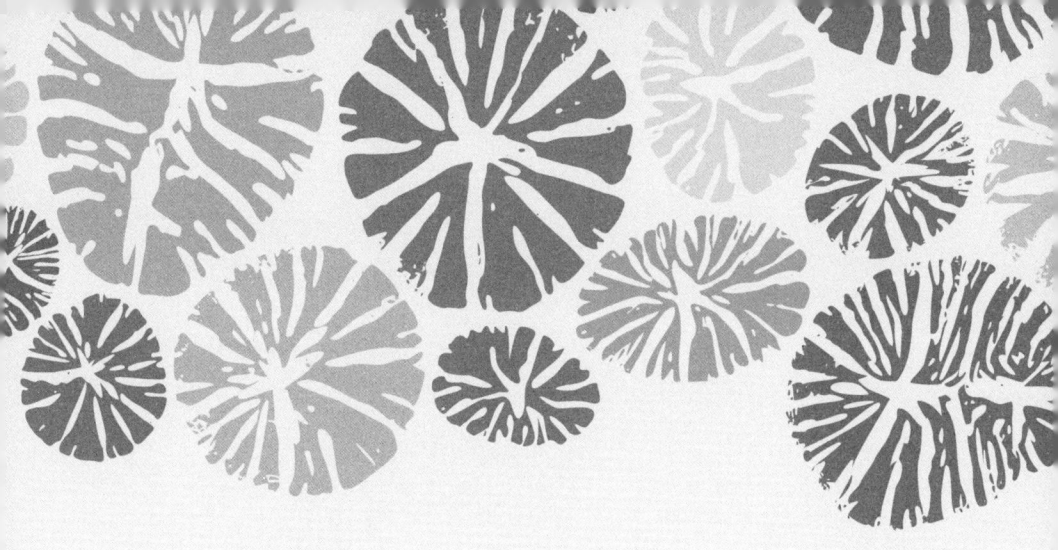

| 제3장 |

이정림의 숯요법의 길

현미가 찾아다 준 오늘의 건강

『일간 스포츠』 공모 식생활 개선 수기 당선작 (1984.12.2.)

머리말

'10년이면 강산도 변한다'라는 말이 있지만 '세 살 버릇 여든까지 간다'라는 말도 있다. 간호사 생활 14년, 그리고 결혼 생활 13년, 내 나름대로 애써 왔지만, 고교 시절의 다소 터무니없는 꿈은 사라지고 지극히 현실적인 '여편네'가 된 기분이다. 그러나 내가 새살림을 차리기 전 나의 건강은 말할 것도 없고 시(詩)를 쓰는 남편의 몸도 만신창이가 되었다. 그런데 지금은 나는 물론 남편까지 몇 년 전부터 아주 건강한 모습으로 변해 있고 직장에서 개근상까지 받아오시니 어떻게 하여 건강을 되찾았는가 소박하게 이야기를 꾸려 보고자 한다.

담낭염이라니

밤낮 저녁 가릴 것 없이 돌아가는 근무 시간표, 시계 속의 기차처럼 꽉 짜여진 일정에 늘 동동거려야 겨우 일을 해내던 그때, 나는 심한 변비에다 다리는 늘 조금씩 붓고 장내에는 가스가 차기 시작하더니 급기야 분만실 야근하던 날 환자가 되고 말았다. 응급실에서 겨우 정신을 차려 눈을 떠보니 아주 걱정스러운 표정으로 동료 간호사들이 지켜보는 가운데 응급 치료를 받고 있었다. 피검사, 소변검사, 엑스선 사진을 찍고 입안에 체온계가 물려지고 한참 야단법석을 치른 뒤의 진단 결과는 급성담낭염이라니. 그 당시 간호과장은 벽안의 외국 여성이었는데 나를 바라보던 그 눈빛이 지금도 아주 선연하다. 환자들을 보아야 할 간호사가, 그것도 아주 새파랗게 싱싱한 나이에 급성담낭염이라니 한심스러웠던 모양이다.

다행히 한 번 더 진통이 나타났다가 가라앉는 바람에 그런대로 빨리 회복되었다. 하지만 간호사의 생활이란 것이 꼭두새벽에 출근하거나 대낮에 출근하여 밤 11시 퇴근, 아니면 아주 뜬눈으로 밤을 새워야 하는 등 불규칙하다. 게다가 가장 숭고한 인명을 돌보아야 할 뿐 아니라 심각한 경우에는 생명이 경각 간에 붙은 심장병, 생의 절규가 있는 암 환자, 촌각을 다투는 응급 환자, 밑바닥 노동자로부터 고소득층까지 천차만별, 각양각색의 증상과 질환의 성격을 다루어야 하며 돌보아야 하기에 특히 나에게 크나큰 스트레스가 쌓일 수밖에 없었다.

그런 중에도 어느새 두 아이의 어머니가 되었고 연조가 쌓여 수간호사로 한 병동을 맡게 되었다. 책임은 더욱 무거워지고 수하에 간호사들까지 배려해야 했다. 새벽에 일어나 출근해야 하는 내겐 새벽 밥맛이 있을 리 없고 먹는다 해도 몇 술 들다 보면 으레 시간에 쫓기게 마련이다. 그러다 보니 자연히 10시만 되면 속이 쓰리고 허기가 지기 시작했고, 그럴 때마다 주위에 있는 우유, 과자, 과일, 땅콩, 사탕 등 손에 잡히는 대로 입에 넣게 되었다. 그러면 일시 아프던 배가 가라앉는 느낌이 들었다. 그것도 하루 이틀이지 이젠 속만 비면 쓰리고 아파 진찰받고 약을 복용하는 정도에까지 이르렀다. 심지어 버스 안에서 갑자기 속이 쓰리면 핸드백을 뒤져 약을 씹어먹거나 아무 데서라도 내려 아이스크림이나 우유, 크래커, 사과 등을 사 먹어야 할 정도로 심각한 상태였다.

현미로 시작된 식생활

그러던 어느 날(1977년도쯤으로 추측됨) 실로 우연한 기회에 난치병을 다스리는 데 유명하다는 미국에서 오신 이○○ 박사가 건강 특별 강의를 한다는 소식을 듣고 참석하였다. 그때 그 박사님은 소화기를 입에서부터 하나하나 그리면서 그 기능과 한국인에게 흔한 위하수(미국인에게는 별로 없다고 함)와 위하수가 미치는 영향, 원인 등을 자세히 설명했다. 백미를 그려놓고 각기 성분을 비교하고 쌀밥이 우리 몸에서 에너지로 변하자면 비타민 B군이 있을 때 조효소 작용으로 완전 연소 되어 탄산가스와 물이 되고 물은 신장을 통하여 소변으로, 탄산가스는 폐를 통하여 배출되나, 백미식으로 비타민 B군이 부족할 때는 완전 산화가 안 되어 피로가 겹치며 소화 불량, 두통, 두뇌 작용 둔화 등의 증상이 나타나 계속 그런 상태에 젖어 있다는 내용이었다.

바로 내가 그런 증상을 느끼고 있던 중이라 강연이 끝났을 때 개인적으로 만나 이야기를 나누고 몇 권의 책을 소개받아 읽기 시작했는데 놀랍게도 이제까지 내가 상식적으로 알고 있던 것이 무너지고 새로운 차원에서의 건강 식생활 개선 방안이 소개되어 있었다. 소개받은 책은 Ellen G White 著 『좋은 음식 올바른 식사』, 정사영 박사 著 『기적을 낳는 현미』, 또 이마무라고이지 著 『지금의 식생활로는 빨리 죽는다』라는 것이었는데 과잉 섭취된 지방과 단백질이 심장병, 고혈압, 당뇨, 암의 원인이라는 내용이 있었다. 감명 깊었던 부분이 많았지만, 그중에서 내 증상과 가장 관련이 있는 대목 일부를 소개하면 다음과 같다.

"위장에 들어간 음식 중에서 좋은 피로 바꾸는데 신체 조직이 사용할 수 있는 그 이상의 음식은 모두 쓸모가 없다. 왜냐하면 그것은 살도 피도 만들 수 없고, 간에 부담을 끼치며, 신체 조직에 병적인 상태를 초래하기 때문이다. 위장은 그것을 처리하기 위해 노력하는 중에 지나친 일이 되며, 그때에 노곤한 느낌이 드는데, 그것이 배고픈 것으로 해석된다. 그러므로 힘을 보충하도록 소화기들이 하던 심한 일로부터 쉴 시간을 줘야 하는데 또 다른 지나친 양의 음식이 위장 안으로 들어가 피곤한 기계가 다시 작업을 시작하게 된다. 신체 조직은 그것을 처리하기에 전력을 다 기울인다."(『좋은 음식 올바른 식사』 p118)

"많은 경우에 허기가 지는 원인은 온종일 너무 자주 너무 많은 분량의 음식을 위장에 밀어 넣어 불건전한 음식을 처리하느라고 심한 부담을 가졌기 때문이다."(『좋은 음식 올바른 식사』 p200)

"정규적인 식사를 한 후에 위장은 다섯 시간 동안 휴식이 필요하다.

다음 식사까지 극소량의 음식도 위장으로 들어가서는 안 된다. 만일 저녁 식사를 보통보다 한두 시간 일찍 먹게 되면 위가 새로이 지워지는 무거운 짐을 위해 준비가 되어 있지 않다. 또는 일정량의 일을 하기 위해 식사를 한 시간이나 두 시간 늦추어도 안 된다. 위는 음식을 습관적으로 받아들이던 시간에 음식을 요구한다. 그 시간이 지연되면 조직의 활력이 감소된다. 마침내 식욕이 완전히 감퇴되어 버린다."(『좋은 음식 올바른 식사』 p206)

그뿐 아니라 물에 대한 정확하고도 구체적인 내용, 후식, 간식, 과식, 속식, 편식, 육식, 채식, 우유, 계란, 견과류, 카스테라, 빵, 페이스트리, 마요네즈, 식초, 피클 등에 관한 감명 깊고도 뼛속 깊숙이 파고드는 내용들이 나에게 공감을 일으켜 주었다.

현미밥의 효과

'그렇다! 바로 내 위장이 그렇게 혹사당하고 있었구나! 내가 왜 이런 것을 몰랐지?'

'소 잃고 외양간 고친다'라는 속담이 있듯이 내가 절실해지니까 대수롭지 않게 여기던 것들이 새롭게 내게 활력을 주어 그때부터 간식을 금하기 시작했고, 속이 쓰리고 아플 때는 서서히 물을 한 모금 한 모금 마시면서 심호흡하였다. 물은 식사하기 바로 전에 마시면 위액이 씻겨 내려가 소화가 잘 안 되고 식사 직후에 마시면 음식이 물과 섞여 출렁출렁하기 때문에, 위장이 제대로 운동을 못 하여 소화를 못 시키고 내려보낸다는 것을 알았다. 옛날 우리 아낙네들이 집에서 보리 찧을 때 절구에

겉보리를 넣고 아주 적당한 소량의 물을 붓고 절구질해야 뽀얗게 보리쌀이 찧어지지, 물을 너무 많이 넣으면 잘 찧어지던가?

그래서 아침에 일어나자마자 생수 혹은 보리차를 한두 컵 마시고 아침 식사를 하면 미리 보충된 수분 덕에 밥상에 앉으면 먼저 물을 찾던 버릇도 고쳐지고, 식사 중에 입이 빡빡하거나 목이 막히는 것은 생과일이나 생야채를 상에 곁들여 먹을 수 있어 물 생각은 잊을 수 있었다. 그뿐 아니라 먹다 말다 하던 현미도 전적으로 먹기 시작했고 아주 꼭꼭 씹어서 식사하는 태도까지 습관 들도록 가족들에게 귀가 닳도록 인식시켰더니 지금은 식사 시간이 30~40분 걸리게 되었고 아이들도 차츰차츰 간식을 줄이게 되었으며 쉽게 허기지고 배고프던 내 위장도 서서히 자리잡혀 가기 시작했다. 지금은 식사 후 아예 대여섯 시간 경과 전에는 전혀 음식 생각이 없어졌다.

또 저녁은 가볍게 과일과 팝콘, 감자, 고구마, 옥수수, 통밀빵, 빈대떡, 이런 것 중 한두 가지를 먹고 남편이 늦게 귀가할 때는 아예 야채즙이나 과일즙 한 컵으로 저녁을 대신하게 했다. 저녁이 인체에 미치는 영향에 대해 『좋은 음식 올바른 식사』란 책에 있는 내용을 읽어주면서 "난 당신을 너무나 사랑하는 아내로서 당신의 건강을 지킬 책임이 있으니 할 수 없어요"라는 애교 섞인 말로 설득하여 며칠을 지내고 나니 거의 아침 식사를 못 하던 그이가 이제는 아침 식탁이 즐거워졌고 아예 늦게 귀가하는 날이면 "여보 늦었어! 나 과일즙 한 컵만!" 할 정도로 바뀌었다.

대부분 결혼 후 여성들은 시댁의 식성을 따라가게 마련이지만 우리 집만은 처음부터 내가 간호사 출신이라 건강이니 뭐니 하면서 식생활을 하나씩 하나씩 고쳐서 지금은 "당신 현미밥이 제일 좋다우! 어제 저녁 외식했더니 입에서는 좋았지만, 속이 안 좋구려"하는 그이를 바라보며 생수 한 컵을 권했다. 이젠 서서히 길들여진다고나 할까?

국적 없는 요리

베지버거에 찰옥수수 가루를 풀어 죽(미국의 수프가 별것인가요? 우리나라로 치면, 묽은 죽에 간을 한 것이죠)을 쑤던 날 "거 또 당신 국적 없는 요리했군! 맛이 어떤가? 어디 시식해 봐야지"하면서 조심스레 숟가락을 입에 대고 맛을 음미하더니 "거 그럴듯한 수프인데?"하지 않는가! 5학년짜리 아들은 "엄마 베지버거 옥수수 수프 해줘"하고 주문까지 하고 때로는 당근, 감자, 양파, 그 외 야채를 잘게 썰어 볶다가 옥수수 가루를 풀어 끓이면 그럴싸한 야채수프가 된다. 옥수수의 구수한 맛과 냄새, 자연 그대로의 향을 살린 음식으로 이유식, 환자식으로 제격이다. 국적 없는 요리란 비타민, 무기질, 그 외 야채나 곡류 자체의 고유한 맛과 향을 살려 나름대로 만들어낸 음식에 남편이 붙인 이름이다.

이제는 매달 월급만 타면 쌀집에 들러 현미 두 말, 현미 찹쌀 한 말, 보리, 수수, 기장, 조, 콩(색깔에 따라 골고루), 팥, 옥수수, 율무, 녹두, 심지어 메밀까지 눈에 띄는 잡곡은 거의 한두 되씩 봉지 봉지 올망졸망하게 사다가 두고 한 끼에 잡곡 두세 가지씩 돌려 가며 섞어 밥을 지어 곡식에 대한 편식으로 빠뜨릴지도 모르는 영양의 균형을 내 나름대로 잡아갔다.

성경 창세기 1장 29절에 "하나님이 이르시되 내가 온 지면의 씨 맺는 모든 채소와 씨 가진 열매 맺는 모든 나무를 너희에게 주노니 너희의 먹을거리가 되리라"고 하신 말씀을 깊이 명상해 본다. 타락한 인류를 사랑하시어 그의 독생자 예수까지 십자가의 죽음에 내어 주신, 인간을 향한 무궁한 사랑을 소유하신 하나님께서 우리의 체질을 아시고 허락한 음식을 감사함으로 골고루 섭취할 때 비록 내가 영양학적으로 성분을 분석하고 비교할 수 없다 할지라도 내게 필요한 성분을 골고루 갖추어 주셨다는 확신으로 농약의 피해도 적은 온갖 잡곡들을 주식으로 삼고 지금껏 살아왔다.

더 깊이 이야기하자면 자연의 섭리가 현미보다 백미가 우리 인체에 적합한 식물이라면 왜 하필 귀찮게 왕겨만 벗기면 흰쌀이 되게 생겼겠지, 구태여 내피까지 벗기기 어렵게 만들어졌을까? 현미뿐인가? 아몬드, 잣, 호두, 밤, 땅콩 모두가 옷을 두 벌씩 입고 있으되 겉옷은 쉽게 분리되지만, 속옷은 딱 붙어 있으며 속옷을 벗겨 심으면 싹이 트지 않는 생명력이 없는 죽은 씨가 되지 않는가! 그래서 인간이 현미식을 한다는 것은 자연의 당연한 이치가 아닌가!

에필로그

끝으로, 1년이면 여러 차례 감기를 앓고 지내던 남편도 지금은 감기 앓은 기억이 까마득할 정도가 되었고 나 역시 속이 쓰리거나 허기지던 위장은 가벼워지고 아침 식사에 현미밥 한 공기만 들면 1시, 2시까지 전연 피로나 배고픔을 모르고 일을 해내며 남보다 지구력을 가지게 되고 웬만한 일에도 지칠 줄 모르는 체질과 성격으로 점점 변하는 것을 느낀다. 어찌 글로 다 표현하겠는가! 위장의 활동도 원활하여 치질까지 되려던 변비도 사라지고 가스차던 대장도 가벼워진 점 등. 기름이 잘잘 흐르는 하얀 쌀밥에 보글보글 끓는 찌개나 국이 있어야 식사인 줄 알던 그이에게 오늘 저녁은 이런 상을 차렸다. 요사이 제철인 고구마 찐 것, 팝콘, 붉은 사과, 싱그러운 배, 말랑말랑한 홍시, 땅콩 몇 알! "이게 저녁이야?" 하시더니 하나둘 드시고 나서 양치하시던 그이가 "그래도 배는 부르네" 하시면서 내게 미소 지었다.

간식은 사라지고 옛날 간식거리인 과일, 견과류, 빵, 감자, 고구마, 옥수수는 우리집 주식으로 등장하였다. 우리 가정의 생명력을 불어넣는 즐겁고 기쁜 식사 시간이다. 내일 아침엔 팥, 율무 섞은 현미밥에 미역국, 두부찜, 생채소로 아침상을 차릴까?

식생활 개선 수기 당선과 스튜디오830 출연

1984년 『일간 스포츠』 공모 식생활 개선 수기 당선을 계기로 KBS 1TV 아침 프로그램 『스튜디오 830』에 출연하면서 처음 대중 앞에 나서게 되었습니다. 그 이후로 여러 잡지, 신문, 방송에서 다양한 사례를 소개하며 숯요법과 식생활 개선의 효과를 세상에 알릴 수 있는 계기가 되었습니다.

- 1984년 12월 2일 『일간 스포츠』 식생활 개선 수기 당선 및 기사화
- 1992년 『Queen』 2월호 : [당뇨·간암 시한부였던 부부의 회복 사례]

- 1992년 『Queen』 8월호 : [당뇨 후유증 극복 사례 - 홍숙자 씨]
- 1994년 『Queen』 8월호 : [골수성 백혈병, 간암, 고혈압 회복 사례]
- 1994년 11월 20일 『일요신문』 : 최양금 씨 안면마비, 위궤양 회복 인터뷰
- 2004년 학원사 『숨은 명의 50인』 : 숯가루 해독법 소개
- 2007~2008년 『건강다이제스트』와 『비방』 등 사례 다수 소개

※ 일부 자료는 보관이 되지 않아 시점과 매체명을 모두 기억하긴 어렵지만, 당시 방송 중에는 실로암에서 키우던 염소가 독사에 물린 후 숯으로 해독하는 장면도 소개된 바 있습니다.

숯요법을 시작하게 된 계기
즉시 효과가 나타나는 숯가루

숯가루를 임상에 응용하기 시작하게 된 동기는 1980년대 초 서울 위생병원 수간호사 시절로 거슬러 올라갑니다.

그때 제가 자주 보는 책 중 『가려뽑은 기별』, 『동의보감』 탕액편 송연목 목부에서 숯가루 사용 기록을 보았는데, 그 책 기록 가운데 통증이 심하고 고열이 날 때 숯가루를 개어서 복부에 대주니 고열이 즉시 사라졌다는 내용이 있었습니다. 그 당시 '차콜 펩신'이라는 미제 숯가루 정제가 있었는데, 이때 군인들도 소화가 안 될 때나 설사할 때 그것을 먹

었다는 말을 자주 들었습니다.

그때 차콜에 관심이 있던 저는 기록된 자료나 들은 것을 마음에 담아 두었다가 심한 이질, 설사 환자에게 적용해 보았습니다. 효과가 금방 있는 것을 보고 임상에 응용하기 시작한 것이 오늘날 숯을 애용하고 홍보하고 많은 사람들에게 적용하기에 이른 것입니다.

숯가루는 자연이 우리에게 준 천연 치료제

우리집에는 양약이 없습니다. 왜냐하면 약국이나 병원을 드나들지 않기 때문입니다. 그럼 다치거나 체하지도 않을까요? 그렇지는 않아요. 설사할 수도 있고 체하기도 하고 다치기도 합니다. 하지만 그럴 때마다 우리집에서는 숯가루를 먹어요. 숯가루를 먹게 된 배경은 다음과 같습니다.

1980년대 초반 어떤 병원의 수간호사로 있을 때였습니다. 한 환자가 심한 이질 설사로 입원 중이었습니다. 항균제와 지사제 서너 가지를 3~4일 먹였지만, 정맥 주사를 꽂은 채 화장실을 수십 차례 드나들어야 했습니다. 그때 저는 『Healing by God's Natural Method(하나님의 자연요법에 의한 치유)』라는 영어로 된 책을 읽었는데, 그 책에서는 숯가루가 강력한 제독제, 흡착제로 이질 설사 같은 경우는 30분마다 1~2술씩 먹으라고 되어 있었습니다. 그래서 담당 의사에게 숯가루를 먹여보자고 했더니 고개를 갸웃거리며 "하루만 더 있다가요"하고 미루는 것이었습니다. 자기가 처방한 약의 효과를 기대해서겠지요. 그리고 웬만한 설사는 3일이 지나면 몸이 저절로 치유해서 멎게 되기 때문이기도 했습니다. 그러나 그 환자는 너무 강한 균이 침입했는지 약도 듣지 않았습니다. 저는 너무 안쓰러워 마침 미국 선교사가 두고 간 숯가루를 그 사람에게 가져다주며 먹어보기를 권했습니다. 그 사람은 제 말을 듣고 숯가루를 물에 타서 2~3번 마셨습니다. 그러자 배변횟수가 엄청나게 줄어들었습니다. 그 뒤부터 저는 숯가루가 가지고 있는 신비한 치유력에 큰 관심을 가지게 되었습니다.

원래 설사란, 어떤 음식물이 장 안에 오래 머물러 있거나 흡수되어 혈관을 타고 순환하게 될 때 그것이 인체에 큰 독이 될 물질이라고 장이 인식하면 "어이쿠! 이거 독물질이다. 그냥 두었다가 큰일나겠구나. 즉시 오토바이를 태워 내보내야지"하고 꾸르륵 꾸르륵 쫙쫙 소리를 내며 급히 몸 밖으로 밀어내버리기 때문에 생기는 현상입니다. 만약 독성이 있는 음식물이 몸에 흡수되면 간장이 망가지고 혈관을 타고 돌면서 인체의 귀중한 장기를 망가뜨릴 수 있기 때문입니다. 이때 지사제를 쓰면 설사는 멎을지라도 독은 몸에 쌓여 또 다른 증상을 일으킬 수 있습니다. 하지만 숯가루는 몸속 장 안의 독을 흡수한 뒤 곧장 가지고 나가버리기 때문에 부작용이 있을 수 없습니다. 그 환자가 숯가루를 먹고 낫는 것을 본 뒤부터 우리집에는 숯가루가 떨어지지 않았습니다.

처음에는 숯가루를 그냥 먹었지만 먹기가 어려운 점이 많아 이리저리 연구한 끝에 1988~1989년쯤 입에 넣고 물을 마시면 사르르 녹는 과립형 숯가루(차콜 과립)를 만들게 되었습니다.

현대인들이 먹는 음식에는 거의 다 몸에 해로운 독성분이 들어있습니다. 가공식품에는 보기 좋고 맛 좋게 인공 향미료를 넣고 식품보존료라는 이름으로 방부제를 첨가합니다. 심지어 우리 밥상에 자주 오르는 상추, 쑥갓, 깻잎에도 살충제, 방부제, 농약 성분이 허용치보다 수십 배, 많게는 수백 배씩 검출되고 있습니다.

이런 세상이니 무엇을 믿고, 무엇을 먹고 살아야 할지 막막하기만 합니다. 이제는 스스로 텃밭을 가지고 농사를 지어야만 안전한 먹을거리와 식구들의 건강을 지킬 수 있는 세상이 되었습니다. 이러한 오염 시대에 몸 안의 온갖 해로운 성분들을 몸 밖으로 내보내는 데 뛰어난 효능을 보여주는 것이 바로 숯가루입니다. 숯가루야말로 자연이 우리에게 준 천연 치료제입니다. 숯의 강력한 흡착력으로 내 몸에 들어온 보이지 않는 미세플라스틱까지도 흡착해 주고 방부제, 살충제, 인공감미료, 갖가지 독이 되는 물질을 흡착한 후 배설됩니다. 자, 오늘 자기 전 흑과립 1~2수저 드시지요.

그리운 문희방 씨

지금도 그의 이름이 생생하게 기억납니다. 이렇게 꽃 피는 봄이면, 더욱 그렇습니다. 내과 수간호사 시절, 1982년 정도로 기억이 됩니다.

대학을 졸업하고 몸이 약해서 시골 고향집에서 쉬다가 농협 공채 시험에 합격하여 신입 사원 교육을 앞두고 이질과 같은 증상으로 입원했던 28세의 청년이 있었습니다. 검사 결과 단순한 이질이 아니라 백혈병이었습니다.

신입 사원 교육을 2주간 마치고 한 2주 근무한 후 그는 몸에 붉은 반점이 생긴 채 다시 입원하게 되었습니다. 골수검사를 한 결과 골수성 백혈병 4번째 타입이었습니다. 주삿바늘 찌른 자리에서도 출혈이 되고 소변으로도 출혈이 될 뿐만 아니라 코피가 나오다 못해 귀로도 옮겨져 통증이 심하여 소리 지르고 난리였습니다. 독한 항암제를 이기지 못하여 토하고 전신이 붓고 고통이 이만저만이 아니었습니다.

회진하고 나온 과장님이 그의 보호자에게 일주일을 넘기기 어렵겠다고 말씀하셨습니다.

그 보호자는 우리 병원 단골 당뇨병 환자였습니다. 익히 그의 가족을 아는지라 천연 치료를 하면 어떻겠냐고 제의했습니다. 이판사판이니 고통이라도 적고 그의 영혼이라도 하나님께 완전히 맡기게 해보자고 했습니다.

온 가족이 정성을 들였습니다. 담당 의사에게는 너무 심하게 토하여 약을 거절한다고 보고했습니다. 그리고 숯가루, 포디알코, 골든씰을 오전 10시, 오후 3시에 먹였습니다. 식사는 현미밥으로 하고 녹즙은 공복에 누세 번씩 마시게 히고 스트레취카에 끌고 나가서 햇볕을 쬐였습니다. 담당 의사에게서 물리 치료 처방을 받아 물리치료실까지 데리고 가서 전신 찜질로 땀을 내게 했습니다.

저는 그 환자에게 온 정성을 다 기울였습니다. 출퇴근 시간에 버스 안에서도 그를 위하여 하나님께 기도했습니다. 매 순간 감사하고 마음을 편히 가지라고 전하고 시간만 나면 그에게 용기를 주고 힘을 주었습니다. 한 일주일 지나니 수혈하지 않아도 될 정도로 출혈도 멎고 백혈구 수치도 그다지 위험하지 않을 정도로 안정이 되어갔습니다. 그때 우리 과의 간호사들은 모두 그가 치료되는 모습을 보고 기뻐했습니다.

일체 육식을 금하는 대신 생아몬드를 식사 때마다 꾸준히 먹였고 면역력이 떨어진 상태라 증류수를 먹였습니다. 한 달이 지나서 그는 퇴원해도 될 만큼 회복되었습니다.

그가 퇴원할 때 그에게 신신당부했습니다. 2년만 넘기면 되니 죽은 셈 치고 아침, 점심 식사로는 현미밥, 저녁 식사로는 통밀빵을 먹고 숯가루와 포디알코, 골든씰을 꾸준히 먹으라고 했습니다. 포도즙도 조혈을 돕기 위해 꾸준히 먹도록 했습니다. 그리고 주 3~4회씩 꼬박꼬박 전신 찜질을 할 것을 잊지 말라고 당부하여 보냈습니다. 그는 아주 기쁘게 퇴원하여 고향인 안성으로 내려갔습니다.

그때가 4월 말인가 5월 초였습니다. 한 달에 한 번씩 와서 검사할 때마다 놀랍게 회복되었고 그의 회복은 우리 내과 병동의 기쁨이었습니다. 저는 그의 간호일지를 사례 연구(Case study)하여 간호사 보수 교육 때 발표했습니다. 그 당시 그 병원 간호사는 이 보고를 다 들었습니다. 궤도에 일과표를 그려서 낱낱이 보고한 기억이 생생합니다. 그는 제게 2주에 한 번 정도 편지를 보내왔습니다.

집에서 요양한 지 3개월, 수혈하지 않아도 헤모글로빈 수치가 12, 정상으로 올라왔습니다. "복직해도 될까요?"하고 담당 과장님께 그가 물었습니다. 담당 과장님은 고개를 끄덕이며 복직을 허용했습니다.

그는 안성 농협 대부계에 근무했습니다. 7월부터 근무하면서 한 달에 한 번씩 정기 검진을 받으러 왔습니다. 여름철 농협은 얼마나 바쁜지 밤 1~2시까지 근무하는 것은 보통이고 일요일도 없다고 했습니다. 그렇게 바쁘다는 그에게 "직장 다니지 않는다고 굶어 죽을 정도는 아니잖아요? 휴직하세요"하고 일렀습니다. 그는 알았다고 하고 내려가서는 그대로 근무한 모양입니다.

석 달 후인 10월 초쯤 다시 전신에 반점이 생기고 잇몸 출혈로 입원했습니다. 어찌 그리 미련스럽게 그랬느냐고 했더니 자기가 그만두면 올해는 인원 보충이 안 되어서 옆 직원에게 부담이 크다는 것이었습니다.

다시 치료하기 시작했습니다. 애인이 옆에서 열심히 돌보아 주었습니다. 직장 의료 보험도 끝났습니다.

그냥 두면 이겨낼 것 같지 않아 의정부 가는 길에 과수원을 하시는, 내가 아는 한 장로님 댁으로 보냈습니다. 그곳에서 다시 한두 주일 지나니 잇몸 출혈도 멎고 정상으로 돌아오기 시작했습니다.

매주 검사를 받으러 왔다가 돌아가는데 회복되는 모습이 보여서 저를 기쁘게 해주었습니다. "문희방 씨, 완치되어서 그런 질병으로 고생하는 사람들에게 힘이 되어주고 용기도 주는, 우리 그런 사업 한번 해봅시다"라고 했습니다. 그도 기꺼이 하겠다고 대답했습니다.

이번 검사에서는 아주 결과가 좋았습니다. 헤모글로빈도 10이 넘었고 백혈구 수치도 거의 정상으로 돌아왔습니다. 현미밥, 숯가루, 몇 가지 약초, 포도즙, 녹즙을 꾸준히 들었습니다. 이렇게 회복되니 그에게는 앞으로 살아갈 걱정이 다시 고개를 들기 시작했습니다. 좋아졌다는 소식을 듣자, 그는 현재 실직된 상태인데 애인은 있지, 그러니 '앞으로 어떻게 살 것인가?'하고 그날 밤새 고민을 한 모양입니다.

 이틀 후 다시 구급차에 실려 왔습니다. 저는 그를 붙잡고 저도 모르게 눈물을 흘렸습니다. 너무도 어처구니가 없었습니다. 백혈병은 근심 걱정이 가장 큰 위험 요인인데, 무슨 살 걱정을 미리 앞당겨 하여 이 지경이 되었는가 생각하니 답답하고 기가 막혔습니다.

 중환자실로 옮겼습니다. 산소마스크 등 여러 가지 기구를 대려는 의사에게 편히 가도록 대지 말라고 부탁했습니다. 그것은 그가 제게 부르짖었기 때문입니다. "나 좀 제발 죽게 내버려두세요"라고. 저는 소리 지르는 그의 손을 잡고 끄덕이며 눈물을 흘렸습니다. 그는 편안히 중환자실에서 잠들었습니다.

 그때 저는 얼마나 큰 허무감에 빠졌는지 모릅니다. 지금도 저는 때때로 그를 머리에 떠올립니다.

 '희방아! 지금 네가 살아있으면 무서운 질병 속에서 헤매는 많은 사람들에게 희망이 되었으련만 어찌하여 놀라운 치료를 경험하고도 근심 걱정의 노예가 되어 저승으로 갔단 말이냐!'

 안타까운 일입니다. 자아만 버리면 우리는 무궁한 세월을 살 수 있는 무아의 경지에서 행복을 누릴 수 있는데 이 귀한 진리를 모르고 얼마나 많은 사람들이 살려고 발버둥 치다가 죽어가는지, 오늘도 제 마음은 착잡하지만 그래도 믿고 따라 주는 분들이 있기에 하루를 감사함으로 시작합니다.

 '그리운 문희방! 다시는 너와 같이 근심 걱정에 눌려 죽는 자 없고 주어진 삶을 행복하고 기쁘게 누리어 마음이 윤택한 행복한 삶을 우리 모두 살게 되기를 바란다. 나는 때때로 네 이야기를 한단다. 너같이 되지 말고 우리 모두 살아보자고, 죽고자 하면 살고 살려고 발버둥 치면 죽으니 그저 하루하루를 감사하면서 지내자고, 내일 일은 염려 말자고, 내일 걱정은 내일 해도 족하고 오늘 하루만 생각하자고. 계획은 백 년이지만 생활하기는 그날 하루만 사는 것처럼 진지하게 살자고.' (1995년 4월 20일)

보건진료원 시절

내과 병동에서 수간호사를 하다 보니 얼마나 안쓰러운 일이 많은지 모릅니다. 이미 병이 든 것을 치료하기란 여간 힘이 드는 것이 아니었습니다. 천연요법을 익혀서 한두 가지씩 환자들에게 가르쳐 주어 그가 따라 하면 놀랍게 회복이 되었습니다.

인슐린(Isuline) 맞던 환자는 혈당 강하제로 바꾸게 되고, 혈당 강하제를 먹던 분은 음식만으로도 조절되어 약 복용을 중단해도 될 정도로 조절이 잘 되었습니다.

이미 병이 든 후에 고치려면 힘이 들므로 예방 교육, 사전 예방이 대단히 중요한 것임을 깨달았습니다. 그러나 병들어 병원에 온 사람들을 데리고 예방 의학을 교육한다는 것은 불가능한 일입니다.

저는 사표를 던졌습니다.

보건진료원을 자원하여 예방 교육을 해보겠다고 충남 홍성군 장곡면 광성리라는 오서산 밑 오지 마을을 찾아갔습니다. 6~7개 마을을 주 1~2회씩 시간표를 작성해 놓고 저녁마다 돌아다니며 강의했습니다.

병든 후 돈 들고 와서 약 사 먹지 말고 예방 교육에 참여하여 미리 예방하시고, 병들어서 병원에 돈 갖다주지 말고 1년에 쌀 몇 되씩만 내면 이 진료소를 자치적으로 운영하지 않겠느냐고 했습니다. 오토바이를 타고 부지런히 돌아다녔습니다.

임산부 관리, 영유아 관리, 만성 결핵, 전염병 관리 등 바쁜 나날을 보냈습니다. 그뿐 아니라 진료소를 찾아오시는 분들에게 현미밥도 지어서 맛을 보여주고 강의 때는 주로 음식물과 건강, 물과 건강, 노동과 건강, 정신 자세와 건강, 간식, 과식, 야식, 육식의 피해 등 아주 간단하지만 놓치기 쉬운 것부터 우리 생활 속에서 실천할 내용을 중심으로 교육했습니다.

진료소 앞에 있는 학교 앞 구멍가게의 혜림이 엄마가 많이 도와주셨습니다. 그때 혜림이는 아장아장 걸었는데 수십 년이 지났으니 어엿한 성인이 되었을 것입니다. 제가 오토바이를 잘 못 탈 때는 혜림이 아빠가 태워서 데려다주고 주민들의 사랑을 듬뿍 받으며 즐겁게 1년을 지냈습니다.

여름에는 모교에 부탁하여, 하기 봉사대까지 와서 여름 성경학교와 전도회도 마을 회관을 빌려서 했습니다.

모심을 때는 모내기하는 집 들판에 가서 점심을 함께 나누어 먹고 벼를 벨 때는 또 벼 베는 집에서 점심을 먹었습니다. 그 마을은 서로서로 의논하여 모내기하는 날을 정하여 논이 많은 집은 온 마을 사람들이 다 그 집에 가서 품앗이로 모를 심어주고, 논이 적은 집들은 한 날에 두세 집이 같이 모내기했습니다. 그때만 해도 기계모가 그리 흔치 않고 한 마을에 한두 집 있을까 말까 할 때였습니다.

때때로 의견 충돌이 있기는 했지만 비교적 서로 양보하고 덕이 있는 분들이 몇 분 계셔서 독단으로 하려는 한 사람쯤은 상관없이 조화를 잘 이루어 가는 마을이었습니다.

장가 못가던 노총각을 동네 이장이 늦게나마 장가들여 그의 첫아들을 받아주었습니다. 지금은 그 아이도 장성하여 의젓한 어른이 되었을 것입니다. 어떻게 자랐는지 보고 싶기도 합니다.

저녁이면 잘 놀러 오던 마을 부녀회장은 딸 넷, 아들 둘이 있었는데, 자매뿐인 집에서 자라 외로워서 자식을 많이 두었다고 했습니다. 그녀는 3일만 돼지고기를 먹지 않으면 눈에 아른거리고 어지럼증이 발생하는 육식 선호의 체질이었습니다. 저는 그녀의 식생활을 개선하기 위해 압력솥을 사서 선물했습니다.

솥값이 부담스러우면 현미 방아를 찧어서 나 좀 주면 된다고 했더니, "에라, 그럼 나도 현미 한 번 먹어보자"하며 압력솥을 이고 가더니, 한 달간 현미밥을 지어 먹고는 돼지고기를 안 먹어도 어지럽지 않고 잔칫집에 가도 고기에 별로 손이 가지 않는다고 했습니다.

그 당시 그의 큰아들이 국민학교 5학년이었는데 "엄마, 흰밥 먹을 때는 운동장 한 바퀴만 뛰어도 배가 고팠는데 현미밥 먹으니까 운동장 두세 바퀴 돌아도 배가 안 고파"라고 했다는 것입니다. "그것 참, 현미밥 희한하데유!"하며 일부러 찾아와서 인사를 하는 것이었습니다.

제가 그곳을 떠난 후 그녀는 자궁 출혈이 있었습니다. 서울에 사는 딸이 서울 병원에 모셔가 검사하고 자궁 적출 뒤 항암제 방사선 치료를 받는다는 소식을 듣고 병문안 갔습니다. "퇴원하거든 현미밥 꾸준히 드세요"하고 당부하였습니다.

"항암제 맞고 식욕이 떨어졌는데 어떻게 현미밥을 먹겠어유?"하며 식욕이 돌아오면 먹겠다고 하더니 그만 그대로 병원 치료만 받다가 저세상으로 가 버렸습니다. 겨우 딸 하나 출가시키고 결혼 안 한 딸 셋, 어린 두 아들을 두고 돌아오지 못할 곳으로 가버렸습니다.

저는 그 소식을 듣고 '그때 강력하게 권면하여 우리집에 데려와서 치료해 줄 것을'하고 후회했으나 이미 그는 이 세상 사람이 아니었습니다. 수소문하여 그의 딸과 통화를 하면서 "너희들이라도 현미밥 꾸준히 먹고 무서운 질병을 예방하라"고 말했습니다.

생각난 김에 보건진료원 시절에 같이 교육받았던 최 씨에게 전화했습니다. 얼마나 반가워하는지, 제가 그만둔 후 5~6명이 덕산 온천에서 한번 만나 하룻밤 옛이야기로 즐거운 시간을 가졌습니다. 또다시 회동할 기회를 만들자고 야단들인지라 한번 시간을 내보자고 했습니다.

이 천연요법은 널리 보급되어야 합니다. 물론 제게 이것을 어떻게 보급해야 한다는 구체적 방안이 있는 것은 아닙니다. 그러나 단지 때가 되면 분명 보급되어 누구나 선택권을 가지고 자신의 의지로 선택할 때가 오리라 믿습니다.

염증과 해독에 특효약

보건진료원에서 근무할 때였습니다. 한 아이가 손에 좁쌀 같은 것이 돋았다가 진물이 나고 곪고 하여 어머니에게 이끌려 왔습니다. 그때 마침 SDA 목사가 와서 그 아이의 손을 보면서 "대천에 있는 ○○약국이 피부질환을 잘 치료하는데…… 아마도 한 달은 더 걸리겠구나. 돈도 많이 들겠는데?"하는 말씀을 했습니다. 3일 전에 왔을 때 양약과 연고를 주면서 3일간 치료해도 효과가 없으면 검은 가루약을 써보자고 했습니다. 그랬더니 그 어머니가 "왜 먼저 검은 가루약으로 해보자고 하시지 않았어유? 그걸로 해봐유"하시는 것이었습니다.

저는 따끈한 물에 손을 15~20분간 담그게 했습니다. 그다음 과산화수소수로 닦아주었습니다. 그리고 차콜 5~6술과 유칼립투스 1술, 올리브유를 잘 섞어서 거즈에 펴 손에 대준 뒤 붕대로 감아 주어 다음 날 오게 했습니다. 다음 날 풀어보니 놀랍게 상처가 아물어 있었습니다. 다시 따끈한 물에 담갔다가 과산화수소수를 묻힌 솜으로 닦아주었습니다. 숯가루를 다시 붙여줬습니다. 하루가 다르게 좋아지더니 새살이 예쁘게 나왔습니다. 이제는 올리브유와 유칼립투스를 3:1로 섞어 매일 여러 번 발라주었습니다. 그 후 얼마 있다가 그 어머니는 제게 새로 수확한 햇팥 한 되를 가지고 오셨습니다.

그해 겨울이었습니다. 산동네에 사는 국민학교 3학년 학생이 발가락과 발이 복합 감염되었습니다. 따끈한 물에 담가주고 과산화수소수 솜으로 소독하고 숯가루와 올리브유, 유칼립투스 배합한 것을 붙여 주고 붕대로 감아 주었더니 아주 깨끗하게 나았습니다.

그뿐이 아닙니다. 작년 여름에 무좀이 너무 심하여 남들은 논에 들어가서 모심고 김맬 때 학교 운동장 끝 느티나무 밑에서 빈둥빈둥 놀던 조 씨라는 사람이 있었습니다. 다시 초여름이 되어 무좀이 기승을 부리자 한번 와서 치료하더니 신통치 않게 여겼던지 다시 오지 않았습니다.

얼마 후 먼저 치료된 아이들의 어머니에게서 듣고는 다시 와서 같은 방법으로 5일간 치료를 받고 다 나았습니다. 그 뒤로는 경운기 가지고 온 동네 모내기할 논을 다 고르고 논에서 살았습니다. 이 모습을 본 그 동네 학교 교장 선생님께서 놀러 오셔서 "조 씨가 작년에는 학교 운동장 그늘에서 살았는데 참 신기하다"라고 했습니다.

그 교장 선생님 사모님도 가끔 놀러 오셨는데 보사부에 다니는 큰아들이 위가 좋지 않다고 걱정하시기에 숯가루와 올리브유를 드렸더니 아들이 매일 꼬박꼬박 복용하고는 한 달간 교육받으러 갔는데도 한 번도 아프지 않았다고 아주 신기하다 했습니다.

목뒤에 종기가 난 아저씨도, 경운기에 손가락을 다쳐 봉합하고 염증이 생긴 오성리 사람도, 화상을 입어 서울 세브란스 병원에서 피부 이식을 받았지만 여름이면 가려워서 긁은 탓에 늘 상처가 났던 어린이도, 모두 모두 숯가루 치료로 놀라운 효험을 보았습니다. 심지어 그 당시 그 마을에서는 보건진료소에 가면 모두 검은 가루약만 준다고 소문이 났습니다.

강의 때 해명했습니다. "어디가 아프다 하는 것은 그 부분에 독이 쌓였다는 증거입니다. 먼저 독을 빼줘야 하는데 숯가루는 강력한 해독제입니다. 그러니 두통, 복통 등에도 먼저 해독제 숯가루를 드릴 수밖에요." 그래서 오시는 분들에게 숯가루 6~8봉지를 기본으로 드렸습니다. 제가 그곳을 뜰 때는 숯가루라고 모두에게 이야기해 주고 장 담글 때 숯덩이를 띄우는 이유, 금줄에 숯덩이를 다는 이유를 설명해 드렸습니다.

그뿐인가? 돼지가 설사하는데 어떻게 하느냐고 쫓아온 아주머니에게도 숯가루, 송아지의 배꼽이 떨어진 자리에서 피가 나는데 어떻게 하느냐고 묻는데도 숯가루를 주었습니다. 2~3일 후에 그들은 다시 놀러와서 "그것참, 신기하대유. 돼지 설사가 싹 멎었어유", "송아지도 지혈되어 잘 뛰어다녀유"라고 했습니다.

결핵성 염증이 여기저기 있던 청년

1985년쯤 보건진료원을 할 때 한 동네 아저씨가 오셔서 이웃집 총각의 딱한 사정을 이야기했습니다. 무슨 병인지도 모르는 채 죽을 날만 기다린다는 것이었습니다. 찾아가 보았습니다. 23~24세 된 청년이 누워있었습니다. 더웠다 추웠다 반복하고 양쪽 팔꿈치, 손목, 발목 등 여기저기가 불뚝불뚝 튀어 올라와 있고 말랑말랑하였습니다. 너무 안타까워 제가 다니던 병원의 정형외과 과장님께 불쌍한 시골 사람이 있다고 좀 봐달라고 부탁을 드렸더니 데리고 오라고 하셨습니다.

추운 겨울 눈이 펑펑 내리던 날, 첫차를 타고 광천에 도착, 또 기차로 서울까지 가 S병원에 갔습니다. 접수한 뒤 X-레이를 찍고 혈액검사하고 정형외과 외래진료실에서 절개했습니다. 뭉클뭉클한 피고름이 쏟아져 나왔습니다. 결핵균에 의한 감염이었습니다.

　의사가 제게 "치료하려면 고생 꽤나 하게 생겼습니다"하시며 식염수 세척을 계속해 주라고 했습니다. 결핵약 처방도 해주었습니다. 그날 막차로 돌아왔습니다. 결핵약을 먹이는가 하면 매일 상처를 치료하고 그 위에 숯가루를 개어서 붙여 주는 것도 빠뜨리지 않았습니다. 음식은 철저히 육식을 금했습니다. 심지어 젓갈이 들어간 김치도 주지 않고 동치미, 배추겉절이(배추김치는 새우젓을 넣어서 금했음), 시금치나물, 미역 등만 먹였습니다. 때때로 현미밥도 해주었습니다.

　의사가 결핵성은 치료되기 힘들어 고생한다더니 웬걸, 상처는 7~8일 만에 깨끗이 아물었습니다. 스트렙토마이신(Streptomycin) 주사를 한 달 맞고 귀가 멍하다고 호소하여, 주사는 끝냈습니다. 그 청년은 두 달 만에 도시로 나갔습니다.

　11년 후 그 청년의 소식이 궁금하여 그 동네 가게 아주머니한테 물었더니 도시에서 장가들어 잘 산다고 했습니다. 특히 이 청년은 돼지고기를 좋아했답니다. 돼지고기는 무좀균과 결핵균의 배지입니다. 음식을 철저히 가리고 자연식과 숯가루를 썼기 때문에 치료가 놀랍게 빨랐습니다.

　또한 폐결핵으로 화학요법을 하는 분들은 피부가 가렵다거나 간 기능이 나빠지는 경우가 많은데 그럴 때면 저는 으레 숯가루를 권했습니다. 한 일주일이 지나면 그들은 제게 한결같이 "신기해요. 부작용들이 사라지고 속도 거북했는데 차콜 과립을 먹은 후부터 아주 편해졌어요" 하는 반가운 보고를 해왔습니다.

저는 이 청년의 이야기를 글로 써서 결핵 협회에서 하는 결핵 투병기 모집에 내었다가 가작으로 당선된 일도 있었습니다. 그 원고는 결핵 협회 월간지에 실렸었는데 찾지 못해서 이 책에는 싣지 못했습니다. 어떤 결핵 환자는 가슴에 숯가루 찜질을 했습니다. 그랬더니 6개월 만에 X-레이를 찍은 의사가 깜짝 놀랐습니다. "어쩌면 이렇게 폐가 깨끗해졌습니까?"라고. 우리 가운데 이런 사례는 너무도 흔합니다.

숯가루 일화

일화1 병원에 있을 때의 일입니다. 소아과 수간호사가 눈이 아파서 안과 치료를 받고 안대를 했습니다. 통증이 멎지 않는다고 제게 하소연했습니다. "숯가루를 개어서 붙여봐요"하고 지나가는 말처럼 일러주었더니 이틀날 그 수간호사에게서 전화가 왔습니다. "참 신기해요. 숯가루를 개어서 붙였더니 진통이 멎었어요"하고 신기한 듯이 전해 주었습니다.

일화2 어느 날 실로암 건강생활연구원에 와 계신 한 분이 나뭇가지에 눈이 찔려 통증이 심해 어쩔 줄 모르는 모습을 보고 그곳에서 봉사하는 자매가 얼른 숯가루를 개어 붙여 드렸습니다. 그렇게 쑤시고 아프던 통증이 씻은 듯이 사라졌다고 제게 보고해 주었습니다.

일화3 저와 함께 내과에 근무하는 한 간호사(Staff nurse)가 치통이 심하여 진통제를 먹어도 안 듣는다고 하길래 숯가루를 치통 있는 자리에 물고 있으라고 했습니다. 그 이튿날 출근하여 말했습니다. "어제 숯가루를 물고 잤더니 통증이 멎었어요."

일화4 아침에 출근하니 야근한 간호사가 "어젯밤 ○○호실 보호자가 수고한다고 커피 한 잔을 주셔서 먹었더니 밤새 속쓰려서 혼났어요." "그럴 때, 숯가루를 먹는 거야!", "그래요?" 그 후 며칠 뒤 야근 중 있었던 환자를 보고하는 시간에 그 간호사가 하는 말, "○○호실 환자가 한밤에 위궤양 통증이 와서 정맥 주사(PRN IV)를 놓았는데도 멎지 않아 혼났어요. 그리고 저는 다시 속이 쓰리길래 숯가루 먹었더니 씻은 듯이 통증이 가라앉았거든요. 어젯밤 ○○호실 환자에게 숯가루 주고 싶어서 혼났어요."

일화5 어떤 집의 아이들 셋이 모두 이질에 걸렸습니다. 그 아이들은 약을 못 먹는답니다. 그냥 둘 수가 없어서 숯가루를 가지고 오토바이를 타고 그의 집으로 갔습니다. 마침 할머니와 설사하여 비실거리는 아이들이 있었습니다.

"너희들 이것 안 먹고 설사 심하게 하면 기운 없어 죽을 수도 있어. 그러니 이거 먹자! 아무 맛없어. 쓰지도 않아"하며 아이들을 달랬습니다. 그리고 국 대접에 숯가루를 풀어서 세 아이 입에 다 떠 넣어주고 왔습니다. 이튿날 깨끗하게 나은 아이들이 놀러 왔습니다.

일화6 뱀에게 물린 어린이가 찾아왔습니다. 숯가루를 올리브유, 유칼립투스와 함께 개어서 부어 있는 팔에 넓게 붙여 주고 숯가루를 먹였습니다. 먹을 숯가루, 개어 붙일 숯가루를 주고 물을 많이 먹도록 했습니다. 그 아이는 아무 탈 없이 회복되었습니다.

일화7 한번은 건넛마을에 사시는 한 분이 우리 동네 초상집에 오셨다가 이집 저집 가는 집마다 주는 술, 음식을 다 드시고 목까지 차서 밤 11시에 우리 진료소 문을 두드렸습니다.

"속이 답답해 죽겠어유"하시기에 한 손에 물 1컵, 한 손에 숯가루 1술을 가지고 가서 "아- 하세요"하고 숯가루와 물을 드렸습니다. 이튿날 일어나보니 소문이 났습니다.

"참 그 진료소 소장 용하대유. 내가 어젯밤 속이 답답해 죽을 뻔했는데 진료소 갔더니 검은 가루약을 주어 먹고 나왔는데, 몇 발짝 못 가서 다 토했구먼유. 그랬더니 속이 아주 편안해지더라구유"하고 우리 진료소 옆 가게에서 말씀하시는 바람에 하룻밤 사이에 용한 사람이 되었습니다. 숯가루는 토할 것은 토하게, 내려갈 것은 내려가게 합니다.

일화8 인간문화재 죽세공 아저씨가 위암에 걸려 실로암에 오셨습니다. 어느 날 갑자기 복통이 심하여 어쩔 줄 몰라 하셨습니다. 즉시 숯가루를 드렸습니다. 숯가루를 올리브유와 유칼립투스에 잘 반죽하여 거즈에 싸서 복부에 대드리고 그 위에 돌가루 습포(hot pack)을 대드렸습니다. 이튿날 아침 "내 평생에 배 아픈데 숯가루 붙여보기는 처음인데 참으로 신기했어라! 배 아프면 빨간약 바르라는 소리는 들었어도 숯가루는 처음인데 참으로 신통하데이"하시는 말씨가 담양 죽세공다웠습니다.

일화9 미국 방문 중 후배에게 차콜 과립을 주었습니다. 그 역시 간호사로 일하고 있었습니다. 아시는 분 중 속이 불편하신 분들에게 차콜 과립을 나누어 주었답니다. 30년 위장병 앓은 분이 드셔보시고 차콜 과립을 구해달라 하신다고 전화가 왔습니다. 10봉을 소포로 보냈습니다.

일화10 하와이, 일본, 미국, 필리핀, 각국에서도 차콜 과립을 드셔보신 분들은 또 찾습니다. 부작용 많은 현대 약에 비해 숯가루는 부작용이 없고 그날그날 쌓인 독을 풀어 주기 때문입니다.

일화11 상담 전화 가운데 주로 설사에 대한 문의가 빈번한데 이질같이 심한 설사는 숯가루를 30분마다 1술씩 들어야 합니다. 그러나 사람들은 한두 술로 설사가 멎기를 바랍니다. 제 경험담인데 한번은 제가 3~4시간 안에 10번 이상 화장실을 가야만 했습니다. 그래서 숯가루를 2시간 동안에 숟가락으로 10번 이상을 퍼먹었습니다. 그랬더니 멎었습니다. 이튿날 다시 묽은 변이 나오길래 숯가루 5술을 퍼먹었습니다. 드디어 설사는 끝났습니다.

일화12 실로암에 사시던 한 분이 집에 한 20여 일 다녀오시더니 설사하고 간 부위에 통증이 와서 힘들다고 했습니다. 차콜 과립을 30분 간격으로 한두 술씩 드시라고 했습니다. 두 번을 드시고 그대로 지사되었습니다. 속에 있는 독을 숯가루가 다 가지고 배설되기 때문입니다. 독이 많이 쌓여 심하면 그만큼 제독시키는 숯가루의 양도 많아야 합니다. 한 술 밥에 배부를 수는 없습니다.

일화13 오래전 우리 짚차가 굴렀던 적이 있었습니다. 그 안에 우리 딸과 딸의 친구도 함께 타고 있었습니다. 그런데 불행 중 다행으로 생명에는 지장이 없었습니다. 단지 머리가 심하게 아프다고 얘기하기에 살펴보니 한쪽 이마와 머리 사이에 혹이 나오려 했습니다. 분말 차콜을 찾을 시간도 없길래 과립 차콜을 물로 개어서 거즈에 싸서 혹이 나오려는 부위에 대고 눌러주었습니다. 3~4시간이 지난 뒤 다시 갈아붙였습니다. 떨어지지 않게 스타킹을 모자처럼 씌워 준 뒤 재웠습니다. 이튿날 우리 딸과 그 친구는 거뜬히 일어났습니다. 역시 혹도 튀어나오지 않고 멍도 들지 않았습니다. 혹이 튀어나와 통증이 심하고 멍이 들 상처였지만 숯가루가 그 독을 밤새 빨아 주었던 것입니다. 물론 물과 함께 숯가루를 2~3술씩 먹이기도 했습니다.

안타까운 현실과 나의 입장

차콜 과립이 보건복지부 허가를 받지 않은 건강보조식품이라고 식품위생법에 적용, 1995년 8월 1일 조서를 받고 유치장을 거쳐서 구치소에 수감되었습니다. 병원에서 가망 없다고 더 이상 병원에서 할 치료가 없다고 선고받으신 분들이 확신을 가지고 실천하셔서 치료되신 분들의 탄원서와 검사 결과 차콜 과립이 인체에 무해하다는 판정이 저를 구치소에서 풀려나게 했습니다.

'세상이 얼마나 많은 거짓과 사기로 양심을 속이고 자기 잇속만 차리는데, 한 사람, 한 사람의 생명을 귀하게 여기고 회복되기를 간절히 바라는 마음으로 내 일생을 투자해서 살아온 결과가 이것인가!' 어처구니없고 기가 막혔습니다.

하지만 '그러나 언젠가는 보람 있는 날이 있겠지. 내 양심이 추호도 돈을 벌기 위한 목적이 아니었고, 한 생명이라도 귀하게 여겨 우주를 주고도 바꿀 수 없는 생명을 지키기 위해 나름대로 노력한 거잖아'라고 생각했습니다. 그리고 구치소에서의 28일간, 저는 제 일생 중 가장 귀하게 쉴 수 있는 시간이라 생각하고 즐겁게 보냈습니다.

막상 나와 보니 차콜 과립을 계속 드셨던 수십 명의 환자들이 차콜 과립을 달라고 아우성이었습니다. 그간의 사실을 설명하고 죄송하다고 했지만, 이로 인한 제 마음의 깊은 안타까움은 글로 다 표현할 수 없습니다.

재발된 폐암으로 고통받던 중 차콜 과립을 만나 꾸준히 드시면서 희망을 품은 사람들, 유방암 수술 후 재발이 두려워 현미식을 하면서 차콜을 드시는 분들, 그 외 각종 암 수술 후, 혹은 재발되어 아예 손을 못 쓸 만큼 퍼졌다고 선고받으신 분들 모두가 차콜 과립을 찾지만, 지금은 공급하지 못하고 있습니다. 언젠가는 차콜 과립이 온 세계에 유일한 건강 수호제품으로 빛을 볼 날이 올 것입니다.

오늘 찾아오신 한 분이 난감한 표정을 지으며 "대통령에게 탄원서라도 써 보내세요"하길래 "세상이 거절하는 것을 뭐 그리하려고 발버둥치겠어요. 필요한 것은 이 세상이지 내가 아니거든요. 이번 일은 국가적으로 큰 손해입니다"하자 그분은 "국가적이 아니라 세계적으로 큰 손해입니다"하시는 것이었습니다.

그도 그럴 것이 3개월 시한부로 서울대 병원에서 개복했다 봉합한 그의 친척이 차콜 과립으로 1년 8개월을 아주 건강하게 살았으나 단 한 번의 방종으로 사망했다는 안타까운 소식을 전했던 분이시거든요. 그는 차콜 과립의 효능을 아는 분입니다. (1995년 10월)

●

이 사건으로부터 수년이 지난 후, 1999년 한농제약이 설립되었고, 2002년부터 의약품 허가되어 식용, 약용으로 가장 좋은 소나무 숯가루로 만든 흑과립이 나오게 되었습니다.

애타게 찾았던 소문난 숨은 명의 50(학원사)에 소개
소문난 민간요법사 49

숯가루로 몸속의 독을 제거하는 이정림 원장

이정림 원장은 간호사 출신이다. 환자들을 돌보면서 안타까운 점이 많았는데,『하나님의 자연요법에 의한 치유』책을 접하면서 그 책 안에서 숯가루의 강한 해독작용에 매료된다. 이 원장은 본격적으로 숯가루를 쉽게 먹을 수 있는 방법을 연구한다. 결국 1991년 입에 넣으면 사르르 녹는 과립형 숯가루를 만들게 되었다.

숯가루로 몸속의 독을 제거한다

예로부터 아기가 새로 태어난 집 대문에는 남아, 여아를 가리지 않고 금줄에 숯을 달아놓았으며 장을 담글 때도 숯을 띄울 만큼 선조들은 생활 속에서 숯을 즐겨 사용했다.

그뿐만 아니라 숯은 인체의 독을 해독하고 질병을 치유하는 데도 효과가 있다고 알려져 있다.

20여년 동안 '숯을 이용한 건강 지킴이'로 살아온 실로암 건강생활연구원 이정림 원장을 만났다.

양분은 그대로, 강한 흡착력으로 독만 제거

"미국에서는 오래전부터 숯을 위장질환 치료 보조제로 사용해 왔어요. 독소를 몰아내는 힘이 워낙 강해 각종 성인병이나 피부염, 간질 환자들이 효과를 봤답니다. 그뿐인가요? 『동의보감』에도 통증이 심하고 고열이 날 때 숯가루를 개어 복부에 대줬더니 대번에 열이 떨어졌다는 기록이 있습니다."

이정림 원장은 자리에 앉기가 무섭게 또박또박 그림까지 그려가며 설명했다. 숯이 강한 흡착력을 지니고 있어 주변의 유해 성분들을 뽑아내는 탁월한 능력이 있다는 것이다. 숯은 나무에 600~900℃의 열을 가해 공기를 제거하는 열분해 과정을 거쳐 제조된다. 굽는 과정에서 그 내부에 무수히 많은 미세한 구멍이 만들어지는데 이 구멍들은 강력한 흡착력과 뛰어난 선택성을 가지고 있어 주변 물질의 양분은 그대로 두고 발암물질이나 박테리아 같은 독소만 흡착한다. 이 원장 설명을 듣는 동안 '시커먼 숯을, 어떻게 먹을까?' 생각이 잠시 머릿속을 맴돌았다.

"냄새도 텁텁함도 없어요. 한 스푼 입에 털어 넣고 물을 마시면 사르르 녹아요."

식용 약용으로는 소나무가 최고

그렇다고 아무 숯이나 먹는 것은 아니다. 숯의 종류도 여러 가지다. 식용 숯은 검탄, 백탄, 활성탄과는 또 다른 방법으로 만들어진다. 우선 조선 재래종 소나무로만 만들어야 식용·약용으로 가능하다.

이정림 원장이 소개하는 식용 숯가루의 효능은 기본적으로 몸 안의 독소를 제거해 피를 맑게 함으로써 증상의 완화를 이끌어내는 원리이다.

첫째, 소화관의 기능을 조정한다. 위장관의 발효 이상에 의해 가스가 포만한 경우나 위염·위궤양·장염·소화 불량·설사에 유용하다. 소화기 질환으로 구취가 나는 경우, 입안 염증이 잦은 사람에게도 좋다.

둘째, 간 기능을 원활하게 해 간염·간경변·황달에 효과가 있다.

셋째, 각종 염증과 여기에 따른 발열에 효과가 있다. 폐렴·방광염·신장염을 비롯해 자궁염·임파선염과 기타 부위의 화농성 질환에 응용할 수 있다. 병균으로 인한 감기·인후염·편도선염 등에도 좋다.

넷째, 체내외적으로 해독작용을 한다. 신부전증 등으로 대사장애가 와 체내에 독소가 축적되거나, 체내 독소 때문에 관절이나 국소에 통증이 있을 때, 피부질환이 생겼을 때 효과적이다. 농약과 각종 공해에 따른 중금속·독버섯 중독 등에도 쓰인다.

다섯째, 지혈·진통 작용이 있다. 각종 출혈성 질환에 응용해 지혈 효과를 높인다.

"특별한 질병 없이 숯가루를 건강보조식품으로 먹는 사람들은 한결같이 말합니다. '머리가 맑아졌다'라고. 이것은 당연한 이치입니다. 본래 장이 깨끗해야 뇌가 맑아지는 법인데 숯가루가 숙변 제거에 탁월하기 때문이죠."

아침에 일어난 직후나 취침 전에 먹는 것이 좋고, 식중독이나 소화불량 등 질병 치료가 목적이라면 하루 3회 이상 복용해도 무리가 없다. 단, 변비가 있는 사람은 물을 좀 더 많이 마셔 주면 된다. 숯가루 목욕은 과로가 심하거나 전신에 열, 두드러기 증상이 나타날 때 좋다. 숯가루 요법과 자연식 요법을 병행해 특수 알레르기나 간질환, 위장병, 당뇨 등을 고친 사례가 많다고 한다.

농약 묻은 과일일수록 껍질째 먹는 것이 좋아

"산성 피를 가진 사람은 자기 성격을 스스로 다스리지 못하고 지구력이 떨어져 병을 막아낼 힘이 없습니다. 반대로 중알카리성 피를 가진 사람은 면역력이 높아요."

이정림 원장은 대뜸 산성 피가 얼마나 건강을 해치는지에 대해 설명했다. 산성 피를 만드는 음식은 우리가 아무 생각 없이 먹고 있는 흰 쌀밥과 고기·흰 밀가루·깎은 과일·삶은 채소·술·담배·화학조미료·청량음료 등이다.

흰 쌀밥은 영양가도 없을 뿐 아니라 암세포가 먹고 사는 식량이다. 그러나 현미밥에는 암세포를 죽이는 항암제가 들어있다. 현미밥 한 공기의 영양분은 우유 2ℓ, 달걀 20개, 김 50장에 버금갈 정도다.

또 농약을 많이 뿌린 과일일수록 껍질째 먹는 것이 좋다. 과일 껍질에는 농약을 중화시키는 중화제와 해독제가 들어있기 때문이다. 즉 깎아 먹으면 농약이 몸속에 덜 들어가게 될지는 모르지만, 몸 안에 들어간 농약은 쌓여 밖으로 배출되지 못한다는 논리이다.

또 위와 뇌는 바로 연결돼 있기에 과식은 두뇌활동에 치명적이다. 이정림 원장은 '미운 자식 떡 하나 더 준다'는 속담은 과식하는 사람은 망한다는 말과 같다고 경고한다.

육식보다 더 나쁜 습관이 과식

장수하는 사람들은 양이 많다 싶으면 얄미울 정도로 한 술이라도 남기고 절대 간식은 하지 않는 것이 공통점이다. 곡식과 과일, 채소와 견과류, 이들을 그때그때 계절에 맞게 균형 있게, 간단히 요리해 먹는 게 좋다.

"애석하게도 온갖 먹거리들이 오염되어 있습니다. 이제는 스스로 농사를 지어야만 가족들의 건강을 지킬 수 있게 되었습니다. 이런 환경오염 시대에 몸 안의 온갖 해로운 성분들을 밖으로 내보내는 숯가루는 하늘이 내린 천연 치료제라고 할 수 있죠."

매일매일 찾아오는 사람들에게 숯가루를 이용한 치료법을 설명하고 해외까지 출장을 다녀오는 이정림 원장. 시골 아낙 같은 수수한 차림에 머잖아 환갑을 바라보는 나이임에도 눈빛이 예사롭지 않다.

치료의 특징

이정림 원장이 만든 입에 넣으면 사르르 녹는 과립형 숯가루로 몸속의 독을 제거해 병마를 다스린다. 숯가루는 강력한 제독, 흡착제로 식중독이나 이질 설사에 효과가 탁월하다. 식용 숯가루는 몸속의 독소를 제거해 피를 맑게 하여 증상의 완화를 이끌어내는 원리이다. 재래종 소나무로 만든 숯에 열처리법을 더해 식용·약용 숯을 만든다.

보통 과립형 숯가루를 1일 1회 밥숟가락으로 한 술 정도의 물로 먹으면 스스로 녹아 몸속으로 들어간다. 그 밖에 숯을 물에 풀어 발을 담그는 각탕법과 목욕법, 환부에 붙이거나 찜질하는 외용법도 병행한다.

숯가루 목욕은 과로로 인한 피로나 전신에 열, 두드러기가 생겼을 때 한다. 최근엔 숯가루 요법과 자연식 요법을 병행해 특수 알레르기나 간질환, 위장병, 당뇨 등을 고친 사례도 있다.

환자인터뷰

위암 후유증 없앤 숯가루는 우리집 상비약

숯가루로 위암 재발 막은 김세웅 씨

5년 전 위암 선고를 받은 김세웅(60세)씨. 김 씨는 병원에서 일단 수술은 받았지만, 재발 가능성이 높기에 수술 후에도 건강식을 찾기 위해 여기저기 알아보았다. 그러다 주위 사람들의 권유로 『이정림의 숯가루 요법』이라는 책을 읽고 실로암 건강생활연구원을 찾게 되었다.

숯을 먹고 팩을 만들어 환부에 찜질하고…. 처음에는 좀 생소하기도 했지만, 이정림 원장의 강의를 열심히 듣고 일단 하라는 대로 다 해보기로 했다.

50년이 넘게 길들여져 있던 식성을 버리고 낯선 자연식을 대하니 좀 힘든 감도 있었다. 그러기를 일주일, 열흘, 몰라보게 속도 편하고 혈색이 좋아졌다. 음식을 먹고 난 뒤 찢어질 것 같이 아프던 통증도 사라지고 항암제 투약으로 몸 안에 남아있던 독소도 조금씩 빠져나가는 느낌이 들었다.

병원에서 놀랄 정도로 상태가 호전되었다는 진단 결과가 나오고, 또한 스스로 건강에 자신이 생겼다. 이제는 매일 저녁 숯가루 한 스푼과 물 한 잔으로 하루의 독을 제거하는 게 습관이 돼 버렸다. 지금은 별다른 자연식을 하지 않음에도 불구하고 누가 봐도 위암 수술 환자라 여겨지지 않을 만큼 몸이 건강하다.

"일반 상식으로는 도무지 믿을 수 없을 정도로 신통한 효과를 봤습니다. 옛날 어머니들이 간장에 불순물을 없애기 위해 넣었다는 그 숯덩어리가 내 위암 고통마저 없애줄 줄은 꿈에도 몰랐지요."

김 씨뿐만이 아니다. 김 씨의 부인도 염증으로 콩팥 하나를 떼어내고 고통을 겪었다. 자고 일어나면 온몸이 퉁퉁 부어 여간 고역이 아니었다. 부인도 반신반의하며 숯가루를 계속 복용해 봤다. 그러기를 며칠, 감쪽같이 붓기가 사라지고 염증도 재발하지 않았다.

그 이후로 지금까지 김세웅 씨 가족은 매일 숯가루를 복용하며 건강을 지키는 것은 물론, 주위 사람들에게 '숯가루 전도사'라 불릴 만큼 숯가루 소개에 열심이다.

"몸에 좋다는 비싼 약들 많이 먹어봤지만 이렇게 좋은 천연 치료제는 못 봤습니다. 달리 명약인가요? 영양분은 남겨두고 독만 빨아들이는 숯가루, 정말 신통한 상비약입니다."

※2023년 3월 9일 저녁 김세웅 선생님께 연락이 닿아 통화했습니다. 현재 81세. 최근까지도 관리소장으로 일하면서 지내시다가 두 달 전 퇴직하여 현재까지 산길 운전도 하시면서 건강하게 지내신다고 합니다. 사모님은 남편 뒷바라지하느라 본인 건강을 잘 챙기지 못하셔서 2년 전 돌아가셨다고. 늘 챙겨주던 아내 없이 홀로 계시니 팔다리가 떨어져 나간 듯 생활의 불편을 감수하며 아내의 빈자리를 느끼고 계시다 합니다. 숯가루 덕분에 원장님 덕분에 잘 지내신다고 고맙다고 말씀하셨습니다.

방송과 언론에 소개된 숯가루 요법

- 2007년 3월 5일 SBS 『백세 건강 스페셜』
- 2007년 9월 11일 일간스포츠 기사 [이정림의 숯 이야기, 독소 배출에 숯가루 활용해요]
- 2008년 6월 30일 SBS 『백세 건강 스페셜』
- 2008년 7월 1일 SBS 기사 [우리 몸을 치료하는 자연의 의사, 숯가루 대체요법]
- 2008년 『전통의학 비방』 8월호 인물 인터뷰 [숯가루 요법 전문가 이정림 원장 "숯의 제독 능력 활용하면 난치병 해결 가능합니다"]와 더불어 표지 사진 모델
- 2009년 『전통의학 비방』 8월호 [3개월 시한부 말기 암, 2달여간 천연요법으로 생명 구했다] 간암으로 판정받았던 체험 사례
- 2009년 『전통의학 비방』 10월호 [3개월 시한부의 간암, 철저한 자연 식이요법과 운동으로 나왔다] 체험 사례
- 2010년 12월 24일 SBS 『출발 모닝와이드』 김숙자 님
- 2011년 1월 21일 SBS 『출발 모닝와이드』 이태원 님
- 2012년 11월 28일 MBN 『천기누설』 징윤수 님
- 2013년 7월 19일 TV조선 기사 [해독과 정화의 아이콘… 건강 되찾는 숯 활용법은?]
- 2013년 7월 19일 뉴스에이 기사, 『살림 9단의 만물상』 [숯과 풀의 다양한 비법 공개]

- 2013년 7월 20일 조선일보 [숯과 들풀들의 놀라운 효능과 활용법]
- 2013년 7월 21일 TV조선 『살림 9단의 만물상』 [천년의 비밀 숯, 풀]
- 2013년 8월 6일 SBS 『생방송투데이』 복진길 님
- 2013년 9월 4일 TV조선 『코리아헌터』 박영수 님
- 2013년 12월 17일 채널A 『갈 데까지 가보자』 [27년 동안 숯을 먹는 숯의 여왕]
- 2013년 12월 17일 스포츠 동아 [숯 먹는 여인… 진짜 만병통치약?]
- 2014년 2월 6일 MBN 『리얼다큐 숨』
- 2015년 1월 27일 MBC 『오늘 저녁』
- 2015년 10월 13일 조선일보 기사 [숯으로 지키는 건강 비법]
- 2015년 10월 13일 TV조선 『이경규의 진짜카메라』 [진짜 숯 비법왕]
- 2015년 10월 30일 사건인 기사 ["시커먼 숯이 사람을 살릴 수 있습니다!" 숯가루 요법 전문가 이정림의 이런 건강론]

여러 매체(방송·신문·잡지 등)에 소개된 사례
이경규의 진짜카메라, SBS 백세 건강스페셜 등

많은 분들이 인체의 독을 부작용 없이 빼주므로 회복을 돕고 삶의 질을 높이고 죽음의 때를 늦추는 이 탁월한 효능을 가진 숯가루를 모르고 고생하니, 생각하면 마음이 아팠습니다. 몰라서 활용을 못 하고 고통 가운데 진통제로 버티다가 운명하시는 분들이 많으니까! 이 효과 좋은 숯

가루를 많은 분들이 알고 제대로 활용할 수 있기를 얼마나 애타게 기다렸는지 모릅니다.

그런 제게 기회가 왔습니다. SBS [백세 건강 스페셜], TV조선 [이경규의 진짜 카메라] 보통 다른 프로는 재미 위주로 7~8분, 10~15분 그것 가지고는 제가 할 말을 다 못하니 거절한 프로가 많았습니다. 뒤돌아보니 이 두 프로에서는 1시간을 주어 제가 하고 싶은 말을 충분히 했기에 더는 세상에 미련이 없습니다. 찾고 찾는 분들에게는 길이 열려 접하게 되고 실천할 시간이 주어질 것입니다. 두 프로가 제 소원을 풀어줘 정말 감사합니다.

수술하지 않고 지금까지 잘 지내시는 분들도 계시지만, 수술 후 즉시 찾아오신 분들은 그 즉시 식이요법, 마음가짐, 숯가루 활용법을 한 6개월~1년 실천하여 20~30년 넘게 잘 지내시는 분들이 많습니다. 그 분들에게 전화가 오면 기억도 못 하다가 상황 설명을 들으면 "아! 그때 그 분!"하고 생각이 나기도 합니다.

그리고 오래전에 20년도 넘은 것 같습니다. 제 책을 읽고 생활 터전이 서울이지만, 경기도로 이사 가서 사시는 분이 찾아왔습니다. 식생활도 현미 채식으로 바꾸었다고 그랬더니 몸이 가볍고 건강해졌다고 실천 결과를 알려주기 위해 실로암을 방문한 분이었습니다.

비록 지금은 책 읽기보다는 스마트폰이 우리의 일상을 거의 다 차지하고 있으나 혹 찾는 분들에게는 필요할 것 같아 이 책을 개정증보하여 출판합니다.

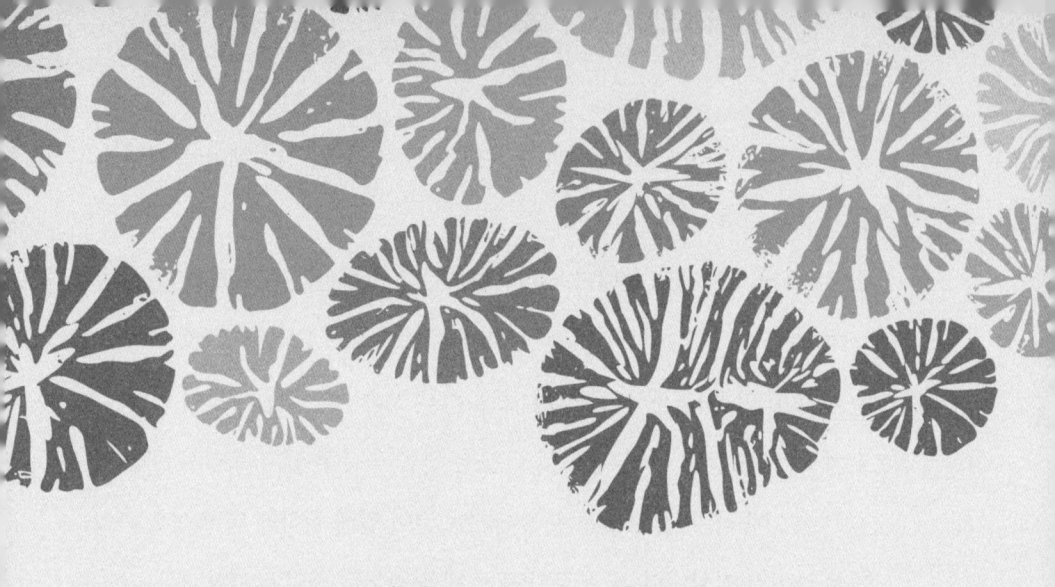

이정림의 내 몸을 살리는 숯가루의 기적

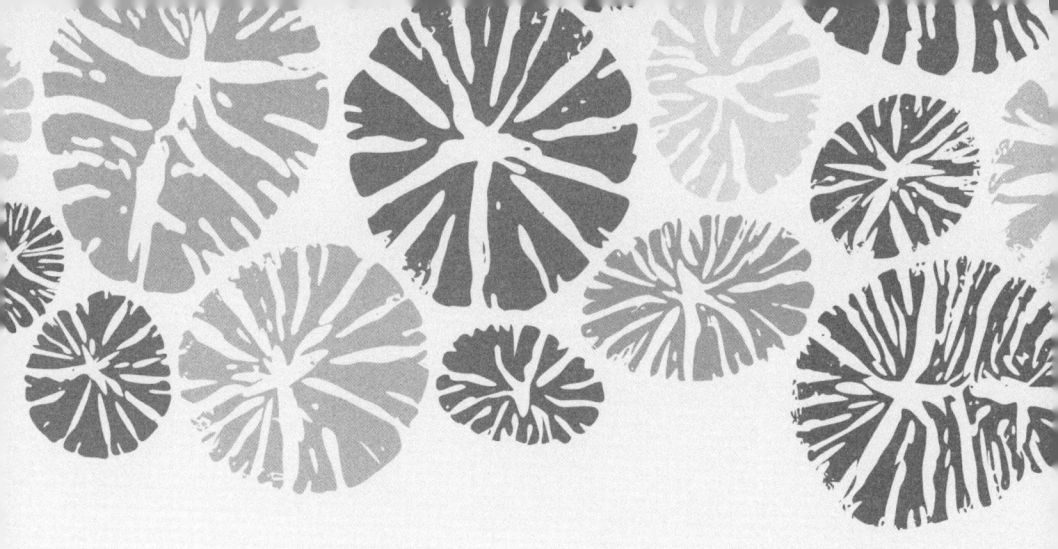

| 제4장 |

숯과 함께한 기적의 사례들

자궁암 수술 후 재발된 유방암이 사라져
- 김귀덕 씨

평범한 가정주부로 남부러울 것 없이 잘 지내고 있었는데, 91년 가을 짜증스럽고 쉽게 피곤하고 신경질적이며 날카로워지기 시작했습니다. 그러던 10월 어느 날 목욕 중에 왼쪽 가슴쪽에서 어린아이 주먹 만한 단단한 덩어리가 만져지는 것이 아니겠습니까? 깜짝 놀라 즉시 가까운 외과에 가보았더니 그 의사는 고개를 갸웃거리며 세브란스병원이나 큰 병원으로 가보라는 것이었습니다.

가슴이 덜컥 내려앉는 것 같았습니다. '암인가 보구나!' 갑자기 눈물이 흘렀습니다.

이튿날 세브란스병원에서 X-레이와 몇 가지 검사를 했습니다. 담당 특진 과장은 유방 종양이니 입원하여 조직검사하고 수술하라고 권유했습니다. 그러나 2년 전에 자궁암으로 자궁을 떼어냈는지라 또 내 몸에 칼을 대어 신체 일부를 떼어낸다는 것은 도저히 용납할 수가 없었습니다.

신앙이 독실한 오빠한테 연락했더니 "암 고치고 말고, 그까짓 것 걱정하지 마"하면서 청주에서 올라오시더니 자연치료 전문 상담하는 에덴 건강센터로 데리고 가는 것이었습니다.

숯가루, 현미밥, 무염 생식, 찜질하는 법 등에 대해 자세히 가르쳐 주었습니다. 너무나 생소한 음식이고 생으로 먹는 게 그리 쉽진 않았습니다. 오빠와 상담하시는 분이 간청하여 10일 세미나에 참석했습니다. 죽음이 두려웠고 암의 공포에서 헤어나지 못하고 짜증스럽던 내 마음이 말씀을 듣는 동안 봄 태양에 눈 녹듯이 사르르 녹아내리는 것을 느끼게 되었습니다. 그렇게 두렵고 무섭던 죽음, 암이 나와 상관없게 받아들여지며 마음이 기쁘고 평안해졌습니다. '죽어도 여기서 죽고 살아도 이 말씀 안에서 살자'하는 확신이 생겼습니다.

특히 '신선들의 음식' 말씀 시간에는 내가 왜 이런 암이라는 종양이 두 번씩이나 생겼는지 그 이유도 알게 되었습니다. 그곳에서 주는 현미 밥맛에 익숙해지더니 그렇게 단단하게 버티고 있던 왼쪽 가슴의 덩어리가 말랑해지는 것이었습니다. 집에 돌아와서도 계속 테이프를 들으니 어렵게 느껴지던 식사 개혁이 너무나 쉽게 받아들여졌습니다. 그리고 절내 임으로 고생하지 않고 죽지 않을 것이라는 확신이 들었습니다. 매 순간 긴장하고 신경 쓰고 지독하게 절약하려던 내 마음이 평온하고 너그럽고 남을 도울 줄 알며 감사할 줄 아는 마음이 되었습니다.

1년이 지난 지금은 종양의 흔적을 찾기 힘들 정도입니다. 내게 새로운 건강을 준 현미 생채식을 지금도 즐겨 먹고 있습니다. 심지어 시댁에

행사가 있어도 현미, 과일, 숯가루를 가지고 다녔습니다. 왜냐고요? 한 번은 어쩔 수 없이 흰밥을 먹었는데 그렇게 예민하게 반응이 올 줄은 몰랐습니다. 그 부분이 묵직하고 이상한 것이었습니다. 그제야 비로소 중환자에게는 한 끼의 식사가 얼마나 중요한지를 알게 되어 지금은 어디를 가도 현미를 싸가는 현미밥 애호가가 되었습니다.

내게 새로운 삶을 준 현미 자연식과 숯가루, 그보다 진정한 마음의 평안을 소유케 해준 세미나 말씀이 우리집안 가득히 울려 퍼지고 있습니다.

위암에서 나를 구한 숯가루
- 김숙자 씨

늘상 머리맡에 두고 먹는 숯가루 과립에 대해 오늘은 다시 생각해 보았습니다. 내겐 더없이 고마운 숯가루 과립은 한마디로 참 신통한 처방이었습니다.

약 5년 전 나는 위암으로 위 모두와 십이지장을 잘라냈고, 신장에 있던 종양까지 걷어냈습니다. 12시간에 걸친 큰 수술이었죠. 그 뒤 무척 고통스럽던 회복기가 뒤따랐습니다. 지금 생각해도 악몽이죠.

병원 치료는 죽도록 아픈 고통만을 안겨주는 것임을 처절하게 겪었던 나는 천연 치료 방법을 찾았습니다. 식도가 소장으로 바로 연결된 상태로 먹는 음식마다 부작용을 일으켰고 소장 안에서 생기는 가스로 인해 구토와 메스꺼움과 두통, 터질 것 같은 느낌 때문에 차라리 영원히 눈을 감는 것이 행복하겠다는 생각까지 했습니다.

그러던 어느 날 가장 사랑하는 친구가 자세한 설명서가 적힌 편지와 함께 차콜 과립을 부쳐주었습니다. 약효에 대해 믿고 안 믿고를 따지기 전에 친구의 진지한 정성이 고마워 먹었습니다. 그리고 나는 희망을 품게 되었습니다. 지금도 설명하기 어려운 이 신통함을 어떻게 말로 할 수 있겠습니까?

먼저 음식을 먹고 난 뒤 찢어질 것 같던 위 부위의 통증이 사라졌습니다. 그리고 장이 터질 것 같았던 느낌과 끊임없던 설사도 사라져 버렸습니다. "살았다!" 말이 저절로 튀어나왔습니다. 그것은 나를 위한 처방이었습니다. 효과는 사람마다 다르겠지만, 아무튼 내겐 명약 중 명약임이 틀림없었습니다.

보통의 상식으로는 도무지 믿을 수 없는 이 차콜 과립의 신통한 효과, 이것을 누가 처방했단 말입니까. 옛날 우리 어머니가 정성으로 담그시던 간장 항아리에 붉은 고추, 대추와 함께 들어있던 숯덩이, 숯은 불순물을 없앤다는 그 간단한 상식이 지금, 이 숯에 대한 이해를 크게 돕게 된 셈입니다.

차콜 과립은 항암제 투약으로 내 몸 안에 남아있던 독소를 없애는 데도, 특별한 효과를 나타냈습니다. 그것을 나는 몸소 겪었습니다.

음식을 먹고 나서 장이 뭉치고 터질 것 같은 아픔이 시작될 때 차콜 과립을 물과 함께 마시고 동시에 뜨거운 숯찜팩을 아픈 곳에 대면 금방 편안한 상태로 진정되었습니다.

이런 경우도 있었습니다. 나는 몇 년 전부터 수술하기가 어렵다는 명울이 회음부에 하나 있었습니다. 그런데 그 멍울이 갑자기 커지면서 아프기 시작했습니다. 아파서 걷기도 힘들었습니다. 그래서 실로암 건강생활연구원 원장님께 물었더니 숯가루 좌욕을 아침저녁으로 하면서 부지런히 숯찜팩을 뜨겁게 해서 앉아 있으라고 했습니다.

그대로 실천한 지 이틀 만에 나는 또 놀라운 효과를 보았습니다. 멍울 부위에 구멍이 생기면서 하혈처럼 불순물이 쏟아져 나오는 것이었습니다. 동시에 시원한 느낌이 들었습니다. 그리고 밤잠을 설치게 했던 아픔이 사라져 버렸습니다. 약 석 달쯤 차콜 과립을 먹고 숯찜질 했더니 완치되었습니다.

내가 경험한 여러 가지 효과가 우리 식구들에게도 알려져서 미국에 있는 큰딸 내외뿐 아니라 첫아이를 가진 둘째네 식구 모두 차콜 과립을 즐겨 먹고 있습니다. 술 마시고 난 뒤의 숙취, 배탈 설사, 치질에도 얼마나 특별한 효과가 있는지 내가 알고 있는 모든 사람들에게 이 신통함을 꼭 말해 주고 싶습니다.

※ 김숙자(83세) 씨는 1998년 신장을 싸고 있던 혹을 제거하고, 위와 담낭을 전절제하여 식도와 소장을 연결한 상태로 지금까지 30년 가까이 숯요법과 채식 식단으로 건강 관리하고 계십니다.
친정 아버님 생전에는 아버님 뵈러 여러 번 미국에 다녀오셨습니다. 미국에 살던 남동생은 위 전절제 수술 후 몇 년을 살다가 기운 딸려 병원에 갔다가 돌아가셨다고 합니다. 2003년 위 글을 직접 쓰신 김숙자 씨는 2025년 10월, 현재 양로원에서 봉사하시면서 즐겁게 생활하고 계십니다.

위암 수술 후 재발이 두려워 차콜을 먹었더니
- 조평기 씨

60평생 소화제 한 번 먹지 않고 건강한 위를 자랑하면서 살아왔는데 어느 때부턴가 소화가 조금씩 안 되는 것을 느꼈습니다. 65kg에 고정되어 있던 몸무게도 까닭 없이 조금씩 줄어들었습니다.

1998년 가을부터는 피부도 거칠어지면서 어지럼증까지 생겨, 아내 성화에 못 이겨 가까운 병원으로 가서 내시경검사를 했는데 위암이라는 진단이 나왔습니다. 1976년에 어머니가 위암으로 세상을 뜨셨고, 1988년에는 형님도 위암으로 돌아가셨지요. '이번에는 내 차례구나!' 하는 생각이 들었습니다. 따라서 몸이 조금 이상하다는 느낌이 들 때부터 어머니와 형님의 죽음을 생각했고, 다음은 내가 될 수 있다는 생각을 해왔기에 암 선고를 받고도 큰 충격은 받지 않았습니다.

1999년 1월 21일, 서울의 한 종합병원에서 수술받았습니다. 수술 결과는 좋았으나 3기 말이었기에 항암제 치료와 방사선 치료를 받지 않으면 안 된다고 했습니다.

"완치 확률은 얼마나 되냐?" 물었더니 "5년 이상 살 확률이 20%"라고 했습니다.

몇 년 전 세상을 뜬 사촌 매형이 생각났습니다. 그분도 위암이었는데, 항암제 투여 후유증으로 음식물이라고는 조금도 입에 넣지 못하고 그대로 가신 것을 내 눈으로 보았지요. 고생은 고생대로 하고 결국은 죽는다면 항암 치료 따위는 받고 싶지 않았습니다.

먼저 울진에 사는 여동생 말대로 『이정림의 숯가루 요법』이라는 책을 사서 읽어보았습니다. '나보다 훨씬 어려운 암 환자들도 완치된 것을 보니 어쩌면 나도 나을 수 있겠구나' 하는 생각이 들었습니다. 확신이 서 있지는 않은 상태에서 반신반의했지만 지푸라기라도 잡는 마음으로 퇴원하고 그 다음 날 아내와 공주에 있는 실로암 건강생활연구원으로 가보았습니다.

실로암 건강생활연구원 가족들은 우리 일행을 반갑게 맞이해주었습니다. 4~5일 동안 생활하는 데 조금도 불편함을 느낄 수 없었고, 오히려 그곳에서 살고 싶다는 생각이 들 정도였지요. 하지만 60년 동안 길들여 있던 식성을 버리고 낯선 자연식을 대하니 조금은 힘들었습니다.

새벽에 일어나 차콜과 물 2컵을 마시고, 6시에는 포도즙을 마셨습니다. 7시에는 아침밥으로 현미와 생곡분을 먹었고 점심은 12시에 현미식과 생곡분, 채소를 먹었습니다. 그리고 저녁은 6시에 과일만 먹었는데 나는 밥도 조금 곁들였습니다. 밤 8시에는 포도즙, 9시에는 차콜과 물 2컵을 마셨습니다. 또 식후 30분마다 골든씰 한 알과 비타민 C를 먹고, 오전 10시와 오후 3시에는 녹즙을 마셨습니다. 나는 아내의 노력과 관심과 배려로 시간을 꼭 지켰지요. 단 10분도 어겨본 적이 없었습니다.

병원에서는 퇴원 뒤 한 달 동안 죽을 먹으라 했으나 억센 현미식과 과일도 잘 씹어먹었기 때문에 상관없었지요. 처음 대하는 음식이고 수술 환자이다 보니 2~3개월 동안은 조금 힘든 것이 사실이었으나 조금씩 익숙해졌습니다. 수술한 지 열 달쯤 지나 두 번째 검사를 받았고 어제는 그 결과를 보는 날이었지요. 결과가 좋지 않으면 어떡하나, 만약 그렇다면 지난 열 달 동안 불편한 몸을 이끌고 쉴 틈 없이 뒷바라지해 준 아내의 실망이 너무 클 것 같아 걱정이었습니다.

    자연식이란 먹는 사람은 쉽게 먹을 수 있지만, 채소 하나, 과일 하나라도 저공해 식품으로만 구해야 하고, 시간 맞춰서 먹어야 하기에 준비하는 사람은 하루 종일 너무나 고생합니다. 아내에게 실망을 주기 싫어 혼자 갔다 오겠다고 했지만, 아내는 막무가내로 따라나서더군요. 갈 때는 초조함과 약간의 불안함도 없지는 않았습니다. 그러나 검사 결과는 몸 안이 아주 깨끗하다는 것이었습니다.

    모든 것이 고마웠습니다. 지난 열 달 동안 아낌없이 지도해주신 공주 실로암 건강생활연구원 원장이신 이정림 선생님이 정말 고마웠습니다. 그리고 디스크 환자의 몸으로 힘들게 뒷바라지해 준 아내가 무엇보다도 더 고마웠습니다. 이 기회를 빌려 아내에게 정말 큰 고마움의 말을 전하고 싶습니다.

※ 2023년 3월 12일 연락이 닿아 직접 통화하였습니다. 조평기(84세) 씨는 현재 목포에서 건강하게 잘 지내고 계십니다. 보통 사람이 7시간 걸리는 월출산을 3시간 30분~4시간 만에 정주행으로 390번 오르셨다고 합니다. 그 연세에 날다람쥐처럼 산을 즐겨 타신답니다. 고기는 즐기지 않는 편이고 이제는 일반 식사하고 계시다 합니다. 아직은 청춘이라고 밝고 힘찬 목소리로 말씀하십니다. 덕분에 건강하니 고맙다고 말씀하시면서 덕담을 나누셨습니다. 사모님과 늘 밥상에서 실로암에 고맙다는 대화를 나누신답니다.

나를 살린 실로암 건강생활연구원
- 복진길 씨

나는 노부모를 모시고 있고 슬하에 3남매를 둔 47세의 가장입니다. 1999년 5월 2일 서울의 한 대학병원에서 위암 절제 수술을 받았습니다. 담당 의사는 수술 상태가 아주 깨끗하고 수술 결과가 좋다고 말했습니다. 항암 치료도 필요 없다고 해 2주 만에 퇴원했지요. 퇴원할 때 담당 의사는 육식이나 고단백으로 영양 섭취를 잘하면 회복이 빠르다고 하더군요. 원래 고기를 좋아했는데 의사가 권했으니 내 밥상에는 고기나 하다못해 생선토막이라도 꼭꼭 올라왔지요. 그런데도 몸무게는 59kg에서 수술 후 54kg이던 것이 석 달 뒤에는 49kg까지 떨어졌습니다. 그 뒤 서서히 몸무게가 오르면서 의사의 지시에 따라 처음에는 2주일에 한 번, 그다음에는 달마다 한 번씩 담당 의사의 확인을 받았지요.

그런데 1999년 12월, 초음파검사에서 의사는 간이 이상하다고 CT 촬영을 해보자고 하더군요. 2000년 1월 중순 CT 촬영을 했습니다. 그 결과를 본 의사는 내과로 필름을 넘겼고, 입원실이 비는 대로 연락해 준다고 해 부여로 내려가 기다렸습니다.

그러는 가운데 내가 다니는 교회 집사님에게서 『이정림의 숯가루 요법』이란 책과 비디오 테이프를 받았는데, 그 책을 보면서 나는 새로운 것을 발견했습니다. 최초로 에덴에서 사람에게 주어진 음식이 채식이며 생식이었다는 것을 알게 되었던 것이지요. 성경에도 틀림없이 쓰여 있지만, 그동안 까마득히 몰랐습니다. 그런데 그 책에는 하나님께서 만

드신 식물을 원래 모습 그대로 먹는 것이 최고의 치료법이라고 되어있었습니다. 곧바로 나는 생채식을 나름대로 실천했습니다. 이제까지 즐겨 먹던 고기가 암을 일으킬 뿐 아니라 하나님의 뜻이 아님을 알자 먹고 싶은 욕구를 이겨낼 수 있었습니다.

2월 말, 그 대학병원에서 입원하라는 연락이 왔습니다. 곧바로 입원해 일주일 동안 검사를 받던 중 담당 의사가 가족 면회를 요청해서, 혼자 입원하고 있던 나는 아내에게 연락했지요. 아내가 담당 의사를 만나고 이틀 뒤에 나는 담당 의사에게 직접 물었습니다.

"어떻게 된 것입니까?"

"우리 병원뿐만 아니라 대한민국 어느 병원에서도 당신의 병을 치료할 수 없습니다. 내일은 전체 뼈 사진을 찍을 것입니다."

그 말에 나는 '올 것이 왔구나. 어느 병원에서도 고칠 수 없다니 하나님께 맡기고 실로암 건강생활연구원으로 가야겠다' 이렇게 마음먹고 그날로 퇴원했습니다. 그러고는 곧바로 실로암 건강생활연구원에 전화해 훈련에 임하게 되었습니다.

나는 실로암 건강생활연구원에 가서야 비로소 인간이 먹어야 할 음식인 생식을 균형 있게 먹고, 산책, 숯떡 태양열 치료, 숯찜팩, 숯가루 탕욕 등 새벽 5시부터 규칙적으로 따라 했지요. 그러자 손을 들면 뻐근하고 아프던 것들이 사라졌습니다. 봄비가 오면 실로암 건강생활연구원 주변 산에는 고사리가 올라옵니다. 부지런히 고사리를 찾아 이 산 저 산을 헤매다 보면 무료하게 걷는 것보다 소득도 있고 즐겁게 보낼 수 있었지요. 진작 이 방법을 수술 후부터 바로 했더라면 재발 없이 잘 지냈을 텐데 하는 후회도 들었지만, 이제라도 알게 되어 무척 고마울 뿐입니다.

※2023년 3월 12일 연락이 닿아 사모님과 통화했습니다. 복진길(67세) 씨는 지금도 건강하게 잘 지내고 계신다고 합니다. 집안의 우환이나 어떤 상황에도 마음을 잘 다스렸던 분이십니다.

가망 없다던 간암에서 회복되다
- 장○○ 씨

내게 1998년은 죽음의 문턱에서 다시 살게 된 소중한 한 해였습니다. 귀하게 얻은 목숨이기에 하늘이 내게 길을 열어준다면, 나처럼 암으로 진단받고 갈피를 잡지 못하는 사람들에게 길잡이가 되어주고 싶습니다.

내 나이는 마흔셋, 슬하에 남매를 둔 가장입니다. 1997년에 B형 간염을 앓았지만, 완전히 나았다고 방심하고는 잘못된 식생활과 생활습관으로 지냈습니다.

그러다가 1998년 초 회사에서 한 건강검진에서 직경 2.8cm와 3.2cm짜리 종양 두 개가 간에서 발견됐고, 간경화도 있으니 종합병원에 빨리 가라는 말을 들었습니다. 포항의 한 종합병원을 거쳐 부산의 한 종합병원에서 혈관 촬영과 간 조직검사까지 한 결과 다발성 간 종양이라는 진단이 나왔습니다. 색전술까지 받았지만 불안해 서울의 한 종합병원까지 찾아갔습니다.

그러는 동안 한두 달이 흘렀는데 그 병원에서는 종양의 크기가 6.6cm라고 하면서 수술은 늦었고 부지런히 암을 쫓아가야 한다고 하더군요. 그 말에 '쫓아가? 예방해야지' 하는 생각이 들었고 '아, 병원 치료로는 안 되겠구나' 하는 쪽으로 마음이 굳었지요. 그래서 퇴원 뒤 경북 영천군 자양면에 있는 휴양처에서 휴양했습니다.

그러는 동안 암에 관한 책을 여러 권 읽었지만, 마음에 썩 내키는 것은 별로 없었고 소책자인 생식에 관한 책이 마음에 와닿았습니다. 어떻게 생식을 해야 할지 갈피를 잡지 못하고 있을 때 한 사람을 만났는데, 부산에서 온 이창호 씨였습니다. 그 사람이 "여기 어떤 일로 왔습니꺼?" 하고 묻기에 간암으로 휴양차 와있다고 했지요. 그랬더니 이창호 씨는 내게 "당신이 나를 만나서 살 수 있을지도 모르겠네요" 하며 차콜 과립한 병과 『이정림의 숯가루 요법』이라는 책을 주었습니다. 책에는 시한부 간암 환자의 치료 사례가 많이 나와 있었고, 나보다 더 심했던 사람들이 치료된 사례들을 읽으니 한결 마음이 가벼워졌습니다.

책 앞부분에 나와 있는 음식물과 건강, 간식, 과식, 육식, 속식에 대한 지적들은 확실했습니다. 차콜 과립을 먹었더니 속이 거북하던 것이 아주 편안해졌습니다. 그 책이 금하는 대로 육식은 물론 생선도 안 먹었지요.

그 책에는 생식하는 방법, 일과표까지 정확하게 나와 있어서 내게 주어진 여건 안에서 현미밥을 먹고 되도록 생식을 했습니다. 차콜 과립도 박스 단위로 구해 사람들에게 나누어주며 계속 먹었지요. 이창호 씨가

"실로암 건강생활연구원에 한 번 찾아가 보자"고 했으나 컨디션이 좋아지고 있어서 그 책에 있는 주의 사항만을 그대로 지켜나갔습니다. 그 방법을 실천한 지 석 달 만에 병원에 가서 검사해 보니 종양의 크기가 처음 발견할 때만큼 줄어들어 있었습니다. 이제 자신이 생겼고 회사로 다시 돌아갔습니다.

나와 오로지 내 가족만 알고 살던 내가 그때부터는 주위 모든 사람이 나를 위해 기도하는 것만 같았고, 그렇게 마음이 편할 수가 없었습니다. 나도 마음을 비우는 기도를 꾸준히 했지요.

여섯 달 만에 포항의 종합병원에서 다시 초음파검사를 했더니 초음파상에는 암이 다 사라지고 없었습니다. 실로 투병생활 1년 만에 완치 진단을 받았던 것입니다. 바로 1998년 7월이었습니다.

지금도 나는 차콜 과립을 먹고 있으며 주위에 암으로 진단받은 사람들에게는 무조건 찾아가 '나를 보라'는 말을 해주며 용기를 줍니다.

첫째, 마음을 비운다.

둘째, 차콜 과립을 꾸준히 먹는다.

셋째, 현미 생식을 한다.

실로암 건강생활연구원 원장님과 여러 번 통화했습니다. 간암이었다는 이야기를 하고 그동안의 이야기를 했더니 내게 이렇게 말했습니다.

"진단받자마자 치료했더라면 석 달이면 완치될 뻔했습니다. 5cm 미만일 때는요. 그런 경우가 있었거든요." 나는 그 말에 진심으로 공감했습니다. 덤으로 사는 삶, 귀하게 얻은 생명을 보존하기 위해 나는 다시 생식을 시작했습니다. 지금 생각으로는 영원히 육식은 하지 않을 것 같아요. 서울 병원에서 색전술 하러 오라고 여러 번 연락이 왔는데, 그때마다 나는 이렇게 말했습니다. "예방 아니고 쫓아가는 걸 뭐하러 합니까?" 나처럼 암으로 진단받고 방향을 못 잡는 사람들에게 내 경우가 도움이 될까 싶어 그동안의 일을 적어보았습니다.

사라져버린 직장암
- 안수녀 씨

작년 5월 25일을 생각하면 지금도 아찔합니다. 인공항문을 달 뻔한 날이었지요. 5월 24일 오후, 다음 날 직장암 수술을 받기 위한 준비로 직장경검사를 받으러 항문 내시경실로 들어갔습니다. 검사용 침대에 나를 눕히고 내시경검사를 하던 의사가 갑자기 "아, 이거 흔적이 없어졌잖아? 간호사, 차트 좀 가져와 봐요"하고는 차트를 뒤적였습니다. 1999년 2월 24일 직장 내시경검사를 하며 조직을 떼어내어 검사를 의뢰한 적이 있던 그 의사는 혼잣말로 "분명 항문에서 6cm 위쪽에 있다고 기록되어 있는데 다시 보자"하더니, 내 직장을 또다시 뒤적이며 들여다보았습니다.

그리고는 연신 고개를 갸우뚱거리며 "알 수 없는 일이야, 흔적이 없으니…"하는 것이 아니겠어요. 그때 옆에서 의사를 돕던 간호사가 내게 "아주머니는 치료가 참 잘 되셨네요"하더니 "하지만 이 병은 무서운 병이라 아마 수술해야 할 거예요"하고 덧붙였습니다. 그래서 내가 "내시경이 최종 수술 여부 검사를 위한 것이 아닌가요? 흔적이 없다면서 어디를 수술한다는 이야기지요?"하고 물었지요. 의사는 내 말은 들은 척도 안 하고 차트를 가지고 나가면서 수술 예약 담당실로 나를 오라고 하더군요. 예약 담당실에 들어가니 벌써 두 의사 사이에 이야기가 있었는지 이상하다며 다시 검사대 위에 엎드려보라고 했습니다. 그러더니 소독 장갑을 끼고 손가락으로 다시 진찰하는데, 이리저리 손가락으로 내 직장을 헤집어 보아도 감지되지 않으니 "치료가 잘 되어 잠깐 암이 숨은 것이니 수술해야 합니다"하고 말했습니다.

그때 나는 4월 18일 모든 교인 앞에서 간증 특송 부르고 눈물겹게 감동하고 전 교인도 울음바다가 되었던 그날을 떠올렸습니다. 나는 옷을 추스르며 자리에서 일어났습니다. 그리고는 "손가락 진찰이 정확합니까? 내시경이 더 정확합니까?"하고 물었지요. 두 의사는 우물쭈물했습니다. 병실에 가서 기다리라고 해 나는 병실로 올라가 "주님, 감사합니다"하는 기도를 드리며 뛸 듯이 기뻐했습니다.

나는 알고 있었습니다. 그날, 4월 18일 교회에서 돌아와 화장실에 가고 싶어서 갔더니, 하루에도 예닐곱 차례 들락날락하면서도 쾌변을 보지 못하고 늘 찜찜하던 내가 그날따라 얼마나 시원하게 쾌변을 보았는지, 그때 불그레한 피 섞인 똥을 한꺼번에 쏟았던 것을 지금도 생생히 기억합니다. 10년 묵은 체증이 빠지듯 그렇게 후련할 수가 없었는데, 그때가 내가 숯가루와 식이요법을 시작한 지 3주가 지났을 때였지요.

병실에 들어오기 전 간호사실에 들러 "퇴원 절차를 밟아주세요"했더니 이미 소문은 간호사실까지 났는지 수간호사가 말했습니다.

"어쩌려고 수술을 안 하려고 그러세요?"

"아니, 내시경검사 결과 흔적이 없어졌다는데 어디를 수술하나요?"

"그럼 어쩔 수 없지요. 본인이 거절하면 못 하는 거지요. 퇴원하셔도, 방심하지 말고 주기적으로 검사하세요. 퇴원은 차분히 내일 하세요."

나는 병실에 와서 짐을 챙겨놓았습니다.

이튿날 아침 회진 때 담당 의사가 와서 "나중에 후회하지 마세요" 하면서 퇴원 처방을 내주었습니다. 퇴원할 때 병원에서 준 약은 쓰레기통에 버리고 먼저보다 더 열심히 실로암 건강생활연구원에서 준 일과표대로 철저히 천연요법을 따라 했습니다.

나는 올해 나이 쉰다섯의 가정주부입니다. 딸 셋에 막둥이 아들이 지금 고3입니다. 부끄러운 과거지만 육식을 좋아했으며 식탐이 많아 과식을 즐겼을 뿐만 아니라 시도 때도 없이 손 닿는 것이면 무엇이든지 즐겨 먹었지요. 그러다 보니 몸무게는 점점 불어나 키 159cm에 몸무게가 65kg까지 나갔습니다. 1997년도에는 고지혈증이라는 진단까지 받았지요. 기는 것부터 바닷속까지 더듬어 회까지 즐겨 먹었으니 어찌 천하장사인들 버티었겠습니까. 뒤늦게 병이 나서 알았지만, 간식, 과식, 육식, 야식이 절대 금지인 것을 그전에는 꿈에도 몰랐고 잘 먹고, 소화만 잘 시키면 탈이 없을 줄 알았습니다.

그러던 가운데 1998년부터 서서히 변비가 오고 목이 뻐근해지고 피로감이 잦더군요. 평소 건강하고 약도 싫어해 그 흔한 감기에도 쌍화탕 먹고 콩나물죽 먹고 일어났지, 약을 즐겨 먹지 않을 만큼 건강에는 자신이 있었습니다.

그런데 급기야 1999년 2월 설날, 시댁에서 이것저것 많이 먹고 집에 돌아와서 쉬고 있는데, 방귀인가 했더니 팬티 밑이 축축해 설사인가 하여 얼른 화장실에 가보니 이게 웬일인가? 붉은 피가 계란 하나 깨뜨린 만큼 묻어 있었습니다. 곧바로 동네 의원을 찾아갔습니다. 직장 내시경을 하던 의사는 조직검사를 해야겠다며 한 종합병원으로 가라고 소견서를 써주었습니다.

이튿날 아침, 그 종합병원에 가니 의사는 소견서를 보고 곧바로 입원시키더군요. 이틀 뒤 조직검사를 비롯해 일주일 동안 검사를 한 결과 직장암으로 밝혀졌습니다. 일주일 뒤 항암제 투여를 시작해 5일간 입원해 있다 퇴원했지요. 그 뒤 방사선 치료를 28번 하고 다시 항암제를 투여해 암을 다스린 뒤 날짜를 잡아 수술하기로 했습니다.

그러던 중 미술학원 강사인 큰딸이 도서관에서 암에 관한 책을 10여 권 빌려왔는데, 이것저것 뒤적여보던 중에 『이정림의 숯가루 요법』이란 책이 내 마음을 움직였습니다. 앞부분의 '육식과 건강', '간식, 과식과 건강' 따위의 내용을 읽다 보니 내가 이제까지 병 생길 짓만 골라 했다는 것을 알게 되었지요. '아하, 이런 거구나!' 하고 곧바로 남편과 딸에게 이야기한 뒤, 다음 날 실로암 건강생활연구원을 찾아갔습니다.

이정림 원장님은 직장암이라는 내 말에 아주 매력을 느끼며 "녹아 나갈 수 있는데, 따라 하겠어요? 내가 기다린 환자예요" 하며 반가워하셨습니다. 항문에서 위쪽으로 6cm라고 하니까 표면에 나타난 것은 작아도 뿌리는 깊을 수도 있다고 하시면서 열심히 천연 치료하라고 격려해 주셨습니다. 숯찜팩을 뜨겁게 쪄서 깔고 앉아 일하고, 숯가루 좌욕을 하고, 차콜을 먹는 것뿐 아니라 철저히 생식하게 했습니다. 그리고 가장 중요한 것은 순간순간 감사하고 걱정은 절대 하지 않는 것이라고 신신당부했습니다. 그때 나는 병원 방사선 치료를 겸하고 있었습니다. 원래 4박 5일 동안 천연 치료 훈련하기를 바랐지만 방사선 치료 때문에 그날로 올라오고 말았지요.

실로암 건강생활연구원을 다녀온 뒤 나는 확신할 수 있었고, 이 원장님이 기대하는 사람이 되겠다고 손가락을 걸고 왔습니다. 그리고 철저히 일과표를 따라 할 수밖에 없도록 큰딸이 새벽 5시부터 나를 깨워 숯가루(차콜 과립)를 먹었습니다. 방사선 치료를 받으면서도 아주 철저히 일과표대로 실천했지요.

그리고 날마다 성경을 읽었고, 바쁘다는 핑계로 게을리 다니던 교회도 열심히 출석했습니다. 성경은 읽는 것으로 만족하지 않고 열심히 쓰면서 읽었고, 등한히 하던 십일조도 열심히 챙겨 바쳤습니다. 그러자 그동안 느끼지 못했던 감사함이 내게 충만해졌습니다. 찬양은 잘했으나 활용치 않았던 내가 특송도 자주 불렀습니다.

그러던 중 어느 날 드디어 암이 내게서 떨어져 나가고 말았습니다. 그 뒤 하루에 4~5차례 들락거리던 화장실을 아침에 한 번씩 가서 시원하게 변을 보기 시작했습니다. 큰딸과 남편을 비롯해 가족 모두에게 이야기했더니 신기해하며 반가워서 어쩔 줄 몰라 하면서도, 가족들은 반쯤은 믿고 반쯤은 믿지 않는 눈치였지요.

방사선 치료가 끝나고 수술하기 위해 다시 입원했는데 수술을 위해 한 내시경검사에서 암이 떨어져 나간 것이 확인되었던 것입니다. 의사와 싸우다시피 하고 퇴원한 뒤 더욱 열심히 자연치료를 했지요. 혹시 암덩어리가 몸 어딘가에 숨어있지 않나 해서…

병원에서 퇴원한 뒤 나는 직장암 전문병원이라는 서울 송도병원을 찾았습니다. 그곳에서 피검사와 소변검사, 초음파, 직장 내시경검사를 한 결과 담당 의사는 "내외 치핵 말고는 깨끗합니다"하는 확진을 했습니다. 남편은 찜찜하던 차에 이 소식을 듣고야 비로소 박수 치며 안도의 숨을 쉬었습니다.

서울에서 수원으로 가는 고속도로를 달리면서 남편은 이제 살았다고 박수 치며 어린아이처럼 기뻐했습니다. 결혼 생활 28년 만에 처음 보는 모습이었지요. 온 가족은 그날 잔치 분위기였습니다. 연일 시댁 쪽 사람들, 친구들, 친정 식구들이 모여들었고, 나는 먹지 못했지만 서로들 갈비를 사고, 음식을 하고 잔칫집마냥 들썩거렸습니다.

지금도 그때를 생각하면 꿈인 듯합니다. 지금은 몸무게 58kg으로 가벼우며 정신도 맑아졌습니다. 그리고 날마다 등산과 에어로빅을 꾸준히 하고 있습니다. 음식이야 물으나 마나 자연식을 하고 있지요. 지금도 '만약 그때 인공항문을 냈으면 어떻게 되었을까?' 하는 생각을 하면 아찔하기까지 합니다.

※TV조선에서 녹화까지 다 하고 방송 직전에 직장암이 수술 없이 나았다는 것에 대한 반향이 너무 클 거 같다고 방송사에서 편집하여 빼버려서 친구

들에게 방송 나간다고 다 이야기했다가 속상해하셨습니다. 진단서까지 가지고 계셨습니다.

난소암 수술 권유받고 만난 책
- 서경림 씨

두 아이의 엄마이며 초등학교 교편을 잡고 있는 41세 된 맞벌이 주부입니다. 2001년 1월, 피임에 실패해 임신했습니다. 수술받으려고 병원을 찾았다가 자궁근종이라는 진단을 받았습니다. 상당히 큰 혹인데 임신으로 인해 크기를 아직 단정할 수 없다며 한 달 뒤에 다시 진찰하여 수술 여부를 결정하자고 했습니다. 그때 담당 의사는 40세 이후의 여성들에게서 자궁근종은 흔히 있고, 생활에 지장이 없으면 그대로 지내도 된다고 대수롭지 않게 말했습니다. 그러나 아버지 어머니 모두 60세 이전에 암으로 돌아가셔서, 나는 건강에 대해서는 노이로제에 걸려 있었지요.

서울 큰댁이 경영하는 종합병원을 찾았습니다. 검진 후 산부인과 진단 결과는 근종이 아니라 자궁선종이라고 했습니다. 자궁벽이 부풀어 있고 그대로 두면 자궁을 파고들어 위험하다며 일주일 이내에 자궁을 들어내지 않으면 수술이 어려워지고 힘들다고 했습니다. 주위 사람들은 쉽게 생각했지만, 난 앞이 캄캄했지요. 부모님께서 암 수술을 하셨어도 돌아가셨기 때문입니다. 만약 수술 후 부모님이 건강하게 생존해 계셨다면 나 역시 수술을 쾌히 승낙하고 받았겠지요. 그래서 나는 빨리 수술하자는 의사의 말을 뒤로 한 채 일단 목포로 내려갔습니다.

수술이 끝이 아니라 이제부터 시작이라는 무서운 생각이 들었습니다. 평소 자연식에 관심과 믿음을 가지고 있던 내게 남편 친구의 부인이 『이정림의 숯가루 요법』이라는 책을 주었습니다. 그 책을 하룻밤에 다 읽고 나는 식구들에게 단 며칠이라도 이 숯가루 요법을 해보겠다고 설득하고 공주 실로암 건강생활연구원으로 갔습니다.

실로암 건강생활연구원에서 4박 5일의 교육기간동안 나는 큰 소득을 얻었습니다.

첫째, 성급히 수술받지 않은 것이 얼마나 다행인가!

둘째, 그동안의 식생활이 얼마나 잘못되었는가!

셋째, 마음의 욕심이 병의 원인이다.

이와 같은 사실을 절실히 깨닫게 되었습니다. 훈련을 마치고 가벼운 마음으로 검사 결과를 보기 위해 서울로 갔습니다. 아마 실로암 건강생활연구원을 거치지 않았다면 그 결과 보러 가는 것이 내게 큰 두려움과 고통이었을 것입니다. 피검사 결과 난소암 종양 수치(CA125)에서 정상치가 0~21인데 481이라는 높은 수치가 나왔고, 췌장암 수치(CA19-9)도 0~33이 정상치인데 그보다 높은 50이 나왔으니, 정밀검사를 받아보자고 의사는 말했습니다.

드디어 올 것이 왔나 싶어 무서웠지만, 공주 실로암 건강생활연구원에서 했던 생활을 되새기며 당장 죽지는 않을 테니 얼마 동안 그대로 실천해 보기로 작정하고 집으로 갔습니다. 근무하던 학교도 과감히 휴직하고 2월 한 달 동안 집에서 열심히 했습니다. 실로암 건강생활연구원에서 배운 대로 새벽에 일어나 운동도 하고 식단도 공주에서 하던 대로 지켰습니다.

한 달쯤 지나 목포에서 진단받았던 병원에 가서 서울에서 해본 진단의 결과를 말하고, 다시 피검사와 초음파검사를 받았습니다. 초음파상으로는 걱정하지 않아도 된다고 했습니다.

다시 일주일 뒤, 피검사 결과 난소암 수치는 33으로 떨어지고 췌장암 수치는 정상이라고 했습니다. 4월에 갔을 때는 자궁벽 뒤쪽이 조금 부은 상태라고 하며, 정 걱정이 되면 5월에 다시 피검사를 해보라고 했습니다. 그 뒤로 병원은 가지 않고 느슨해지기는 했지만 나름대로 식생활의 규칙을 지켜나가고 있습니다.

술을 많이 마시는 남편도 차콜 애용자가 되어 직장에서도 숯가루 박사라고 소문이 날 정도입니다. 초등학교 3학년 아들은 위장염으로 한 달 동안 병원 치료를 받고도 낫지 않아, 프로폴리스와 골든씰을 하루에 한 개씩 꾸준히 먹었더니 아픈 증상이 없어졌습니다. 초등학교 6학년 딸의 비염과 아토피성 피부염도 집중 치료를 하지 않고도 그 증상이 약해져 갔습니다.

부병 중인 환자들의 건투를 빌며, 환자들 시중드느라 여념이 없을 천사분들에게 존경을 보냅니다. 남편은 불규칙해진 내 식생활을 보고 원장님께 다시 가야 한다고 꾸짖기도 하고, 병원에 매달리고 있는 환자들만 보면 공주로 가야 한다고 말할 만큼 원장님 치료에 믿음을 갖고 있습니다. 평상시 허약한 나를 걱정해 주기보다는 원장님께로 가기만 하면 되는데 뭐가 걱정이냐는 남편의 태도에 약간 서운하기도 하지만, 가고 싶으면 언제든지 가라고 격려해 주기도 합니다. 여름 방학이 되면 해외여행을 다녀온 뒤 본격적으로 치료해 우리 가정의 행복을 지킬 생각입니다.

※2023년 3월 12일 연락이 닿아 통화했습니다. 서경림(62세) 씨는 당시에 식생활을 개선하셔서 그때를 계기로 지금까지도 식이요법을 잘하고 계시다 합니다. 그 덕분에 아이들도 큰 병 없이 잘 자라 직장에 잘 다니고 있다고 합니다. 잊지 않고 전화 주셔서 감사하다고 말씀하셨습니다.

자궁암 재발을 막은 자연식과 숯가루 치료
- 송경애 씨

1994년, 1년 내내 하혈을 해서 지혈제에 속하는 한약재를 중심으로 인진쑥을 1년 동안 달여 먹었으나 그치지 않더군요. 도대체 무엇이 원인인가 싶어 산부인과를 찾았습니다. 진찰하던 담당 의사는 조직검사를 하자고 했습니다. 그리고 결과가 나오니 보호자를 데려오라 했습니다. 자궁암 초기이니 수술하자고 해서 1995년 3월 원주의 한 종합병원에서 자궁적출술을 받았습니다. 암이 많이 퍼지지 않고 자궁에만 국한되어 있었기 때문에 암 수술한 사람치고는 '행운녀'라고들 했습니다.

수술 뒤 현미 채식을 하면서, 별 탈 없이 잘 자라는 아이들과 행복하게 살았지요. 그러다가 2000년 1월, 과로가 겹치고 설상가상으로 신경 쓰이는 일까지 있어 서너 달 동안 몸과 마음이 무척 고달팠습니다. 아니나 다를까 어느 날 팬티에 생리 첫날처럼 피가 비치기 시작했습니다.

작년 초봄에 뾰족이 나오는 쑥을 뜯어다가 말려놓았던 것으로 쑥빵, 쑥떡, 쑥범벅, 쑥환 등 쑥으로 만들 수 있는 것은 다 만들어 먹었습니다. 그뿐 아니라 무염 생식도 했습니다. 그랬더니 하혈이 잡히더군요.

그러나 대소변이 내 뜻과 상관없이 아무 때나, 친구들 모임에서도 예배드리는 도중에도 식사 중에도 가리지 않고 나왔습니다. 처음 당할 때는 얼마나 당황했는지! 46세 한창인 나이에 이게 웬일이란 말인가? 잘 아는 내과 전문의에게 증상을 이야기했더니 자궁암 수술과는 관계가 없다고 하여 일단 안심했으나 또다시 요실금, 변실금이 되풀이되어 불안한 생각이 들었습니다.

이번에는 어떤 분에게 소개받고, 실로암 건강생활연구원 원장님에게 문의해 보았습니다. "일단 암 수술한 사람이 또 다른 증상이 있는 것은 거의 재발이니 곧바로 천연 치료해야 한다"고 했습니다.

2000년 5월 15일, 실로암 건강생활연구원으로 요양차 갔습니다. 혼자 집에서 하던 생식은 말이 생식이지 구색을 갖춘 제대로 된 생식이 아니었지요. 실로암 건강생활연구원에서는 아침에는 뿌리 종류와 생곡식 현미밥, 견과류 한두 가지, 점심에는 유기농 생채소와 율무, 쌀밀눈, 저녁에는 과일과 통밀 와플빵 같은 것으로 구색을 갖춘 식사를 하였습니다.

한편 숯떡 태양열 치료를 하고 숯가루탕욕을 하고, 또 황토를 온몸에 바르고 흙방에서 땀을 흘리고, 그만큼 생수를 많이 마시는 것도 잊지 않았습니다. 그랬더니 요실금과 변실금의 횟수가 줄어들더니 7월 5일에 마지막으로 한 뒤부터는 한 번도 그런 일이 없었습니다. 항문괄약근 조정과 요의 조정도 할 수 있게 되었던 것입니다.

실로암 건강생활연구원에 간 지 한 달쯤 지났을 때, 고성에서 한 사람이 왔습니다. 그 사람은 63세로 3년 전에 자궁암 수술하고 아주 건강하게 잘 지내며 정기검진을 받아오던 중 암이 임파선으로 전이되어 항암제 방사선 치료를 근 2년 동안 받아왔으나 온몸이 아주 단단하게 굳어져 있는 상태였습니다. 그 사람 역시 대소변을 못 가려서 아예 어른용 기저귀를 차고 살 정도였지요. 병원을 찾아 항암제와 방사선 치료를 했더라면 나도 저 지경이 되었을 것이라 생각하니 아찔하기만 했습니다. 그 사람이 이야기하기를 4~5번 맞을 때만 해도 멀쩡했는데 어느 날 갑자기 다리가 굳어지고 대소변 누는 것을 조절할 수 없게 되었다고 했습니다. 그 사람을 보면서 나는 얼마나 고마웠는지, 내 미래를 보는 것만 같아 친언니처럼 정성껏 도와주었습니다. 하지만 그 사람은 너무 늦었습니다. 방사선과 항암제 치료로 면역력이 모두 소진된 뒤라 결국 실패하고 말았지요.

이제 꼭 석 달이 되었습니다. 햇볕 치료를 받는다고 생각하면서 아침 내내 밭에서 일했더니 놀랄 만한 치료 효과가 나타났습니다. 집에 가서도 지금처럼 환자라는 생각에서 벗어나서 열심히 살면 남은 일생 아무 걱정 없을 것입니다.

※2023년 3월, 지금도 식이요법은 당연히 기본으로 하고 병든 남편 뒷바라지 하면서 현재까지 건강하게 잘 지내십니다.

떼어낼 뻔한 내 가슴을 지킨 숯찜질
- 박안순 씨

나는 평소에 신장이 좋지 않아서 몸이 자주 붓고 피곤하고 허리가 아플 뿐만 아니라 위염으로 고생하는 49세의 주부입니다. 10년 전에는 자궁근종으로 자궁 절제 수술까지 받았습니다. 그래서 월경이 끊어진 지는 10년이 넘었고, 그 때문에 호르몬 불균형으로 유방이 자주 아프고 고통이 있을 때도 있어 병원 출입이 잦았습니다.

그러다가 몇 년 동안 병원에 가서 정기검진을 안 했더니 어느 날 왼쪽 가슴에서 무엇인가가 만져졌습니다. 불안한 생각에 눈앞이 캄캄하고 그날은 잠이 오지 않아 뜬눈으로 밤을 새웠지요. 날이 새자마자 병원에 가서 검사하려고 서둘렀습니다.

영등포의 한 방사선과에 가서 유방 엑스레이, 초음파검사를 한 결과 왼쪽에 1.68cm 종양, 오른쪽에 0.5cm 종양이 나타났습니다. 왼쪽에 있는 것은 모양새가 안 좋으니 종합병원으로 가보라고 소견서를 써서 그 병원 과장님께 연결해 줬습니다. 사흘 뒤 그 종합병원을 방문하여 조직검사를 받았습니다. 유방 종양 조직검사 소견은 악성으로 나왔습니다. 담당 의사는 "박안순님, 암입니다. 입원하셔서 수술하시지요" 하고 권하여 남편과 함께 수술 예약을 마치고 돌아왔습니다.

나는 집에 와서 암을 치료한 수기를 쓴 『현미 민간요법』, 『네가 낫고자 하느냐?』 같은 책을 뒤적이며 읽고 희망이 생겼습니다. 나도 현미와 채소로 치료하리라 결심하고 하나님께 기도를 드렸습니다. "치료의 길을 열어주소서" 하고 기도했습니다. 그때 전화벨이 울렸습니다. 회사로 간 남편이 "여보 걱정하지 말고 밥도 잘 먹어. 수술하지 않고 치료하는 방법을 알아냈어. 그러니 염려 마. 수술 안 해도 치료할 수 있어" 하는 것이었습니다. '이렇게 빨리 내 기도에 응답을 해주시다니!' 나는 남편의 말에 너무 기뻐서 다시 감사기도를 했습니다.

퇴근하면서 남편은 팸플릿 1권을 가지고 왔더군요. 「한농마을 사람들의 숯가루 사용과 천연 치료」라는 24페이지의 초록색 책이었습니다. 숯을 활용하여 치료된 이야기와 효능이 나와 있었습니다. 안내 책자에 있는 훈련 모집 안내를 보고 전화로 문의하니, 길 안내와 식이요법과 제독법에 대해 잘 가르쳐주어서 직접 내려가 보았습니다. 일요일부터 훈련이라 일요일에 오라는데 나는 하루가 급해 그날로 공주를 찾아갔습니다.

10시쯤 실로암 건강생활연구원에 도착하여 아침 식사 겸 점심 식사를 유기농 생식으로 하고 숯가루떡 태양열 치료를 받았습니다. 책과 팸플릿을 정독하고 훈련받으면서 암에 대한 원리를 알게 되었지요. 그래서 '야! 나도 치료될 수 있겠구나' 하는 확신이 들었습니다. 남편은 내게 전화로 "여보 걱정하지 마. 치료나 잘하고 있어. 완치될 거야" 하고 위로했습니다. 그리고 안 되면 병원 김 박사님 찾아가서 상담도 받고, 병원과 의사 소개도 받아서 수술 예약을 할 테니 걱정하지 말고 평안하게 잘 있으라고 했습니다. 내 마음속에서는 이 숯가루 요법으로 완치될 수 있다는 확신이 생겼으므로 수술 받지 않고 자연치료로 승리할 것이라고 말했지요.

실로암 건강생활연구원에서 6박 7일의 훈련을 마치고 먹던 식품, 기구, 재료를 다 가지고 집에 와서 실로암 건강생활연구원에서 하던 훈련을 따라 실천했습니다. 보름쯤 지나 다시 검사한 결과 수술 자리는 양호한데 임파선이 부어있다고 했습니다. 실로암 건강생활연구원에 전화했더니, "지금은 일단 암이 성장하는 것이 중지되었을 것이고 석 달은 지나야 달라진 모습이 나올 것이니 석 달 뒤에 다시 검사해 보라"고 했습니다. 나도 "그렇지. 며칠 사이에 고쳐진다면 왜 암이라고 하겠는가?" 하며 석 달을 꾸준히 실천했습니다.

3개월 정도 지나 다시 종합병원에서 검사를 다 하고 결과를 보니 혈액 소견상 암 수치도 떨어지고 혈액도 맑아졌다고 했습니다. 그런데 처음 검사 때 발견된 종양 중에서 오른쪽 유방에 있던 것은 정지되어 있고 왼쪽은 없어져서 정상으로 회복되어 있었습니다. 의사는 석 달 뒤에 다시 체크해 보자고 하며 아주 좋다고 했습니다. 나는 너무 기뻐 얼른 실로암 건강생활연구원으로 전화했습니다. 기쁜 소식을 함께 나누고 싶었지요. 실로암 건강생활연구원 원장님은 반가워하면서 해낼 줄 알았다고 오히려 고맙다고 했습니다. 고마운 것은 내 쪽이거늘.

원장님은 환자가 천연 치료법대로 실천하여 건강을 회복할 때 스스로 하는 일의 보람을 느낀다며 체험기를 써달라고 하여 짧은 투병 생활을 글로 옮겨보았습니다. 떼어낼 뻔한 내 가슴을 어루만지며 오늘도 태양열 치료와 숯찜팩을 양쪽 가슴에 열심히 하고 있습니다.

※60세 넘어서도 직장을 잘 다니고 있다는 소식을 들었습니다.

비호지킨스 림프종을 낫게 한 숯가루 목욕
- 한만형 어머니

순조롭게 잘 자라던 만형이가 초등학교 5학년 때 갑자기 배가 아프다고 해서 병원에 갔더니 맹장염이라고 해서 수술을 받았습니다.

그런데 두 달쯤 지나서 또 배가 아프다고 해서 이번에는 한 대학병원으로 가서 장 수술을 받았습니다. 그런데 수술하면서 없앤 종양을 검사한 결과 놀랍게도 악성 림프종이라 했습니다. 항암제 투여를 여섯 달 받으라는 의사의 말에 따라 10월 초부터 항암제 투여를 시작했는데, 부작용이 너무 심해서 괴로워하는 어린 만형이를 보는 엄마의 마음은 당사자의 고통만큼이나 심하게 아팠습니다.

얼마나 다급했던지 서점에 달려가 이런저런 암에 관한 책을 찾았습니다. 찾다 보니 『이정림의 숯가루 요법』이라는 책이 제목부터 마음에 와닿아 사서 읽어보았습니다.

만형이에게 나타난 항암제 부작용은 전체적으로 피부가 가렵고, 피멍이 들고 발진이 생기는 것이었습니다. 그뿐 아니라 배앓이가 심하고,

설사도 하면서 토하기까지 했지요. 다행히 설사하는 날이면 배앓이는 심하지 않아 그나마 어린 만형이가 덜 힘들어했습니다. 부작용이 워낙 심해 3~4일에 맞아야 할 항암제 투여를 만형이는 1~2주일 간격을 두고 했지만, 그래도 힘들어하기는 마찬가지였습니다. 나는 '의사 선생님 지시대로 하면서 보조 요법으로『이정림의 숯가루 요법』에 나온 천연 치료 방법을 써볼까?' 생각했지만, 특별한 대책도 없이 퇴원할 수도 없었고, '이러다가 아이를 죽이는 것은 아닐까?' 하는 생각에 하루하루 불안했습니다.

그러던 어느 일요일, 나는 아이를 데리고 이정림 원장님께 갔습니다. 이정림 원장님은 상세한 상담을 해주고 나서 숯가루 목욕을 해보라고 했습니다. 나는 당장 숯가루 목욕을 시켰습니다. 숯가루 목욕을 하고 나니 아이에게 생기가 도는 것 같았습니다. 그리고 점심은 유기농 채소와 현미밥을 주었습니다. 이정림 원장님은 주의 사항으로 육식을 조금도 하지 말라고 당부했습니다. 책에서 읽은 그대로였고, 또한 믿음이 갔습니다. 방향이 잡혔던 것입니다.

항암 치료의 부작용을 감당하지 못하는 만형이를 병원에 더 있게 할 수 없어 퇴원하겠다고 의사에게 말했더니 의사는 치료를 거부하면 어떻게 하냐며 아단을 쳤습니다. 그러나 강하게 이야기하니 모든 책임을 진다는 각서를 쓰게 한 뒤, 퇴원하라고 했습니다.

퇴원 후 실로암 건강생활연구원에서 배운 대로 가공식품과 흰밥, 흰 밀가루 제품, 육류, 생선까지도 못 먹게 하고, 날마다 차콜 과립을 일어날 때와 잠잘 때 2술씩 먹였습니다. 그리고 밥은 철저히 현미밥을 먹이고, 또 기회 있을 때마다 배에 숯가루떡 찜질을 해주었습니다. 그러자 피부 가려움증도 조금씩 없어졌고 배앓이도 사라졌습니다.

지금 만형이는 중학교 2학년입니다. 한창 성장기에 항암제로 고생하고, 식이요법 한다고 채소만 먹였기 때문에 성장하는 데 문제가 생길까 봐 여간 걱정이 아니었지요. 그렇지만 그것은 순전히 내 기우였습니다. 병 때문에 멈추었던 만형이의 성장은 항암제 독이 빠져나가고 질병에서 회복되면서 순조롭게 이어지기 시작했습니다. 고기 한 토막 먹이지 않았거늘 지금 만형이는 키 179cm의 아주 건강한 몸이 되었습니다. 아버지보다 더 큰 만형이를 보면서 '만약 그때 병원 치료를 계속했더라면 어떻게 되었을까?' 하는 생각을 해봅니다. 물론 결과는 지금보다 훨씬 안 좋았겠지요.

오늘도 일어나자마자 차콜 과립을 먹고 물을 마시는 만형이를 바라보면 대견합니다. 우리 식구는 모두 현미밥을 짜증 내지 않고 즐겨 먹고, 도시락도 현미밥과 채소 반찬으로 해줍니다. 성장하는 어린이에게는 동물성 단백질이 꼭 필요하다는 것도 만형이를 보면 터무니없는 말이구나 하는 생각이 듭니다.

만형이를 살린 차콜 과립과 현미밥, 거절하지 않고 꾸준히 엄마가 주는 대로 먹어준 우리 만형이, 이 치료법을 낸 실로암 건강생활연구원 이정림 원장님에게 정말 고마운 마음뿐입니다.

눈꺼풀을 도려낼 위기에서 구해준 숯
- 이윤주 씨

1987년부터 2년 정도 한농인으로 있다가 어찌하다 보니 흐지부지 한농을 떠나게 되었습니다. 그때 나는 약사 자격증을 가지고 있었기에 약국에 약사로 취직했습니다. 그런데 그 약국 주인은 내 생각에는 환자가 안 먹어도 될 약까지 팔도록 늘 내게 강요했습니다. 내 양심에는 분명 안 주어도 될 약이었는데, 주인 말을 들을 수도 없고 내 생각대로 할 수도 없는 상황이 자주 벌어졌습니다.

그뿐 아니라 오후 약국 근무는 약사가 아닌 사람을 흰 가운만 입히고 머리 모양, 머리핀까지 나와 비슷하게 꾸며 일하게 했는데, 그것이 내게는 엄청난 스트레스가 되었습니다. 약국 근무를 그만둬야지 하면서도 어느 약국으로 간들 별수가 있나 싶어 다닌 것이 2년 정도였습니다.

그러던 1994년, 어느 날 속눈썹이 나는 자리에 붉은 종기가 생겼습니다. 처음에는 눈 다래끼려니 하고 마이신, 소염제를 조제하여 2주 정도 먹어보았지만, 마이신이나 소염제를 골리기라도 하듯 점점 커갔습니다.

나중에는 다른 대학병원으로 옮겨 여러 가지 검사를 해보았지만, 처음 보는 희귀병이라고 병명도 치료 방법도 알 수가 없다고 했습니다. 방법은 하나, 눈꺼풀을 도려내는 수밖에 없을 것 같다는 끔찍한 진단을 내리기도 했습니다. 상상이나 할 수 있겠습니까, 눈꺼풀이 없는 눈을! 그 말을 듣는 순간 나는 "그건 안 돼!"하고 마음속으로 소리를 질렀습니다.

그렇다고 그냥 있을 수 없어 혹시나 하고 대학병원을 찾았지만, 결과는 마찬가지였습니다. 병명도 내릴 수 없었고 수술을 받기 위한 검사 날짜만 석 달 뒤로 지정해 주었습니다.

지금 생각하면 곧바로 수술하자고 하지 않고 석 달을 미루어 준 것이 내게는 큰 행운이었습니다. 하는 수 없이 석 달을 기다려야 하니 나는 답답하기만 했고 문득 내가 떠나온 한농에서 지내던 일이 생각났던 것입니다. 한농에 있던 잘 아는 사람에게 천연 치료하는 한 사람을 소개받았습니다. 그 사람은 당시 에덴 건강센터에서 말기 암 환자들에게 천연요법 '하나님의 인체 법칙에 순종함으로 치료되는 방법'을 펼치고 숯가루를 이용해 독을 없애는 방법으로 암을 치료하는 사람이었습니다.

그때 상담하던 그분도 "암도 치료되는데 그게 뭐 그리 큰 문제가 되겠어요. 열심히 해보세요"하시며 천연 치료 방법을 자세히 적어주고 식품도 챙겨주었습니다. 그리고 석선 선생님의 '신선들의 음식' 테이프를 주었습니다. 집에 돌아와 테이프를 들었습니다. "아이구! 깜짝이야!" 스트레스받으며 살다가 잊었던, 병으로 헤매다가 잊었던 석선 선생님의 말씀! 그 말씀을 듣고서야 내가 얼마나 '신선들의 음식'에서 가르치는 건강 법칙에서 벗어난 생활을 했으며 돈 몇 푼 벌자고 얼마나 큰 스트레스를 스스로 만들며 살았던가를 깨달았습니다.

그리하여 나는 그릇된 습관을 버리고 석선 선생님 말씀을 따라 열심히 천연 치료법을 실천하기 시작했습니다. 숯가루 목욕도 하고 간식, 과식, 야식, 속식도 끊었습니다. 현미 무염 생채식을 규칙적으로 하고 숯찜질도 하고 산에도 날마다 한 번씩 올라갔습니다. 수술을 기다리던 석 달 동안 나는 아주 열심히 천연 치료를 했습니다. 그러자 종기들이 줄어들지는 않았지만, 더 자라지도 않았습니다.

수술 예약 날짜가 다가오자, 검사를 다시 받아야 할지, 말아야 할지 고민이 생기기 시작했습니다. 그때 대학병원에서 검사하러 올 것인지 확인하는 전화가 왔습니다. 그 순간 나는 안 가겠노라고 결심하고 단호하게 대답했습니다. 그것으로 나는 하나님 말씀을 따라 치료하리라는 결심을 굳혔던 것입니다. 그때부터 놀라운 일이 일어나기 시작했습니다. 전혀 차도가 없던 종기가 갑자기 줄어들기 시작했습니다. 고드름같이 눈꺼풀 위에서 늘어져 있던 것도 위로 올라붙기 시작했습니다. 더 열심히 산을 탔고 숯목욕도 했습니다.

시간 날 때마다 내 마음의 양식이 되는 석선 선생님의 말씀을 들었습니다. 그 선생님 생애의 강의인 '물이 되라, 밭이 되라, 흙이 되라' 주옥같은 말씀들을! 그 선생님의 가르침을 듣고 명상하고 실천에 전념하다 보니 이렇게 치료함을 받게 되어 얼마나 감사한지 모릅니다. 세상 의학으로는 도저히 못 고칠 병, 하마터면 눈꺼풀을 도려낼 뻔했던 끔찍하고 흉측했던 내 병이 이렇게 깨끗이 낫다니! 석선 선생님과 실로암 건강생활연구원 원장님을 만나게 된 것은 내게 큰 축복이었습니다.

니는 이제 한농인이 되기로 결심했습니다. 나같이 질병으로 고생하는 사람들에게 희망과 용기를 주고 봉사하기로 했습니다. 나는 지금, 현재 실로암 건강생활연구원에서 한 달 동안 봉사하고 있습니다.

※이윤주 약사님은 한농제약으로 자리를 옮겼습니다. 2025년 10월 현재까지

그곳에서 한농제약 흑과립을 찾는 사람들에게 식이요법과 숯요법을 상담, 안내하고 있습니다.

아토피성 피부염을 낫게 한 천연요법
- 이상교 씨

26년 교육 경력을 가지고 있는 교사로 올해 만 54세입니다. 내게는 두 아들이 있는데 작은아이가 공주대학 2학년입니다. 작은아이는 엄마 젖을 먹고 자랐기 때문에 체력이 강한 형보다 면역력은 더 클 것이라고 믿었습니다.

그런데 이 애가 작년(2000년 7월)부터 왼쪽 눈 밑 3cm 지점에 붉은 점이 엄지손가락만 하게 나타났습니다. 학교가 지방이라 주말마다 집에 오는데, 영 낫지를 않더군요. 어떤 때는 흐릿하다가 어떤 때 보면 좀 커진 듯해 보였습니다. 자기도 신경이 쓰이는지 약국에서 어린이용 연고를 사서 바르곤 하더군요. 그것이 순하다고 해서. 자세히 보니 반점은 점차 커지고 있었고 얼굴 여기저기에 피부 변화가 생기기 시작했습니다. 그래서 피부과에 가서 일주일치 약 타고 주사 맞고 해도 낫지를 않아, 또 병원을 옮겨 치료해 봤지만, 차도가 없었습니다.

시간이 갈수록 돌출 면이 커지고 두터워져 갔습니다. 그때가 10월쯤, 이젠 안 되겠다 싶어 동네에서 유명하다는 한의원에 가서 무려 1시간 동안 세밀한 진찰 끝에 10일분 한약을 지었습니다. 아이가 그 약을 가지고 학교로 돌아갔을 때 나는 '이젠 괜찮겠지'하면서 안도의 숨을 쉬었습니다.

그런데 이틀 후 전화가 왔는데 나는 심장이 멈추는 줄 알았습니다. 왼쪽 얼굴에 지도가 나타났다는 겁니다. 게다가 이제는 더 두꺼워지고 가렵고, 긁으면 하얀 비듬 가루 같은 것이 떨어진다고 했습니다. 한약을 먹고 더 심해졌던 거지요. 다시 그 한의원에 갔더니 이번에는 약값을 안 받고 10일분을 지어 주었습니다. 그걸 먹자 얼굴에 지도같이 돌출된 모양은 많이 사라졌지만, 여전히 병적인 피부 이상은 확연해서 외출할 때면 모자를 깊이 쓰고 나가야 했습니다.

그 뒤 한 달 동안 한약을 계속 먹어도 도무지 차도가 없고, 오히려 귀 뒤쪽과 등 쪽에도 작은 피부 반점이 나타나기 시작했습니다. 나는 거의 미칠 지경이 되었습니다. 청량리역에 있는 피부과 전문 약국에 가서 약을 30만 원어치 산 다음 먼저 바르는 약부터 썼는데 이건 더 심해지는 게 아닙니까! 약을 반품해 달라고 요구했더니 겨우 반값만 돌려주고 나머지는 다른 연고제로 바꿔주었습니다.

그렇게 우왕좌왕하다가 아까운 시간만 흘려보내게 되니 '병 치료는 더 힘들어지겠구나'하는 생각이 들기 시작했습니다. 그때 내 머릿속에 떠오른 것이 '공부를 하자'는 생각이었습니다. 곧바로 서점에 가서 니와 유키에 박사의 책 3권을 샀는데, 그중 한 권이 『아토피성 피부염을 빨리 낫게 하는 책』이었습니다. 밤늦도록 열심히 읽은 결과 뭔가 느낌이 왔습니다. 그동안 의사와 약사가 '별것 아니다', '알레르기성이다', '오래 치료해야 한다' 따위만 말할 뿐, 그 누구도 속 시원히 말하지 못했던 까닭을 알았습니다. 내 아이의 피부병은 난치 고질병인 아토피성 피부염이었던 것입니다. 그 책에는 40여 장의 사진이 있었는데 우리 아이의 얼굴에 있던 모양과 비슷한 사진들이었습니다. 물론 우리 아이보다 훨씬 심한 사진이 더 많았습니다.

그 책의 요지는 원래 아토피성 피부염은 14세쯤이 지나면 자연 면역이 되어 없어지는데, 요즘은 환경 공해(주로 산업 발달로 인한 대기오염)와 과잉 당분과 과잉 지방분, 그리고 열대성 콩류(초콜릿, 아몬드 등)와 스트레스 때문에 어른이 되어서도 발병이 계속된다는 것이었습니다. 생명에 지장은 없지만, 사회적 생명은 정지된다는 것입니다. 그런데 일본에는 치료약이 있는가 본데, 한정된 일본 약을 한국에서는 구할 길이 없었고, 또 가격과 효과도 믿을 만하지 못했습니다.

그래서 평소에 이정림 원장님의 『이정림의 숯가루 요법』도 보고 차콜도 주문해서 먹던 인연으로 전화 상담을 하고 약을 주문했습니다. 그때가 올 1월 초라고 기억됩니다. 야콘, 골든씰, 포디알코, 백초 과립, 비타민 C, DHEA, 음식 지침서 따위였습니다. 그런데 아들이 "DHEA는 안 먹겠다. 검증 안 된 거다"고 해서 "그래라. 그 대신 기름기 있는 것 먹지 말고 다른 약들은 열심히 먹어라. 그 얼굴로 개학하면 학교 갈 거냐?" 했지요. 나중에 봤더니 백초 과립도 안 먹었습니다.

그래도 그렇게 싸워가며 먹인 결과, 눈에 띄게 효과가 나타나서 3월에는 거의 95%는 낫고, 다만 얼굴에 약간 붉은 기운만 도는 상태가 되었습니다. 아들도 내심 기뻐하는 눈치였습니다. 스무 살 청년의 얼굴이 그 모양이었으니 얼마나 심리적으로 위축되었을까요?

그 뒤 다시 한 달 동안 골든씰과 포디알코를 주문해서 더 먹고 원래의 흰 피부와 예쁜 얼굴을 갖게 되어 밝게 생활하니 참 보기 좋았습니다. 다만 원래 과자, 초콜릿, 빵, 라면, 튀김을 즐겨 먹고 컴퓨터 그래픽과를 가서 밤샘 과제가 많아 스트레스가 걱정되지만, 늘 경고성 발언으로 주의 주고 있어 크게 걱정은 하지 않습니다.

그리고 또 하나는 이정림 원장님을 믿는 마음이 있어서 든든합니다.

숯을 개어 붙여 제독하다
- ○○ 약국장

한창 손님이 밀리던 1992년 8월, 어떤 여자분이 오셨습니다. 자기는 바쁘다며 그냥 몇 가지 필요한 것만 달라고 했습니다. 보통 한 30~40분 충분한 상담을 하는데 이분은 달랐습니다. "어디가 안 좋으시냐?"니까 "자궁암 같다"라고 했습니다. "그럼, 프로폴리스를 솜에 묻혀서 넣으시라"고 말씀드리니, "그럼, 그렇게 하겠다"라고 했습니다. "처음엔 무척 아프지만 코같이 떨어져 나갈 것"이라고 알려드렸더니 자기가 선택하여 숯가루, 포도즙, 프로폴리스만 가져갔습니다.

일주일이 지나 전화가 왔습니다. "계속 삽입했더니 코 같은 것이 떨어져 나온다"라고 하기에, "그럼 드시기만 하라"고 알려드렸습니다. 포도즙, 숯가루를 드시면서 프로폴리스를 잡수셨습니다. 석 달이 지나 병원에 가서 검사했더니 아주 깨끗하다고 했답니다.

그 후 그분은 가끔 전화로 프로폴리스를 구해서 쓰시고 본인의 약국에 오시는 손님에게도 권했습니다.

그러던 지난 2월, 또 전화가 왔습니다. 숯가루 개어 붙이는 방법을 묻기에 자세히 가르쳐 주었더니 그 재료를 다 보내 달라고 했습니다. 차콜분말, 아마씨, 올리브유를 배달 보냈습니다. 다시 연락이 왔길래 선물로 생곡분을 가지고 가보았더니 3살부터 중이염을 앓았는데 골수염까지 되어 병원에 가서 수술하고 패킹했다고 했습니다. 한쪽 얼굴이 퉁퉁 부어있고 붉게 달아올라 있었습니다. 잘못되면 암까지 될 위험이 있어 보였습니다. 그는 숯가루를 개어 얼굴에 대고 앉아 계셨고, 그의 책상 위에는 성경책이 놓여 있었습니다.

저는 그 약국장님께 신신당부했습니다. "생채소로 이 생곡분과 함께 생식하고 염기도 염증이 있을 때는 좋지 않으니 먹지 말고 육식도 금하고 드시지 말라"고 부탁했습니다. 우유는 어떠냐고 묻기에 염증을 일으키는 균의 양식이니 드시지 말고, 차라리 메주콩, 야콘, 생고구마, 당근 등을 먹고, 주식으로 생곡분을 현미밥과 함께 드시도록 부탁드렸습니다. 아무리 좋은 치료제인 항생제를 먹어도 균의 배지가 되는 육식을 겸하면 어려우니 육식을 금하고, 무염 생식을 하라고 간곡히 부탁드렸습니다.

매주 들러볼 때마다 놀랍게 부기도 빠지고 발작도 사라져가더니 패킹한 것도 병원에 가면 빼고 다시 넣는 것이 무섭다고 자연적으로 빠져나오도록 한다고 했습니다.

얼마 후, 꼭 들러 달라기에 갔더니 삽입했던 거즈가 다 빠져나오고 거의 정상적으로 회복되어 가고 있었습니다. 의사나 약사는 천연 치료를 우습게 보는데 어떻게 그렇게 했느냐고 하니까 성경을 가리켰습니다.

"맞아. 에덴의 식생활로 돌아가야 하는 거야. 예전 같으면 내가 어림도 없지. 성경을 보고 하나님을 알고부터 내가 이렇게 달라진 거야"라는 그가 어찌나 사랑스러운지 우리는 기회가 되면 자연스럽게 만나는 친구가 되었습니다.

지금도 그분은 종업원, 약사들에 대한 체면에도 불구하고 숯가루로 풀을 쑤어서 오른쪽 얼굴에 붙이고 50년간 그의 오른쪽 귀에 자리 잡고 있던 균을 뽑아내는 제독 요법을 하고 있습니다. (1995년 5월 30일)

우리집에는 약이 없는 대신 숯가루가 있다
- 도화자 씨

평소에 '누군가에게 도움이 되었으면…'하는 생각으로 살아왔습니다. 그런 생각 때문이었는지 군대에서 몸을 다쳐 전신마비가 되어 손 하나 까딱 못 하는 사람을 남편으로 맞이했습니다. 여러모로 어려운 점 많은 결혼 생활이었지만, 나름대로 행복한 결혼 생활을 시작했지요.

그런데 결혼한 지 두 달쯤 지났을 때입니다. 힘든 남편 뒷바라지가 계속되자 덩어리는 조금씩 크게 잡혔습니다. 심상치 않다는 생각에 1994년 12월 7일 부산의 한 종합병원에서 검사했는데 단순한 혹이라는 진단을 받고 제거 수술을 받았습니다. 병원에서는 수술이 잘 되었다며 며칠 뒤 퇴원하라고 했습니다. 그런데 수술을 담당했던 의사가 잠깐만 보자고 해서 갔더니 의사 얼굴이 심상치 않은 표정이었습니다. 그리고는 좋지 않은 결과가 나왔다며 다시 자궁 수술을 해야 한다고 했습니다.

나는 2차 수술을 받았습니다. 나중에 안 사실이지만 수술한 의사는 이미 내 자궁 주위에 암이 퍼져 있어서 항암 치료와 코발트 치료까지 생각하고 있었더군요. 상태는 극도로 좋지 않았지만 '목숨은 하늘에 달린 것이다'라는 생각으로 마음을 편하게 가졌고, 결혼한 지 겨우 두 달밖에 안 되었지만, 남편을 사랑하는 마음으로 끝까지 최선을 다해야겠다는 굳은 마음이 들었습니다.

평소 잘 알고 있던 석선 선생님의 강의 말씀이 떠올랐습니다. "암! 낫고 말고! 자연 음식과 숯가루만 잘 먹으면 암은 나을 수 있다." 나는 나을 수 있다는 믿음을 가졌습니다. 병원에서는 항암 치료를 하자고 했지만 나는 항암 치료를 거절했습니다. 친정 식구와 시댁 식구들은 의사가 시키는 대로 하지 고집부린다고 말도 많았지만, 자연식으로 하면 암은 정복할 수 있다고 믿고 병원에서 퇴원해 숯가루와 철저한 현미 자연식을 일 년 동안 했지요. 그랬더니 몸이 놀라울 정도로 회복되어 다시 남편 뒷바라지를 할 수 있게 되었습니다.

지금은 암 수술한 지 6년이 되어가지만, 남편 뒷바라지하면서 운전도 하고 농사도 짓고 하고 싶은 것 하면서 행복한 가정을 이루고 삽니다. 남편은 전신마비라 대소변도 자유롭게 보지 못하고 남의 손을 빌려야만 합니다. 그나마 요도로 소변을 누지 못하고 구멍을 뚫어 삽입줄로

소변을 흘려보내야 하기에 자주 방광염에 걸려 두 달에 한 번씩은 입원하지만 숯가루떡을 만들어 배에다 붙여놓으면 감쪽같이 염증이 없어지곤 했습니다.

우리집에는 약이 없습니다. 몸에 조금만 이상이 있으면 숯가루로 대신하지요. 남편은 두 달이 멀다 하고 병원에 쫓아다녔지만, 이제는 병원도 많이 안 가는 편입니다. 비록 그의 몸은 불편하지만, 숯가루 덕분으로 행복한 가정을 이루고 살아가고 있습니다.

※도화자 씨는 2025년 지금도 건강하게 살아계십니다. 전신마비인 남편을 돌봐드리면서 유기농 농사에 동네 봉사까지 얼마나 열심인지 모릅니다. 하나님의 말씀 안에서 봉사하는 즐거움으로 삶에 임하는 마음, 거동조차 어려운 남편을 진심으로 사랑하여 한결같이 돌보며 살아온 행복감은 그녀만의 특별한 생명 유지 비결입니다. 30년이 다 된 오늘까지 도화자 씨의 소식을 접할 때마다 덩달아 큰 감동의 기쁨과 감사가 파도처럼 밀려옵니다.

성대 제거 수술을 거부하고 숯가루를 먹다
- 김정호 씨

1987년 12월 어느 날 모임이 있어 친구 집에서 술 마시고 노래 부르고 놀았는데 그날 저녁 과음한 관계로 목이 붓고 목소리가 쉬었습니다. 그 뒤부터 약국에 가서 약을 지어 먹고 이 병원 저 병원 다녀도 쉰 목소리가 정상으로 돌아오지 않았습니다.

  10여 년이 지나, 1998년 11월 18일 한 대학병원에서 수술받았습니다. 수술 결과 암이었습니다. 병명은 'Subglottis Adenoid Cystic Carcinoma'였습니다. 담당 의사는 성대를 들어내는 2차 수술을 하자고 했지만, 나는 2차 수술에 응하지 않고 퇴원했습니다.

  말도 제대로 나오지 않고 너무 답답했습니다. 퇴원해서 집에 돌아오니 처삼촌과 처남이 암에 관한 책을 사 왔는데, 『이정림의 숯가루 요법』이란 책이었습니다. 그 책에 있는 대로 자연요법을 실천했습니다. 현미잡곡밥에 생채식 위주로 먹으면서 실천했더니 석 달쯤 지나자, 목소리가 차츰차츰 돌아오기 시작했습니다. 이후로 계속해서 여덟 달쯤부터는 숯가루를 먹기 시작했습니다. 그 결과 지금은 목소리가 건강한 사람에 가까울 정도로 돌아왔습니다.

  지난 1999년 8월 중순에는 산에서 독사한테 오른쪽 집게손가락을 물렸던 적이 있습니다. 뱀에게 물려 손가락과 손등 전체가 부어올랐고 심하게 아리는 통증에 시달려야 했습니다. 산에서 내려와 숯가루 3술을 먹고 손가락과 손등 전체에 숯가루를 시커멓게 발랐습니다. 아침에 일어나보니 쑥쑥 아리던 손가락이 아프지 않고 부어올랐던 손가락과 손등도 가라앉아 있었습니다. 아내가 보더니 신기하다고 하더군요. 지금은 물린 자국도 없이 깨끗하게 나았습니다. 내가 생각해도 정말 신기하기만 했습니다. 그 뒤부터 나는 쭉 숯가루를 사서 지금까지 먹고 있습니다.

※2023년 4월 4일 김정호 씨는 일주일 후 산에 두릅, 고사리 등 산나물 채취하러 가실 거라고 하셨습니다. 2024년 3월 문자로 그동안 프로폴리스를 꾸준히 드시면서 병을 다스리며 지내신다고 하셨습니다.

만성 신부전 신증후군 환자에서 정상인으로
- 안진호 씨

1996년부터 만성 신부전 신증후군 환자로 치료를 받다가 지난 1998년 9월 16일 신장이식 수술을 하여 집에서 치료하던 중 공주에 있는 실로암 건강생활연구원을 찾게 되었습니다. 거기서 필요한 숯가루와 몇 가지 제품을 구입하여 석 달간 먹었습니다.

그 후 나는 건강 회복이 다른 환자보다 빨라 지금은 출퇴근할 때도 자가운전을 하고 있으며 건강에 별문제가 없습니다. 병원에서 퇴원할 때는 몸무게가 43kg이었으나 지금은 53kg으로 모든 기능이 정상화되고 있다는 것도 말하고 싶습니다.

나와 같이 신부전 신증후군으로 고생하시거나 수술 후 회복 중인 환자가 있으면 꼭 숯가루를 권해주고 싶습니다. 숯을 먹으면 피가 맑고 깨끗해질 뿐만 아니라 어느 부위에 이상이 있을지라도 별문제 없이 치료되리라고는 의심치 않습니다.

결핵성 염증을 빠르게 회복시킨 숯떡
- 최복려 씨

체질적으로 저혈압 빈혈이 있어 1년 내내 보신탕, 삼계탕, 장어즙, 소고기, 돼지갈비 가릴 것 없이 어지럽기만 하면 먹어댔습니다. 하지만 그것도 먹을 때뿐, 입에서 떨어지면 다시 어지럽고 또 어지러워 고기를 장복해야 했지요.

그러다가 2000년 1월 초 자다가 우연히 아랫배를 만져보니 왼쪽 아랫배가 두둑해져 변비인가 하고 넘어가려 했는데 심상찮았습니다. 혹시 암은 아닌가 싶어 병원에 가서 검사해 놓고 결과가 나오기 전 책방으로 뛰어갔습니다. 암에 관한 이책 저책 뒤적이다가 『이정림의 숯가루 요법』과 다른 몇 권을 사 가지고 돌아와 복부에 암이 있는 내용을 찾아 밤새 읽었습니다.

이튿날 병원에서 복부를 째고 고름을 빼내면서 의사는 결핵성 염증이라고 했습니다. 한편으로는 안심이 되기도 했지만 "결핵성 염증은 상처가 잘 낫지 않고 재발이 심한데…"하는 의사의 말이 마음에 걸려 다시 『이정림의 숯가루 요법』을 뒤적였습니다. 그런데 바로 거기에서 나와 똑같은 결핵성 염증이 있었던 청년 이야기를 발견할 수 있었습니다. 나는 곧바로 전화를 걸어 필요한 것을 주문해 먹으며 숯떡을 해서 붙였습니다. 그러자 의사가 갸우뚱할 정도로 상처가 빠르게 회복되었습니다.

아예 실로암 건강생활연구원에 가서 생식하며 숯가루탕, 숯떡 태양열 치료, 숯찜팩을 부지런히 했습니다. 재발을 막기 위해 '신선들의 음식' 강의도 들었습니다. 돼지고기는 암, 연주창, 결핵균들이 좋아하는 음식이라고 나와 있었습니다. '내가 그렇게 고기를 먹어댔으니, 병에 걸리는 것이 당연했구나' 하는 생각이 들었지요.

상처가 5~6cm 정도로 깊었는데 겉이 먼저 아물어 다시 의사에게 가서 째 놓았습니다. 속부터 새살이 차 올라와야지 겉이 막히면 속에 염증이 다 빠지지 않아, 재발될 수 있다고 했습니다. 속에 프로폴리스를 떨어뜨리면 고름과 같이 빠져나와서 이젠 속에서부터 살이 차 올라왔습니다.

혹시나 나처럼 이런 염증에 시달리는 사람들에게 희망이 될까 해서 원장님의 두 번째 책의 모델이 되기로 하고 이 글을 씁니다. 나 역시 그 청년의 결핵성 염증에 힘을 얻었고 이렇게 빨리 완쾌되었기 때문입니다. 이제 나는 건강의 전달자가 되기로 했습니다.

교통사고로 굳어진 발목, 숯떡 태양열로 나았다
- 이관수 씨

나는 교통사고로 1년이 넘도록 병원에서 생활했습니다. 사고 후 한 달이 지나 왼쪽 다리를 절단하는 아픔을 겪었는데 나머지 오른쪽 발목마저 심하게 다쳐 염증과 통증이 계속되어 힘을 얻을 수 없었습니다. 일찍부터 숯가루의 고마운 효능을 알아 물처럼 가까이에 두고 먹었고 몸의 불순물과 독소를 제거하는 해독제라고 생각해 왔습니다. 병원에서는 의사의 처방에 따라야 했기에 먹는 차콜만 복용했습니다.

1년하고도 두 달 만에 퇴원해 시골 생활하면서 숯가루를 올리브유에 개어 붙이고 햇볕을 쬐었습니다. 아울러 황토에 발목을 묻고 자기도 하고, 찬물 더운물 요법을 꾸준히 함께했습니다. 그 결과 몇 달 뒤에는 발목 염증이 깨끗이 사라졌습니다. 의사는 발목 고정 수술을 해야만 힘을 얻어 목발을 짚고 걸을 수 있다고 했지만, 자동차(오토) 운전은 할 수 없다고 했습니다. 불행 중 다행이라고 지금은 목발에 의지해 가까운 거리 활동이 가능하며 멀리 갈 때는 자동차로 다니고 있습니다. 나는 숯가루를 기름에 개어 염증에 붙이고 햇볕을 쬐면 염증을 없애는 데 탁월한 효능이 있음을 알았습니다.

알콜성 간염에 탁월한 효과를 보인 차콜
- 곽영안 씨

지난 1990년 여름, 황달이 심해 검사를 받아본 결과 알콜성 간염에 간경화 초기라는 진단을 받았습니다. 병원 치료를 계속했으나 별 차도가 없어 퇴원하고 민간요법을 여러 가지로 해보았으나 마찬가지였지요.

그런데 우연한 기회에 충남 공주 실로암 건강생활연구원 이정림 원장님이 쓴 『이정림의 숯가루 요법』이라는 책을 보고 6년째 숯가루를 먹고 있습니다. 숯가루를 먹고 나서부터 몰라보게 건강이 좋아져 주위에도 권유하고 있는데 다들 큰 효과를 보았다며 고마워하고 있습니다. 숯가루 과립은 먹기에도 좋을 뿐 아니라 계속 먹어도 다른 부작용은 조금도 없습니다. 이것은 내 경험으로 입증된 것입니다.

나는 심한 식중독으로 주위에서 병원 치료를 권했으나 거부하고 숯가루만으로 하루 만에 완전히 나은 적도 있습니다. 숯가루는 부작용이 없고 효과가 좋은 치료법입니다.

숯가루로 완치된 치루
- 김종진 씨

10년 전부터 숯가루를 먹기 시작했는데 그 뒤로 우리 가정에서는 양약이란 찾아보기가 힘들 정도입니다. 그만큼 숯가루의 효험과 효과는 일일이 나열할 수 없을 만큼 많이 보아왔습니다. 감기부터 시작해서 크고 작은 상처에 이르기까지 숯의 신비는 체험하지 않은 사람은 가히 알 수가 없습니다. 숯이 좋다는 것은 다들 상식으로 알고 있지만, 우리 가정처럼 숯가루를 믿는 집도 별로 없을 것입니다. 숯가루 치료 중 생각나는 몇 가지를 적어보려 합니다.

6~7년 전인가? 남편이 치질과 치루로 상당히 고통을 당하고 있었는데, 그때쯤 치루가 심각하고 골치 아픈 병으로 여론이 자자하였습니다. 남편은 병원과 약국을 문턱이 닳도록 들락거리며 좋다는 방법을 다 써

보았지만 '치루'라는 병은 점점 깊어만 갔습니다. 그때만 해도 아내인 내가 하는 말을 남편이 잘 듣지 않을 때였습니다. 숯이 아무리 좋다고 말해도 남편은 '그까짓 것' 하면서 거들떠보지도 않았습니다. 그런 남편에게 나는 반강제로 숯가루를 올리브유에 개어서 가제에 싸서 항문 주변에 붙여주고 화를 내는 남편을 달래어 먹이기도 했습니다. 화는 냈지만, 속으로는 고마워하는 눈치였습니다.

이튿날부터 고름이 나오기 시작하고 멍울도 조금씩 풀어지더니 상처가 아물기 시작했습니다. 병원에서 수술해도 다시 생기고 다시 자리 잡는 골치 아픈 병이라는데 너무도 깨끗하게 치료가 되었습니다. 그 뒤로는 남편도 대단한 숯가루 애용자가 되었습니다.

우리집에는 열두 살인 딸아이가 하나 있는데, 두 살 가까이 병원 문턱이 닳도록 하루가 멀다고 병원에 다녔습니다. 그런데 숯가루를 먹기 시작하면서 정말로 10년 가까이 치과나 예방주사 맞으러 가는 것 말고는 한 번도 병원에 가본 적이 없습니다. 그렇다고 아프지 않은 것은 아니지만 거의 모든 질병에 숯가루를 이용하고 있습니다. 숯가루는 어느 명의사에도 비할 수가 없습니다.

숯가루로 나은 만성 설사
- 정정자 씨

저는 나이 60세를 바라보는 여자입니다. 40여 세 무렵부터 이따금 설사할 때가 많았습니다. 그래서 한약방에도 가보고 약국에도 가보고 좋다고 하는 약들은 다 먹어보았으나 별 효과를 보지 못하였습니다. 이런저런 방법 다 써보아도 좋아지는 기색이 보이질 않았습니다. 결국은 병원을 찾게 되었는데 검사 결과, 장이 상당히 나빠져 있다는 의사 선생님의 말씀을 듣게 되었습니다. 의사 선생님 처방에 따라 또다시 약을 먹었습니다. 잠시 좋아지는 듯했지만, 여전히 뚜렷한 효과가 없었습니다.

그러던 중 이웃 마을에 사는 친구가 놀러 왔기에 지금 내 상황을 얘기했더니 그 친구는 "그럼 내 말을 들어주겠느냐?"라는 것입니다. 저는 "그럼, 큰 손해 없으면 듣고말고"하며 농담같이 웃었습니다. 그런데 그 친구는 정색하며 "웃지 말고 꼭 한 번 해봐"하는 것입니다. 그 친구 말은 다름이 아니라 소나무를 태워서 만든 차콜 과립이라는 것이 있는데, 그것을 구해서 먹어보라는 것이었습니다. 저는 그 시커먼 숯덩이로 만든 가루가 무슨 효과가 있으랴? 싶어 웃었습니다.

며칠이 지나도 계속 설사 때문에 불편하니까 친구 말이 머리에 맴돌았습니다. '병은 한 가지라도 약은 백 가지라더라'하는 말이 생각나 '먹어보자'에 생각이 미쳤습니다. 차콜 과립을 구하여 그때 처음 숯가루를 입에 대보았습니다. 그때가 점심 먹기 전이었는데 먹기에는 그리 좋지 않았습니다. 그래도 일단 먹었습니다. 그렇게 저녁에도 먹고 잤는데 다음 날 아침에 일어나니 화장실에 가고 싶었습니다. 그런데 참 신기하지요. 똥이 새카맣게 나오는데 아주 부드럽고 편하게 나오는 것입니다. 저는 지금까지 이렇게 편하게 똥을 눈 적이 거의 없었거든요. 그때 저는 숯가루가 장을 치료하는, 그렇게 신기한 몫을 하고 있다는 것을 알게 되었습니다.

그동안 여러 가지 좋다는 양약을 사 먹어보았지만, 그것은 그때 잠깐뿐, 나에게는 돈만 손해나고 다른 장기에 손해만 미친 것입니다. 숯가루가 저에게는 최고 좋은 약이 되었기에 혹 나와 같이 장이나 위가 나빠서 고생하고 계시는 분이 있다면 꼭 한번 먹어보라고 권하고 싶습니다.

농약 등 해독 작용에 최고인 숯가루

오늘 손님 한 분이 찾아오셔서 "비만 해결, 농약 해결, 당뇨 해결이라고 숯가루 책에 꼭 넣어주세요"하고 부탁했습니다. 그 말을 들으니 문득 떠오르는 사건이 있습니다.

"내 동생이 농약을 먹었는데 병원에서 가망 없다고 하여 집에 데려왔어요. 어떻게 하면 좋아요?"라며 떨리는 음성으로 전화를 하신 분이 있었습니다. 저는 "최선을 다하여 아끼지 말고 숯가루를 사용하세요. 물을 많이 먹이고 숯가루를 계속 먹이세요. 그리고 전신에 숯가루 풀을 쑤어서 붙여주세요. 하루에 2~3회씩 교환해 주고요. 어쨌든 숯가루와 함께 물을 엄청나게 먹이세요. 독이 강하면 강할수록 해독시키는 숯가루도 그만큼 많이 필요하거든요"하고 일러주었습니다.

그 후 몇 달이 지나서 내게 전화한 사람을 만났습니다.

"아이! 참! 원장님, 고마워요! 제 동생이 병원에서 가망 없다고 했는데 회복되어서 지금은 아주 상태가 좋아요. 숯가루가 참으로 신기하더라구요. 풀을 쑤어 올리브유로 개어서 전신에 붙여주었거든요. 그런데 깨끗이 회복된 거예요"하며 내게 반가운 소식을 전했습니다.

농사를 짓는 분들은 농약을 주기 전에 한두 술의 차콜 과립을 드시고 농약을 다 준 후에 다시 차콜 과립 1~2술과 물 2컵을 마시면 그때그때 흡입된 농약을 숯가루가 흡수해 줌으로 농약 중독으로부터 해방될 수가 있습니다.

때때로 상담할 때 어떤 분에게서는 심한 담배 냄새가 납니다. 그러면 자연스럽게 "숯가루 한번 들어보시겠어요?"하고 차콜 과립 병과 물과 숟가락을 갖다드리고 드시는 법을 설명해 줍니다. 그러면 드셔보시고는 "거참, 숯가루가 먹기 어려운 줄 알았더니 사르르 녹아서 넘어가네요"하며 신기한 듯이 숯가루 병을 바라봅니다. 어느새 그의 입에서 나던 담배 냄새나 악취가 없어지는 것을 나는 느낄 수 있습니다. 호흡할 때 폐가 나쁘신 분들도 역한 냄새가 나기도 하는데, 그럴 때도 꾸준히 드시면 냄새가 사라지는 것을 자주 우리 주위에서 보게 됩니다.

또 한 분은 배설이 잘되지 않아 독이 누적된 분이었습니다. 차콜 과립을 드렸더니 배변이 잘되고 속이 아주 편안해졌다고 하는 말도 들었습니다.

하여튼 '현대인의 친구 차콜 과립'이라고 해도 과언이 아닐 정도로 숯가루는 우리 몸에 누적된 독을 빼주는 역할을 톡톡히 해줍니다. 당뇨로 오랜 시간 고생하시던 분도 꾸준히 현미식과 차콜 과립을 복용하시고 서서히 합병증이 사라지는 것을 보았습니다.

공피증이 치료된 착한 공주님

서울에 건강센터를 내기 전이었으니까 1990년쯤으로 기억되는데 제가 실로암에 있을 때였습니다. 서울에 사시는 한 어머니에게서 전화가 왔습니다.

"우리 딸아이가 공피증인데 피부과가 유명하다는 대학병원에 가서 조직검사를 했어요. 그런데 조직을 떼어낸 자리가 붉게 커졌어요. 지난번에 주신 프로폴리스를 먹고 발랐더니 그 자리가 더 크게 번졌어요. 그랬더니 시어머님이 이 약 준 사람한테 얼른 가보라고 하시는데 어떻게 할까요?"

"아, 괜찮아요. 프로폴리스는 우리 몸에 독이 다 나갈 때까지 더 붉어지거든요. 독이 녹아 나가는 거니까 아무 염려 마시고 이리로 데리고 오세요" 했더니, 그날로 22세 된 딸을 데리고 오셨습니다.

이같은 경우의 사례가 또 있는데, 실로암에 함께 살던 조집사님 아들이 있었습니다. 그 아이는 얼굴에 태열이 심하고 온몸이 비늘처럼 일어나 목욕탕 데리고 다니기가 창피할 정도라고 했습니다. 그 아이에게 여름 방학 때 2~3일 금식을 시키고 무염 생식을 한 일주일 시켰습니다. 얼굴에는 프로폴리스를 바세린에 섞어서 발라주었습니다. 바르면 붉게 부어오르는 듯하더니 눈썹 옆으로 진물이 흘렀습니다.

한 일주일이 지나자, 프로폴리스를 발라도 얼굴이 붉어지지 않고 아주 깨끗해졌습니다. 그의 어머니가 임신 중에 그렇게 고기가 당길 수가 없어서 고기를 많이 먹었다는 것입니다. 그래서 나는 이번에도 딸을 데리고 온 그 어머니에게 안심시키는 말을 할 수 있었습니다.

피부가 어떻게 생겼느냐니까 보여주는데 등에 조직검사를 한 부분이 불그스름하게 변해 있었습니다. 가슴과 대퇴부 한 서너 군데에도 피부가 각질화되어 있었고, 점점 각질화되는 부분이 커지면서 더 생겨난다고 했습니다. 저도 이런 질병은 처음 보았습니다.

그녀의 부모는 보이는 피부만 각질화되는 것이 아니라 내장까지 각질화되므로 결국은 죽는, 예후가 나쁜 질환이라고 했습니다. 그뿐만 아니라 그 처녀의 아버지 친구 부인이 이 병으로 사망한 것을 아는지라 부모에게는 크나큰 근심거리였습니다.

저는 "암도 치료되는데 걱정마세요"하고 어머니에게 용기와 위로의 말씀을 전했습니다.

"주로 튀김류, 우유, 빵, 과자류를 좋아하지 않아요?"하고 물었더니, 그녀의 어머니가 "그런 음식만 좋아해요"하시는 것이었습니다.

식사는 아침엔 뿌리채소를 생으로, 생곡분 2~3술을 주식으로, 백초과립 2술, 솔잎 과립 1술을 부식으로, 생아몬드나 캐쉬넛, 피스타치오를 2~4개씩 육류 대신 주었습니다. 김, 파래, 다시마 등 해초류에 생채소를 싸서 먹게 했습니다. 점심엔 잎채소, 저녁엔 과일들을 그리고 프로폴리스를 1일 2회 40방울씩 붙에 나서 먹게 했습니다. 녹즙 2회, 식전 1시간 전에 포도즙 2회를 아침 6시와 저녁 8시에 각각 먹게 했으며 그 중간 공복에는 정혈제 약초인 포디알코를 3알씩 먹도록 했습니다.

그때 캐나다에서 오신 폐암 말기 환자인 분이 계셨습니다. 이 공주님은 그 환자분을 친아버지처럼 돌봐드리고 식사도 같이했습니다. 프로폴리스를 먹으면 상처가 성이 나는 듯하고 숯가루 목욕을 하면 독을 뽑아내는 것이 역력했습니다. 프로폴리스는 독을 안에서 밖으로 밀어내는 듯, 숯가루 목욕은 독을 밖으로 뽑아내는 듯이 환자는 하루하루가 다르게 치료되었습니다.

그뿐 아니라 "환자는 평소 세 배의 물을 마시라"고 했던 물의 중요성을 듣고, 하루에 1.5ℓ들이 유리병으로 5병가량인 7.5ℓ를 마시는데 그 정성을 보고 저도 놀랐습니다. 이렇게 실천을 잘하더니 2주일 만에 각질화되었던 피부가 정상으로 돌아왔습니다.

그녀는 그 2주간을 자기보다 더한 중환자를 최선을 다해 돌봐드리며 숯가루 목욕을 하면서 아주 보람된 시간으로 지냈습니다. 그 폐암 환자 보호자는 아예 그 공주님을 양딸로 삼고 싶다고까지 했습니다.

저 역시 그렇게 각질화되어 번질거리고 딱딱하게 변형되었던 피부가 정상적으로 회복되는 모습을 보고 놀랐습니다. 병이 어디 있든지 상관없이 생채식을 하고 정혈제 식품을 먹다 보면 태열도, 공피증도, 홍반성 낭창도 이렇게 놀랍게 치료됨을 깨달았습니다.

치매도 생식과 숯가루에는 별수 없더라

어떤 분의 소개로 왔다며 우울증과 치매가 겹친 어머니를 모시고 온 딸이 있었습니다. 그 어머니는 67세였는데, 그분의 표정은 굳어 있었고 말이 없었습니다. 병원 몇 곳을 다녀보았으나 별 차도는 없고 상태만 점점 심해져 뾰족한 방향을 잡지 못하고 고심 중일 때 누군가 실로암 건강생활연구원을 소개해 주었다고 했습니다. 저는 그 딸에게 이렇게 말했습니다.

"여기 실로암 건강생활연구원은 울타리가 없는 집이에요. 보시다시피 완전히 개방된 곳이잖아요. 치매 환자는 집을 못 찾아 헤매는 행려병자가 되기 쉽고, 우울증은 자살할 가능성이 있어 오랫동안 돌봐드리기가 무척 어렵습니다. 일일이 따라다니며 돌볼 수가 없거든요. 그렇지만 우선 오셨으니 며칠 훈련 과정이라도 거쳐보세요."

"그렇게 해주시면 고맙지요. 여기 오기 전에 몇 군데 병원 치료를 받아 보았는데 병원 치료는 근본적인 것이 안 되겠다는 생각이 들었습니다."

딸의 간절한 부탁에 4박 5일 동안만 모시기로 했습니다. 하지만 저로서는 여간 걱정이 아니었습니다. '치매에 우울증까지 겹친 환자를 잘 돌봐드릴 수 있을까?' 하는 걱정은 물론이고 산속에 있는 실로암 건강생활연구원에서 혹 길을 잃어버리기라도 하면 큰일이라는 생각이 들었습니다. 그때 마침 실로암 건강생활연구원에 쉬러 오신 한 분이 자원하여 그분을 돌봐주겠다고 나섰습니다. 식사는 다른 환자들과 다름없이 생식 세 끼, 녹즙 2번, 포도즙, 매실 엑기스, 차콜 과립, 산초 과립을 드셨습니다. 옆에서 계속 시켜보며 따라다녔습니다. 그러자 서먹서먹하고 경계하던 눈빛이 서서히 사라지면서 표정이 살아나기 시작했습니다. 나중에는 식사 뒤에 주방 설거지도 맡아 하고 식당과 찜질방도 혼자 왔다 갔다 할 만큼 회복되었습니다.

며칠 더 머물기로 하고 계속 훈련했는데, 안색이 몰라보게 좋아지면서 일요일마다 찾아오는 아들과 딸, 손자 손녀들을 기다리기도 했습니다. 그대로 한 서너 달 지나면 거의 완전하게 회복될 것처럼 진행이 좋았습니다. 늘 자기 핸드백을 챙기고, 시계 따위를 찾아다니던 분이 근한 달 만에 놀랍게 회복되었던 것입니다.

이 치매 아주머니를 바늘과 실처럼 따라다니며 챙겨주었던 아주머니 역시 무척 기뻐했습니다. 그 봉사자의 정성이 아니었다면 치매 아주머니는 그렇게 빨리 회복하지 못했을 수도 있었습니다.

봉사하신 분과 우리는 모두 치매에서 회복되는 것을 보면서 "치매도 생식과 숯가루에는 별수 없구나" 하는 말들을 하면서 치매 아주머니의 회복을 다 함께 축하해주었습니다. 그 아주머니가 계속 천연요법을 실천한다면 다시는 치매에 걸리지 않을 것이라는 믿음이 들었습니다.

허벅지 염증이 아물고
- 조태제 씨

누에를 기르는 잠실에 불이 나는 바람에 불붙은 서까래가 떨어지면서 그만 내 허벅지에 못이 박히고 말았습니다. 그런데 이 상처는 심하게 염증을 일으켰습니다. 숯가루를 올리브유에 개어 붙이고 태양열 치료를 했습니다. 지나가던 사람들이 내 모습을 보면 저마다 한마디씩 던졌습니다. 한 달 넘게 걸리겠다느니, 밀가루떡을 붙이라는 등 별의별 말이 다 있었습니다.

그러나 나는 실로암으로 갔습니다. 그곳에서는 완전 무염 생식을 했습니다. 그리고 숯가루를 공복 기상 시와 잠잘 때 2술씩 먹고 물을 2컵 마셨습니다. 식후에는 골든씰 1알을 먹었습니다. 또 상처에는 과산화수소수를 솜에 묻혀 소독하고 프로폴리스를 상처에 떨어뜨리면 15초 정도는 눈물이 찔끔거릴 정도로 아팠습니다. 그런데 신기한 것은, 고름이 술술 녹아 나왔습니다. 솜으로 닦아내고 숯가루를 올리브유, 유칼립투스와 섞어서 개어 붙였습니다. 원장님은 "잡념이나 걱정을 하면 병이 악화되니, 늘 감사하라"고 말씀하셨습니다.

그런데 어머님 생신이 한 달 후였습니다. 그래서 '그 안에는 꼭 치료되겠지'하고 날짜를 세고 있었습니다. 그런데 한쪽이 아물면 또 그 옆에서 염증이 생기고 또 아물 때가 되면 다시 다른 쪽에 생겼습니다. 3주가 지나서 나는 "에라, 모르겠다"하고 날짜 세던 것을 포기했습니다.

걷지 못하고 앉아만 있으니, 잡념이 생긴다고 내게 일거리를 얼마나 갖다주는지 오히려 조용히 내 시간을 갖고 책이라도 읽고 싶을 정도였습니다. 심지어 콩나물도 다듬으라고 갖다주었습니다. 자기들은 맘대로 돌아다니니 돌아다니지 못하는 내게만 일거리를 주는 것 같아 야속하기도 했지만 시간은 금방 지나갔습니다. 날짜 세는 것을 포기하자 상저가 꾸들꾸들해지고 그냥 아물어버렸습니다. 그래서 어머니 생신 3일을 남겨 놓고 걸을 수 있게 되었습니다.

참! 빠뜨릴 수 없는 이야기는 중간에 좀 좋아지는 것 같아서 나는 김치와 익힌 나물, 간이 들어간 음식을 먹어보았습니다. 상처에는 현저한 차이가 났습니다. 그래서 상처가 아물 때까지 생식 무염식을 했습니다.

어머니 생신 전날, 나는 아주 가벼운 마음으로 실로암을 떠나왔습니다. 그 후 잠시 나는 실로암에서 봉사했습니다. 교육받으러 오신 분들에게 그때의 내 경험을 이야기하며 웃지 않을 수 없었습니다.

그 후 3년쯤 지나서 아버님이 하시는 농사일을 도와드리다가 유행성 출혈열에 걸렸습니다. 병원에서 입원하라고 했지만, 나는 숯가루의 위력을 아는지라 집에 와서 고열이 나는 머리에 찬 물수건을 대고 차콜 과립 2술씩 1일 4회 먹었습니다. 물을 하루에 5~6ℓ씩 마셨습니다. 물론 숯가루 관장도 했습니다. 일주일 만에 아무 합병증 없이 회복되었습니다.

인체에 전혀 부작용 없이 우리 몸의 독을 빼주는 차콜 과립이 우리나라 구석구석까지 보급되기를 원합니다.

※ 조태제 씨는 실로암에서 함께 봉사하던 신앙 독실하고 부지런한 아가씨와 사귀어 후에 결혼하였습니다. 20~30년이 흘러 2025년 현재 조태제 씨 부부는 모처의 노인요양시설을 관리하며 병들고 연로한 노인분들을 위해 봉사하는 아름다운 삶을 살고 있습니다.

12년 동안이나 나를 괴롭히던 천식에서 해방
- 양영진 씨

나는 올해 73세입니다. 1988년부터 기관지 천식으로 고생하면서 살아오고 있습니다. 나는 하나님을 모시고 사는 기독교인이며, 성격은 긍

정적인 편입니다. 하나님은 불가능이 없다는 믿음으로 내 병은 하나님의 역사로 고쳐주실 것을 믿고 살았습니다. 12년에 걸쳐 병 때문에 고생하는 동안 서울 큰 종합병원 여러 곳의 약도 먹어봤고, 경주, 마산, 대전, 포항의 많은 병원 약을 먹기도 했지만 병은 고치지 못했지요. 그리고 많은 약국을 찾아다니며 약도 먹었지만, 효과를 보지는 못했습니다. 모두가 근본 치료는 되지 않고 응급 치료가 될 뿐이었지요. 신문 광고를 보고 석 달만 약을 먹으면 천식 병을 완치할 수 있다는 한약을 먹은 적도 있습니다. 하지만 모두가 다 거짓말이고 속임수였더군요. 그동안 한약, 양약 그 밖에 내 병에 좋다고 하면 무엇이든 먹어봤지만 모두 허사였지요.

지금까지 먹어본 병원, 약국 약 중 마산에 있는 어떤 약국의 약이 효과가 가장 좋았습니다. 하루 세 첩은 꼭 먹어야만 숨쉬는 데 어려움 없이 살 수 있었지요. 약사는 하루에 한 첩은 끊어보라고 권했습니다. 하루 세 번 먹던 약을 한 번이라도 끊어보려고 몇 번이나 시도해 봤지만, 숨이 차서 한 번도 끊지 못하고 하루에 3첩 다 먹으며 살아왔습니다. 약을 먹어야만 살 수 있는 내 생명이라 이러다가 면역력이 떨어지면 더 이상 약으로도 살 수 없다는 생각이 들자 불안한 마음이 생길 때도 종종 있었지요.

그렇지만 '인간의 생사화복은 하나님께서 주관하신다, 이 모진 병은 하나님이 나를 연단하고 내 신앙을 장성하게 하려고 하는 역사에 지나지 않는다, 그러므로 내 병은 꼭 나을 것이다'라고 믿고 살았습니다.

그러던 어느 날, '하루가 다르게 과학과 의술이 발전하는 요즘 세상에 기관지 천식 병을 고칠 수 있는 좋은 책이 나오지 않았을까?' 하는 마음에 서점을 찾았더니, 지금까지 보지 못했던 새로운 책인『이정림의 숯가루 요법』이 눈에 띄었습니다. 그 책을 읽어보니 진정 내 병을 고칠 수 있을 것 같다는 확신이 들더군요. 한평생을 숯과 같이 살았어도 숯이 만성병, 불치병을 고쳐준다고는 생각하지 못했는데 그 책은 숯가루의 효능에 대해 자세하게 써놓았던 것입니다.

곧바로 실로암 건강생활연구원으로 전화를 해서 내 병에 필요한 것을 주문한 뒤, 차콜을 먹고 가슴에 찜질도 하고, 숯가루떡 붙이기와 발 담그는 요법도 했습니다. 일주일 정도 지나니 가래의 양이 5분의 4 정도로 줄고, 숨 차는 것도 좋아지기에 지금까지 하루 한 첩 끊어보려고 몇 번인가 시도해도 못 끊었던 약 중 낮에 먹는 약을 끊어봤는데 조금의 고통도 없이 끊을 수 있었습니다. 그리고 그로부터 20일 지나서는 밤에 먹는 약도 끊었습니다. 물론 충분히 견딜 수 있었습니다. 그래서 지금은 아침에만 한 첩 먹고 있습니다. 정말 놀랄 정도로 숯요법 효과가 좋은 줄 알게 되었지요.

지금까지 크고 좋다는 병원의 약을 다 먹어보았지만 효과를 보지 못했고, 또 현대 의술로는 고칠 수 없다고 한 것이 내 병입니다. 그런데 오로지 연료용으로만 쓰는 것으로 알았던 숯이 성인병과 난치병을 낫게 해서 인간의 귀중한 생명을 살릴 수 있을 정도로 신통함이 있다는데 놀라지 않을 수 없었습니다.

이정림 원장님은 책에서 현대인의 모든 질병의 뿌리는 과도한 육식에 있다고 했습니다. 그리고 난치병을 고친 사람들은 한결같이 육식을 멀리하고 현미식과 채식 자연식을 했더군요. 그런데 나는 아직은 육식을 하고 있으니, 걱정되어 실로암 건강생활연구원 원장님께 전화를 걸어 사실대로 이야기했지요. 그러자 원장님 역시 육식을 끊고 현미식과 채식으로 하라고 했습니다. 그 말을 듣고 나도 단순식, 현미식, 채식을 하기로 마음을 굳혔습니다. 그리하여 12년 동안이나 나를 고생시킨 병에서 벗어날 것을 확신하면서 내가 겪어온 숯가루 요법에 대한 사실 그대로 적어보았습니다. 실로암 건강생활연구원 원장님과 함께 숯을 먹고 치료받는 환자들 모두 다 병이 낫기를 진심으로 바랍니다.

안암도 임파선암도 오진처럼 깨끗해져

1992년쯤 안암(眼癌)에 걸린 4살짜리 남자아이를 데리고 어머니가 왔습니다. 그 후 그 어머니는 아이를 데리고 시골로 가서 천연 치료를 계속했습니다. 떨어진 식품도 보내 달라고 하여 소포로 보내주고 그 부모는 아이와 현미식을 했습니다. 2년 후 그 부모는 아이와 함께 왔습니다. 그냥 보아서는 그 아이가 안암 치료를 받은 아이라고 볼 수 없을 정도로 치료가 되어 있었습니다. 그때까지도 부모가 모두 현미식, 자연식을 했기 때문이었습니다.

지금쯤 그 아이는 어른이 되어 어쩌면 부모가 되었을지도 모르겠습니다. 가끔 손님 중에 안암 걸린 어린이의 엄마가 소개해서 왔다고 하며 찾아오시는 분들이 있었습니다. 미루어 짐작건대 그 엄마는 자연식을 하며 그 아이를 잘 키웠을 것입니다. 가족이 다 자연식으로 바꾸지 않으면 그 집은 100% 실패하게 됩니다.

　　청주인지 충주인지 시청에 다니시는 분이 있었습니다. 임파선암이었습니다. 그의 아내가 원자력 병원에 올 때마다 들러 식품을 한 서너 달 치씩 챙겨갔습니다. 아주 좋아지셨다고 했습니다.

　　이 환자가 치료를 시작한 지 두 달이 지났을 때 그 누이가 친구와 함께 찾아왔습니다. "내 동생이 여기 가보라고 해서 숯가루 사러 왔다"하고 친구와 이야기했습니다. 그때 이 누나는 "내 동생은 암이 아니었나 봐요. 오진이었나 봐요. 지금은 아주 멀쩡하거든요"하고 내게 말했습니다. "오진이 아니라 암은 암이지만 자연식을 하면 그렇게 생각할 정도로 좋아져요"하고 그동안의 경험을 이야기해 주었습니다.

　　자연식을 숯가루와 함께하면, 오진이 아닌가 싶을 정도로 컨디션이 회복됩니다. 이때 방심하고 흰밥, 고기를 막 드시면 결국 재발하여 거의 돌아가십니다. 그러나 끝까지 현미식, 숯가루를 드시는 분들은 놀랍게 치료되는 결과를 가져옵니다.

숯은 내 인생이에요
- 박석하 약사

　　'숯을 얼마나 오래 먹어도 되는지?' 걱정되시나요? 걱정하지 마세요. 나는 12년을 먹었어요. 하루도 안 빠지고. 대한민국에서 12년 약 먹는 사람 있겠어요? 대구에 계신 약사님은 7~8년 먹었어요. 밤에 먹었을 때는 10g, 평상시엔 7g, 고기 먹었을 땐 10g.

크리스마스날 저녁에 숯을 먹으려니 한 2g인가 통에 남았어요. 그래서 숯을 가지러 약국에 다녀올까 말까 고민하다 약국에 갔어요. 그 밤중에.

약국에 가서 숯가루 통을 가져와서 우리 집사람 보는 데서 먹었어요. 집사람이 "완전 미쳤구나! 2g이 뭘 중요하고, 7g이 뭘 중요해서?"라고 투덜댔지만, 나는 "빵집의 케이크를 먹었거든. 그래서 7g을 먹어야 돼"라고 대답하며 숯가루를 먹었습니다.

나는 숯에 미쳤으니까, 숯은 내 인생이라고 적었어요. 내 인생에 숯은 필수입니다. (2019. 7. 8)

항문 농양이 수술하지 않고 사라졌어요
- 서영옥 씨

올겨울 낮에 직장 퇴근하고 야간에 요양 교육을 하게 되었습니다. 거리가 먼 관계로 집에 돌아오면 밤 12시에 잠잘 수 있었습니다. 한 달 반을 이렇게 주경야독하다 보니, 몸이 꽤 많이 피곤하고 힘들었습니다. 너무 힘들어서 그런지 언제부턴가 항문이 아파 병원에 가보았더니 항문 농양이라고 했습니다. 간단한 수술이라 제거하면 된다 해서 수술 날짜를 잡았습니다. 수술 날짜를 기다리는 동안 아는 약사님께 전화했더니 수술하지 말고 숯 치료를 하라고 알려주셨습니다.

바로 수술을 취소하고 집으로 돌아와 곧바로 숯가루를 구매해 약사님이 알려주신 대로 하루에 두 번씩 숯 좌욕을 하였습니다. 숯 좌욕 후 천연항생제 골든씰 가루에 물 조금 넣어 되게 반죽해서 항문에 넣으라고 해 그대로 하였습니다. 그리고 아침저녁으로 따뜻한 물 한 컵에 숯과 립을 복용하라고 해서 그대로 했습니다. 숯과립 복용 후 2시간 지나서 프로폴리스 먹고, 그 1시간 후 아침 식사를 하고, 식사 30분 후 천연항생제 골든씰도 복용했습니다. 점심 때는 숯과 프로폴리스는 안 먹고 골든씰만 먹었습니다.

이틀 동안 약사님 지시대로 했는데 통증이 사라지고 4일째 되는 날 검사하러 갔더니 완치됐다고 합니다. 수술하지 않고 숯과 천연항생제로 항문 농양이 사라졌습니다. 수술하지 않고 나아서 너무 행복했습니다. (2020. 2. 25)

커다란 폐 육아종 여섯 개가 온데간데없이 사라졌다

어느 날부터 폐가 답답하고 때로는 가슴을 콕콕 찌르는 듯한 통증도 간간이 있고 숨이 차서 계단 올라다니기도 힘들던 차 엑스레이를 찍게 되었는데 폐에 육아종 큰 것이 여섯 개나 발견되었습니다. 의사 선생님이 이 폐 육아종이 폐암으로도 발전할 수 있다고 3개월 동안 지켜보고 커지면 수술하자고 했습니다.

그래서 기다리는 동안 숯가루를 열심히 먹어보기로 했습니다. 숯가루를 1일 2회 기상 시, 취침 시 공복에 2수저씩 따뜻한 물과 함께 복용하였습니다. 다른 건 일절 안 하고 숯가루만 3개월 동안 열심히 복용한 결과 폐 속에 있던 커다란 육아종 여섯 개가 온데간데없이 사라지고 그 자리에 석회가 허옇게 끼어 있었습니다. 이 석회는 긁어내지 않으면 안 없어지는데 숯가루를 또 3개월 먹고 다시 사진을 찍어봤더니 그것도 깨끗이 사라졌습니다. 숯가루가 효과가 좋은 줄은 알고 있었지만, 이런 효과까지 있을 줄이야! 나도 놀라고 의사 선생님도 무척 놀라워했습니다.

2년 전 이야기였는데, 그때 이후론 가슴이 답답하던 것도 말끔히 없어지고 콕콕 찌르던 통증도 완전히 사라져서 지금까지 아무 이상 없이 건강하게 잘 지내고 있습니다. (2020. 4. 24)

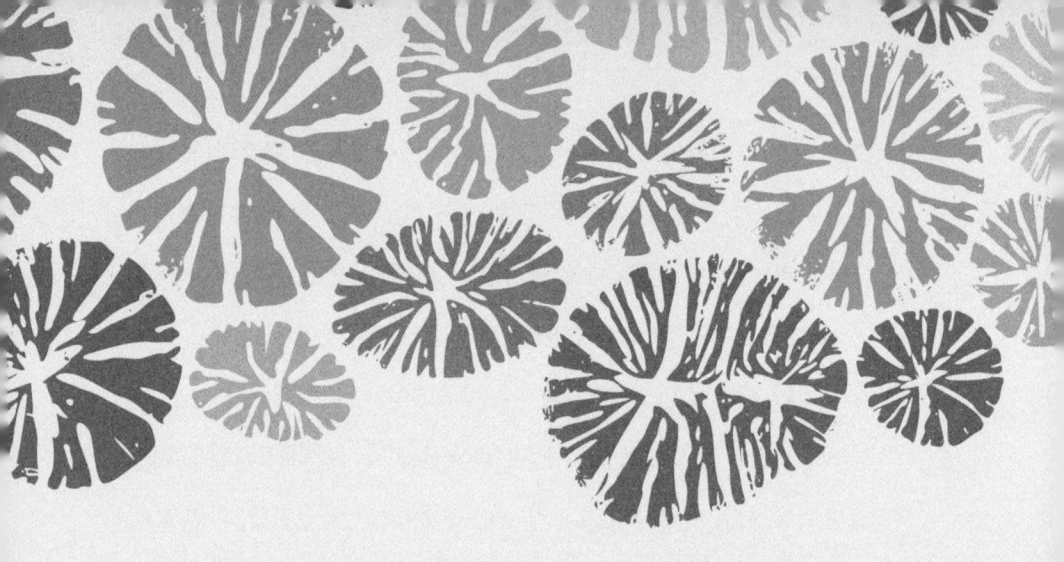

이정림의 내 몸을 살리는 숯가루의 기적

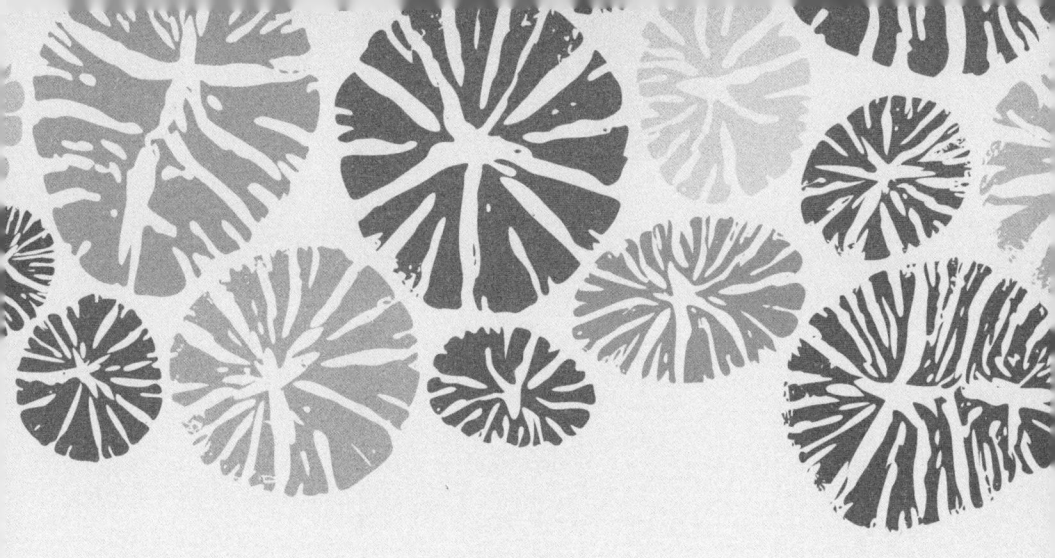

| 제5장 |

이정림 원장이 강조하는
생활 속 건강관리

운동의 중요성

햇빛이 비치는 곳에서 땀이 나고 숨이 턱턱 막힐 정도의 운동은 우리의 심장과 폐를 아주 튼튼하게 해줄 것입니다. 하지만 현대인들은 자동차 홍수 시대를 맞이하여 가까운 거리를 걷는 것도 차에 빼앗겨서 우리의 신체는 약해질 대로 약해졌습니다.

옛날에 쌀 한두 말을 머리에 이고 이삼십 리씩 거뜬히 걸어 다니셨던 우리 어머님 시대의 분들이 오히려 지금 20대 청소년보다 힘을 더 쓸 수 있었던 것은 중노동으로 단련되었기 때문입니다. 1주일에 4~5일 정도 20~30분씩이라도 뛰기, 달리기, 줄넘기를 꾸준히 하면 우리의 심장과 폐는 놀랍게 튼튼해집니다. 결국 인간이 죽는 것은 심·폐 정지입니다. 조금만 아파도 움직이지 않고 누워 있으면 점점 병은 위중해지고 자연 무덤으로 갈 수밖에 없습니다.

꾸준히 운동하고 음식을 절제하면 놀라울 정도로 회복이 될 것입니다. 중환자일수록 매일 운동을 하세요. 본인이 못하면 수동적으로든지 기계를 이용해서라도 운동을 하면 심장 박동, 호흡수가 좋아집니다. 5장에서 소개하는 건강 법칙 중 이것은 별것 아니라고 제쳐놓을 수 있는 것은, 단 하나도 없는 절대적인 것입니다.

환자는 식사 후마다 걷고 심호흡을 꾸준히 해주면 놀라운 결과를 보게 됩니다. 또한 산을 타면 더할 나위 없이 좋습니다. 녹슬어 없어지느니 적당한 운동과 노동으로 닳아서 없어지는 것이 더 낫지 않을까요? 마당 쓸고, 빨래하고, 청소하고 나면 상쾌할 뿐만 아니라 신진대사가 왕성해지므로 노폐물을 땀으로 빼서 정신도 맑아집니다. 일부러 한증막에 갈 필요가 없습니다.

운동하면 첫째 기분이 상쾌해지고, 둘째 혈액 순환이 촉진되며, 셋째 식욕이 돋워지고, 넷째 영양 공급이 원활해지며, 다섯째 노폐물 배설이 잘되고, 여섯째 스트레스가 해소됩니다.

특히 암, 당뇨, 고혈압, 심장병, 중풍 등의 질환이라면 적당하게 운동양을 서서히 늘려 실행함으로써 건강을 되찾으시길 바랍니다.

운동요법

아무리 채식을 하더라도 운동이 부족하면 신진대사가 왕성하지 못하여 순환계, 호흡계, 소화계, 배설계의 기능이 약해져 효과를 못 봅니다. 사람이 죽는 것은 결국 우리 몸에 쌓인 독이 체외로 빠져나가지 못

하기 때문입니다. 통증, 불편함 때문에 활동을 못 하게 되면, 폐, 순환계가 약해져서 신체 전 기관에 활발하게 혈액 공급을 하지 못하게 됩니다. 그래서 아무리 중환자라고 하더라도 운동이 필요한 것입니다. 스스로 하지 못하면 기계를 이용해서라도 해야 합니다. 그럼 중환자를 위한 수동 운동 몇 가지를 소개하겠습니다.

손발 흔들어주기(모관운동) 양손을 들고 2~3분간 1일 2~3회 흔들어 줍니다. 누워서 양발을 들고 역시 2~3분간 흔들어 줍니다. 그리고 맥박을 재어보면 아주 여리고 약했던 맥이 이렇게 간단하게나마 운동을 하고나면 맥이 좀 강해지고 빨라진 것을 느낄 수 있을 것입니다. 중환자에게는 이런 미동도 놀라운 효과를 가져올 수 있습니다.

붕어 운동 오랜 시간 자리에 누워 있으면 척추가 굳기 쉽습니다. 척추를 타고 모든 자율신경이 흐르기 때문에 척추를 흔들어 주는 것 역시 중요합니다. 한 사람은 환자의 머리맡에 앉고 또 다른 보조자는 환자의 발치로 갑니다. 요추를 중심으로 머리에 앉으신 분은 환자의 상체를 오른쪽으로 발치에 있는 분은 두 발을 오른쪽으로 굽혀줍니다. 동시에 왼쪽으로 오른쪽으로 2~3분간 되풀이 해줍니다. 이런 운동을 시켜주는 바이패스 운동기라는 기계도 있습니다.

걷기 환자 스스로가 걷는 운동은 아주 중요합니다. 중환자일수록 흙냄새를 맡으며 흙을 밟을 수 있는 길을 걸어야 합니다. 그냥 살살 걸으면 통증이 있을 수 있고 아프면 어쩌나 하는 염려도 있습니다. 그러나 심호흡을 하면서 네 발짝 걷고 숨을 들이마시고 속으로 하나, 둘, 셋, 넷 세면서 네 발짝 걷고 내쉽니다. 이렇게 심호흡을 하면서 식후 20~30분간 옷을 따뜻하게 입고 걷는 것은 아주 중요합니다. 또한 필수적으로 해야 합니다.

산책 평지를 걷는 것보다 더 효과가 있는 것은 산에 오르는 것입니다. 산도 잡목이 우거진 산보다 잣나무, 소나무가 우거진 산이 환자에게는 더 좋습니다. 양질의 산소를 주기 때문입니다. 등줄기에 땀이 송송 날 정도의 운동은 더할 나위 없이 치료에 도움을 주고 신진대사를 왕성하게 하여 혈액 순환을 돕고 노폐물 배설을 돕습니다.

달리기 30분 걷는 것과 5분 달리는 것은 에너지 소모로 볼 때 동등합니다. 전신 운동이 되는 것은 달리기입니다. 숨이 헉헉 막히고 땀이 나도록 매일 꾸준히 운동하는 것은 치료뿐 아니라 질병 예방에도 놀라운 효과가 있습니다.

비록 육식하더라도 운동을 꾸준히 하시는 분은 채식하면서 운동 안 하는 분보다 건강합니다. 인체의 건강 법칙은 어느 것은 중요하고 어떤 것은 덜 중요하고가 아닙니다. 그래서 돈으로 해결할 수 없는 부분에 이 운동도 포함됩니다.

일반 생활 속에서 1970~80년대에 이미 미국은 집마다 차 한 대씩이라더니, 우리나라도 국민 소득이 높아져 1990년대부터 한 집에 차 1~2대 꼴은 되더니 이제는 1인 1대 시대가 되는 것 같습니다. 어딜 가나 막히다보니 차로 가느니 차라리 걷는 것이 빠를 때가 종종 있습니다. 일부러 전철을 이용하거나 버스 한두 정거장 걷는 것은 기분을 상쾌하게 합니다. 갑자기 많이 걸으면 안 되고, 최소한 하루에 5천 보~만 보 걷기 운동을 하여 녹슬어 가는 다리의 힘을 기르고 활발한 에너지 활용을 균형지게 함이 바람직합니다.

현대인들에게는 먹거리가 무척 흔합니다. 어디를 가든 먹을거리 천지입니다. 그러나 문명의 발달은 인간이 운동할 수 있는 기회를 점점 빼앗아 갑니다. 그래서 요즈음에는 소아 당뇨, 비만, 간염, 천식 이런 질환이 너무 흔하게 나타납니다. 결론적으로 적당한 운동을 가족 단위로 즐김으로써 무서운 병을 예방하기를 바랍니다.

영양과 식사

영양과 식사가 중요하다는 것을 모르는 사람이 어디 있겠습니까?

그러나 무엇을, 어떻게, 언제 먹느냐 하는 바른 지식이 부족해서 얼마나 많은 사람들이 오랜 시간 고생하다 무덤으로 갔는지 모릅니다. 그래서 균형 있는 영양과 바른 식사 방법을 소개하겠습니다.

하나님께서 인간에게 주신 식물은 "씨 맺는 모든 채소와 씨 가진 열매 맺는 모든 나무들(창1:29)" 즉 곡식과 과일, 채소와 견과류입니다. 결국 땅에 뿌리를 박고 자란 식물이며 움직이지 못하는 것입니다. 쉽게 대별해 보면 곡류, 과일류, 견과류, 채소류인데, 자연의 이치와 순리대로 그때그때 나는 것을 있는 그대로, 생긴 그대로 드시는 것이 가장 좋은 방법입니다.

1. 곡류 : 통밀, 현미, 보리, 기장, 조, 수수, 팥, 콩, 율무, 메밀, 옥수수 등
2. 과일류 : 사과, 배, 귤, 바나나, 레몬, 포도, 키위, 체리, 앵두, 자두, 살구, 버찌 등
3. 견과류 : 밤, 잣, 호두, 개암, 아몬드, 땅콩, 캐슈넛, 피스타치오, 브라질넛 등
4. 채소류 : 근채, 엽채, 과채로 나누어 보면 다음과 같습니다.
   *근채 - 당근, 비트, 무, 야콘, 고구마, 감자, 토란, 우엉, 연근, 인삼, 도라지, 더덕 등
   *엽채 - 배추, 양배추, 무청, 시금치, 쑥갓, 신선초, 케일, 컴프리, 상추, 양상추 등
   *과채 - 딸기, 참외, 수박, 오이, 가지, 호박, 고추, 토마토 등
5. 해초류 : 미역, 다시마, 김, 파래, 켈프, 매생이, 톳나물 등(해초류는 단백질, 칼슘, 요오드, 항산화물질인 폴리페놀과 알긴산, 마그네슘, 철분, 비타민K 등의 미네랄과 비타민, 식이섬유까지 풍부한 식품입니다. 그러나 해양 오염으로 미세 플라스틱, 원전 오염수 방류, 방사능 유출로 이제는 안심하고 먹을 수 없으니 참 안타까운 일입니다.)

이와 같은 것들을 균형 있게, 자연에 가깝게, 요리는 간단히, 원형이 무엇인지 보이게 매끼 골고루 잡수셔야 합니다.

주의 사항

첫째, 과일과 채소를 동시에 드시지 마십시오. 과일과 채소는 서로 소화되는 시간이 다르기에 함께 섭취하면 우리 몸의 소화기 내에서 조화를 이루지 못하고, 독이 되어 가스가 발생하게 됩니다.

주로 아침과 점심에는 근채와 엽채를 곡류와 함께 드시고, 가능하면 저녁은 아주 간단하게 7시 이전에 빵이나 감자, 고구마, 야콘, 바나나를 주식으로 하고 부식으로는 채과나 과일을 드시면 됩니다. 신맛 나는 과일은 피로 회복에 매우 좋습니다. (단 채과와 근채, 해초는 과일과 같이 드셔도 됩니다. 견과류는 아침, 점심에 적당량을 드십시오.)

종 류	같이 먹을 수 있는 것
채 과	과일, 근채, 엽채
엽 채	채과, 근채
과 일	근채, 채과
근 채	과일, 채과, 엽채

둘째, 식사와 식사 사이의 간격은 5~6시간이 좋습니다. 적당량의 제 식사를 했을 때, 소화, 흡수, 대사에 필요한 소요 시간이 4시간이고, 나머지 1~2시간은 소화기관이 다음 식사를 위하여 충분히 쉬어야 할 시간입니다.

단 즙은 15분이면 흡수가 다 되기 때문에 소화가 다 된 식후 4시간이 지나 공복에 드셔야 효과를 거둘 수 있습니다. 즙도 과일과 채소를 섞지 않는 것이 좋습니다.

밥은 현미에 다른 잡곡 2~3가지를 번갈아 가며 섞어서 짓되 식사 시간은 30~40분간 충분히 씹어서 침과 골고루 섞어 삼키시기 바랍니다. 간식, 야식, 과식, 속식, 육식을 일절 금하시고 식후 2시간, 식전 30분에 꼬박꼬박 물을 드시면 아무리 심한 위장병이라도 치료할 수 있습니다.

셋째, 간식, 과식은 자기 무덤을 파는 행위입니다. 간경화, 당뇨 환자는 간식, 과식을 아주 잘하는 편입니다. 이 두 가지만 금해도 다리가 코끼리처럼 붓고 만삭이 다된 임산부처럼 복수가 찼던 사람도 놀랍게 치료되는 모습을 볼 수 있습니다.

그러나 아주 많은 사람들이 자기의 그릇된 습관은 고치지 않은 채 몇 알의 약으로 병이 뚝 끊어지기를 바라며 마음대로 방종하고 무질서하게 살면서 건강하기를 바라고 있습니다. 하지만 우리 인체는 정확합니다. 얼마만큼 인체의 건강 법칙을 지키느냐에 따라 죽을 사람이 회복되기도 하고 살 수 있는 사람이 죽기도 합니다. 타고난 저마다의 체질이 있지만, 후천적으로 관리해야 할 책임은 본인에게 있는 것입니다.

간식은 왜 해로운가?

식후 2시간 정도 지났을 때는 고체 음식이 위를 빠져나가기 시작하여 소장에서 영양을 흡수하여 한참 문맥(門脈)을 타고 간으로 보내고 간에서 대사를 준비할 때입니다. 이때 위장으로 물이 아닌 다른 음식이 들어오면 자율신경 중에서 소화기는 주로 부교감신경의 지배를 받는데 이 신경은 위장에 다시 들어온 음식을 감지하고 그 음식을 소화시키기 시작합니다.

"장아, 너 하던 일 중단! 저 위장에 온 음식부터 소화시켜 내려올 테니까." 소장의 흡수하던 일이 중단되고 흡수하기 직전의 음식은 아주 죽 같은 형태로 썩기 시작하여 가스가 발생합니다. 과식, 간식했을 때 배가 아프고 가스 통증을 호소하는 것은 바로 이 때문입니다.

이때 가정 상비품 차콜 과립 1~2술을 따끈한 물 1~2컵으로 드시면 아주 좋습니다.

저도 간식, 야식, 과식, 속식, 육식의 위험성을 깊이 인식하고 규칙적으로 식사하여 쓰리고 아프던 제 위장병을 치료한 경험이 있습니다. 그 당시 저는 어디를 가다가도 속이 쓰리고 아프면 버스에서 내려 아무 구멍가게나 들어가서 빵이든 과자든, 사과, 우유, 아이스크림 등 이것저것 집어 먹어 위를 채웠지만, 그때마다 속이 쓰리고 아픈 것은 어쩔 수가 없었습니다. 그것은 아마도 위장이 "주인님! 나는 너무 과로해서 지쳤어요. 제발 저 좀 쉬게 해주세요"하는 호소였음에도 불구하고 그럴 때마다 위가 비어서 그런 줄 알고 또 음식을 먹었으니, 위는 완전히 망가질 대로 망가지게 되고 마는 서글픈 결과를 얻게 되는 것입니다.

그 뒤 이것을 치료하기 위해 식후 2시간마다 꼬박꼬박 물을 마시고 일체 간식을 금한 뒤 기상 시와 잠자기 전, 속이 거북할 때 차콜을 먹었습니다.

그러던 어느 날 퇴근하여 직장 가까이에 사는 평소 잘 알고 지내던 언니 집에 들렀습니다. 뜰에 복숭아가 먹음직스럽게 잘 익어있었습니다. 먹으라고 내놓기에 "간식은 안 해. 저녁으로 먹을게"했더니 밥까지 차려와서 맛있게 먹었습니다. 그때 시간이 4시 30분. 평소의 저녁 식사 시간은 5시 30분~6시였는데 1시간 일찍 먹고 이 얘기 저 얘기하다가 6시가 되어 일어서려니 속이 어찌나 거북한지 치마허리를 잠글 수도 없었습니다. 즐겨 가는 건강식당까지 간신히 걸어와서 차콜 1술을 먹고 좀 편안해진 뒤 집으로 돌아왔습니다. 화장실에 갔더니 얼마나 많은 가스가 나가는지. 그제야 복부가 편안해지는 것을 느꼈습니다.

현대인들은 너무나 먹을 것이 흔해서 아무 때나 어디서든지 이것저것을 먹을 수 있고, 또 그렇게 먹으니 항상 만성 두통과 복부가 거북한 상태에 이골이 나서 속이 편한 상태가 어떤 것인지 모르고 지냅니다.

그러나 건강 법칙을 지켜 제 궤도에 오르면 조금만 잘못되어도 그 즉시 증상이 나타나게 된다는 사실을 깨닫게 될 것입니다. 또한 많은 사람들이 자연식을 한다고 무분별하게 과일과 채소를 섞어서 즙을 내서 드시는데 안타깝기 짝이 없습니다. 과일과 채소는 소화되는 시간이 다르기에 독이 될 수도 있습니다.

상담한 모든 분들께 각각 주의 사항을 적어주지만, 그 누구에게나 공통적으로 섞어드리는 내용은 '일체 간식과 야식, 과식, 속식, 육식을 금하세요'라는 것입니다.

1992년 5월 11일, 간과 위에 암이 있는 복합암환자 한 분이 오셨습니다. 3월 17일에 진단을 받았다고 하는데 이분은 의사를 잘 만났습니다.

의사 선생님께서 "만에 하나 오진이 아닐까 해서 이 병원 저 병원 헤매지 말고 치료하려면 식이요법이나 하십시오"라고 충고를 해주셨다는 겁니다.

그래서 현미식, 녹즙, 보조식품 등 몸에 좋다는 것을 이것저것 드셨다는데 얼굴색은 병색이 완연했고 위와 간 부위에 손바닥 크기 만한 종양이 만져졌습니다. 주의 사항 및 식단을 적어드리면서 제대로 익히려면 실로암 건강생활연구원으로 오시라고 했습니다.

13일 오후 5시경 실로암 건강생활연구원에 오셔서 만 48시간 후 뵙게 되니 얼굴색이 좀 살아있고 체중이 빠진 것이 눈에 보였습니다. "체중이 빠졌네요"했더니 그렇게 보이느냐고 1kg 줄었다고 하시면서 엄청난 양의 변을 보셨다고 했습니다. 다시 간, 위장 부분을 만져 보고 깜짝 놀랐습니다. 이틀 만에 손바닥 만하던 종양이 양쪽 다 주먹 만하게 줄었던 것입니다. 그의 부인도 종양 크기가 준 것을 확인했습니다. 이런 경우는 열심히 믿고 실천한 분들에게서 종종 볼 수 있는 일입니다. 아무리 좋은 식품도 간식이나 과식을 하면 안 먹느니만 못합니다.

예로부터 우리 민족은 손님 대접 제일주의로 때가 되었든 되지 않았든 간에 무조건 음식상을 푸짐하게 차려 내왔습니다. 이제부터는 물을 대접할 때인지 식사를 대접할 때인지 알고, 나의 건강뿐만 아니라 우리들의 건강을 함께 보전하도록 해야겠습니다.

과식

　한 간암 환자가 고열이 나는데 물리치료법인 전신 찜질을 통해서 땀으로 독이 계속 배출되도록 유도하였더니, 일주일이 지나자 해열되기 시작하여 10여 일이 되었을 때는 언제 그렇게 앓았냐는 듯 거뜬히 회복되었습니다. 고향으로 돌아가니 다 죽었던 사람이 살아왔다고 고향 사람들이 무척 반가워했습니다.

　그 뒤 한 달이 지난 어느 날, 장모님이 오셔서 맛있게 차려 준 저녁 식사를 건강한 사람보다 많이 먹은 후 그날 밤, 의식을 잃었다가 일주일이 지나 황달이 오고, 2주일 후에 임종하고 말았습니다.

　나의 실수는 그분에게는 주의 사항을 미처 가르쳐드리지 못한 것입니다. 사무실로 오신 분이 아니라 전화로 안내만 했던 분이었기 때문인데 그분의 의식 잃은 모습을 보고 얼마나 죄책감에 빠졌는지 모릅니다. 다 된 밥에 재를 뿌린 격이 되었으니 그 실수를 거울삼아 이제는 철저히 간식, 과식의 피해를 강조하면서 절대 금지하라고 합니다.

　인체는 너무 많이 섭취된 영양을 일단 저장은 해야 하므로 이 근육, 저 근육에 저장하고 특히 인체에서 활동을 별로 안 하는 복부나 둔부까지 저장하게 됩니다. 그래서 과식은 간 기능이 약한 사람들에게는 특히 절대 금물입니다.

　요즘은 굶어 죽는 사람보다 너무 많이 먹어서 죽음에 이르는 경우가 더 많습니다. 『좋은 음식 올바른 식사』라는 책을 보면 조금 극단적인 표현이기는 하지만, "많은 사람들의 무덤에는 너무 많이 먹어서 죽은 사람들이라는 비문을 써야 한다"라고 적혀있을 정도입니다.

장수하는 분들은 양이 많다 싶으면 얄미울 정도로 한 술이라도 남기고 절대로 과식은 하지 않는 것이 공통점입니다.

육식

아담과 하와가 거닐던 에덴동산에 도살장이나 정육점이 있었을까요? 하늘에서 원래 인간에게 주신 음식은 육식이 아닙니다. 성경 역사상 노아 홍수를 기준으로 평균 수명이 달라집니다. 아담부터 노아까지는 912세인데 비해 노아 홍수 이후에 아브라함까지 10대 자손의 평균 연령은 332세입니다. 결코 우연한 일이라고 볼 수 없습니다. 부분적으로 레위기 11장에 명시된 정결한 짐승만 먹었어도 912세에서 332세로 평균 수명이 떨어졌거늘 하물며 오늘날에야…

육식뿐만 아니라 쉽고 편리한 가공식품들이 쏟아져 나오고 있는데 이미 요리되어 먹기 쉽고 시간은 절약되지만, 이런 식품 속에는 우리 몸에 조절영양소로 꼭 필요한 비타민과 무기질이 파괴된 상태로 존재하거나 무기성으로 몸에 이물 작용을 한다는 사실을 까마득히 모르고 있습니다. 무기성 칼슘은 우리 몸에 독을 형성하고 유기성 칼슘은 무기성 칼슘을 녹입니다. 주로 신석(신장결석)이나 담석은 수분 섭취가 적고 육류를 잘 먹으며 생채소를 즐기지 않는 분들에게서 흔히 볼 수 있습니다. 옛말에 "돼지고기는 잘 먹어야 본전"이란 말이 있습니다. 거의 대부분의 사람들이 돼지고기를 먹으면 해롭다는 의미입니다.

1993년 2월 말경 S병원에서 개복을 했다가 덮은 환자의 아드님이 찾아왔습니다. 췌장암으로 다른 장기까지 퍼져 손도 못 대고 그냥 덮었고 항암제를 맞으면서 집에서 치료 중이신데 통증이 무척 심하다는 것이었습니다. 문득 S병원 근무 시절 췌장암으로 전신이 노랗게 물들다 못해 흑달이 되어 통증 때문에 고통스러워하면서도 잘 견디시던 한 분이 떠올랐습니다. 이 세상에서 가장 착하고 남에게 나쁜 짓은커녕 싫은 말 한마디도 못하는 그런 분이었습니다. 그런데 이런 착한 분들이 주로 췌장암, 간암에 잘 걸리는 것 같아 더욱 안타깝습니다.

"아버님은 너무나 선하신 분이지요?"

"어떻게 아세요?"

"질병을 보면 그분의 성격을 알지요."

식단표와 주의 사항을 적어주고 식품과 「신선들의 음식」 테이프를 챙겨 보냈습니다.

일주일 후, 왜소한 한 분이 그때 왔던 아드님과 함께 들어서는 것이었습니다. 너무 심하게 아파서 그 주일을 못 넘길 줄 알았는데 여기에서 하라는 대로 3일을 하니 대변을 엄청나게 보고 통증이 사라졌다고 하는 것이었습니다. 이 테이프를 듣고 내가 왜 병에 걸렸나 감을 잡았다는 그분의 말을 들으니, 눈시울이 뜨거워졌습니다. 그분의 손을 꼭 잡으며, "됐습니다! 그대로 꾸준히 실천하시면 분명히 회복될 수 있습니다"라고 용기를 드리고 끝까지 실천할 것을 부탁하였습니다.

그 후 한두 달이 지나서 전화가 왔습니다. "우리 제수씨가 갈테니 잘 좀 해주라고요."

며칠 뒤 전라도 고흥에서 아주머니 한 분이 오셨습니다. 바로 그분의 제수였습니다. "우리 시아제는 다 나았수라. 통증 때문에 네 방구석을 기었는디 지금은 논밭 다 돌아다니지라!"하고는 말을 이었습니다.

"우리 친정아버지는 88세이신디 방광암이지라에. 미음밖에 못 자시는디 시아제 좋아지신 것 보고 가만히 있을 수 없지라이. 그래서 왔으니 원장님 잘해주셔이."

그 아주머니는 식품을 한 박스를 이고 가셨습니다. 그 친정아버지는 매달 식품을 가져가시고 건강하게 지내시며 89세가 되셨습니다.

그런데 개복했다가 손을 못 대고 닫았던 그분은 62세였는데 5~6개월 잘하시다가 쇠고기, 오징어 한 번 드시고 통증이 다시 와서 돌아가시려고 한다며 친정아버지의 식품이나 챙겨 보내 달라는 제수의 전화를 받고 얼마나 안타까웠던지 그 즉시 고흥으로 전화했습니다.

"원장님! 살려주셔이! 통증이 와서 죽겠어라." 가까이 계시면 당장 좇아가서 도와드리고 싶은데 그러지도 못하고 그분의 한 번 실수가 영영 잠들게 하고 말았습니다.

분명히 좋아지고 있었는데 귀가 얇아서 뭐가 좋다면 또 드시고 곁길로 가서 실패한 경우를 보면 안타까울 때가 한두 번이 아닙니다. 육식으로 인한 피해만 쓴다고 해도 지면이 모자랄 정도입니다.

다음의 도표를 보시고 참고하시기 바랍니다.

시 대	음 식	평균 연령	사망 원인
홍수 전	견과, 과일, 곡류, 채소	912세	자연사
홍수 후	채식과 정결한 육식(기름과 피 제외)	332세	자연사
모세시대	육식, 자연식	70~80세	병사, 사고사
현시대	육식, 가공식 등 기호 식품		급사, 요절, 병사

자, 그래도 자연으로 돌아가지 않고 지금 즐기는 그 음식을 그대로 계속 드시겠습니까? 요즈음 끔찍한 사건들이나 천륜을 배반하는 기사의 뉴스를 종종 보게 됩니다. 왜 그렇게 되었을까요?

육식, 튀김류, 가공식은 에너지 공급은 되지만 조절영양소가 결핍되어 피를 진하고 탁하게 만들어 판단력을 흐리게 하고 순간을 참지 못하게 하는 조급한 사람으로 만듭니다.

문화는 발달하지만 부모와 자식 간의 대화 결핍, 돈으로 해결하려는 황금만능주의! 이래서야 되겠습니까?

제 소원은 수감자들, 문제 청소년들에게 두 달만 생채식을 시켜서 그들의 성격이 적극적이고 긍정적이며, 자신을 돌이켜 반성할 수 있는 자세로 바꾸어보는 것입니다. 시범적으로 한 곳만이라도 먼저 그렇게 해보고 싶습니다. 정책적으로 한다면 동방예의지국, 백의민족의 아름다운 정신이 세계에 널리 알려지고 세계를, 우주를 아름답게 사랑의 고리로 연결할 수 있으리라고 확신합니다.

성격이 유별난 사람은 채소를 거의 먹지 않고 튀김류, 육식을 좋아하는 분들입니다. 식성과 성격을 잘 관찰해 보세요. 개에게도 고기만 먹이면 사납게 되고 채소만 먹이면 아주 순한 개가 됩니다. 믿어지지 않으면 지금 실험해 보십시오.

중환자가 요것쯤이야 하고 드신 고기 한두 점이 암세포의 양식이 되어, 줄던 암세포가 다시 자라게 됩니다. 결국 식욕을 못 이긴 부절제가 영영 이 세상을 하직하게 만드는 것입니다.

혹간 고기도 못 먹고 사느니 죽는 게 낫다는 분도 있습니다. 고기를 먹지 않는 습관을 들이면 고기 냄새만 맡아도 메스껍고 거북해지게 됩니다.

만약 단백질이 염려된다면 절대로 걱정할 필요가 없습니다. 소가 무엇을 먹고 자랍니까? 볏짚이나 콩대, 풀, 겨를 먹고 자랍니다.

속식

식사는 즐겁고, 기쁘게, 천천히 꼭꼭 씹어 드셔야 합니다. 음식을 왜 그리 빨리, 서둘러서 삼키는지 모르겠습니다. 또한 요리 시간은 긴데 식사 시간은 왜 그렇게 짧은지. 그러나 이와는 반대로 요리 시간은 짧게 하고 식사 시간은 30~40분간으로 하여 어떤 음식이든지 침과 섞지 않은 채 목구멍을 통과시키지 마시기 바랍니다. 익힌 것은 씹지 않아도 술술 넘어갑니다. 국이나 찌개에 밥을 말아서 드시지 말고 마른 밥을 오래 씹어서 생채소와 함께 드십시오.

뇌종양 환자에게 10개월간 여기에서 짜 준 식단대로 실시하게 한 뒤 찾아가 보았더니 예전에 홍안 소녀라는 말이 실감 날 정도로 얼굴에 생기가 돌고 불그스름하게 윤기가 났습니다. 요즈음 10대 청소년의 얼굴에 홍안이 사라진 지 오래입니다. 단어조차 잊어버린 지 오래된 듯합니다.

위장 안에는 치아가 없습니다. 입안에서 완전히 방아를 찧어 죽 같은 형태가 되었을 때 삼키세요. 탄수화물은 침과 섞여야 프티알린(ptyalin)에 의해 전분이 분해되고 소화되기 때문입니다. 바쁘다고 빨리 드시고 무덤에도 빨리 가시렵니까? 이왕 사는 것, 서둘러 보았자 자율신경 기능만 깨져서 병을 더 키우게 되고 결국 갈 곳은 무덤뿐입니다. 여유 있게, 즐겁게 지내는 것이 건강 비결입니다.

결론적으로 식사는 간단하고 균형지게, 가능하면 생것으로, 삶은 것보다는 찐 것, 찐 것보다는 구운 것, 구운 것보다는 생것으로 요리 시간은 짧게, 식사 시간은 길게, 채소, 해초류, 근채류, 과일류를 골고루, 식사 사이의 간격은 5~6시간으로, 정제된 것보다는 자연에 가깝게 하실 때 내 몸에 자라고 있던, 발견되지 않은 암도 없어질 수 있고 치료될 수 있습니다.

일체 간식, 야식, 과식, 속식, 육식을 금하시고 기쁨과 감사함으로 혀를 자연식에 가깝게 길들이기에 성공하시기를 간절히 바랍니다.

물과 건강

음식은 40일을 굶고도 살지만 물은 일주일 굶기가 힘듭니다. 우리 몸의 수분은 어린이는 80~85%, 노인은 60~65%이지만 평균은 70%입니다. 우리 몸에서 하루에 빠져나가는 수분은 얼마나 될까요?

대표적인 배설기관은 신장, 피부, 폐, 대장입니다. 이 네 기관으로부터 우리 몸의 노폐물이 물에 녹아서 배출되어 나갑니다. 이 네 기관이 막히면 독이 쌓이고 쌓인 독은 질병으로 발전됩니다. 신장을 통해서 소변으로 1,500cc~1,800cc, 피부를 통해서 땀으로 500cc~1,000cc, 폐를 통해서 호흡할 때 380cc~450cc, 대장을 통해서 대변으로 100cc, 모두 합하면 2,500~3,000cc가 됩니다. 이렇게 많은 양의 물이 빠져나가니 보충해 주어야 하는 양도 2,500cc~3,000cc입니다.

이 중 세 끼 식사 중에 섭취되는 수분의 양이 1,600cc 정도이고 1,400cc는 순수하게 마셔야 할 양입니다. 보통 컵이 180cc이므로 7~8컵의 물을 식전 30분이나 식후 2시간 지나서 드시는 것이 아주 효과적입니다.

우리 몸에서 연소할 탄수화물, 지방, 단백질과 같은 대사(代謝)물질은 물에 용해되어 체외로 배설되어야 하는데 물을 공급하지 않으면 소변색이 진하고 피로감이 심합니다. 신경을 많이 쓸수록, 중노동을 할수록 많은 양의 수분을 섭취하면 피곤이 풀리고 건강한 체력을 유지할 수 있습니다.

고열이 날 때는 우리 몸의 노폐물을 내보내야 합니다. 고열은 '제발 쉬고 물 좀 달라'는 몸의 자체 치유 능력의 발로입니다. 이때 모든 음식을 금하고 뜨거운 물에 발을 담가 주고 머리에 찬 물수건을 대주어 땀을 흠뻑 내면 땀으로 독이 용해되어 나가고 해열됩니다. 노폐물이 많이 쌓이면 또 열이 납니다. 다시 시도하시고 평소 세 배 이상의 수분을 마시면 소변으로 뜨겁게 해독되어 나갑니다. 이때 물을 주지 않으면 인체의 귀중한 장기가 망가집니다. 이것을 'Renal Shock'이라고 합니다.

무생물인 건물에 불이 나면 물로 끌줄 알면서 귀중한 인체의 장기에 불이 난 것은 왜 물을 쓰지 않는지 모르겠습니다. "물을 적당히 외부와 내부에 활용했더라면 고통스러운 나날들이 훨씬 줄었을 것이다"라고 『좋은 음식, 올바른 식사』라는 책에 기록되어 있습니다.

결론적으로 물은 식후 2시간, 식전 30분에 1~2컵의 순수한 생수를 드시고 식사 직전이나 식후 바로는 절대로 드시지 않는 것이 좋습니다. 1일 1회 정도의 샤워, 주 1회 정도의 온욕, 때때로 국소적인 물리치료로 전신의 신진대사를 왕성하게 해주면 피부도 윤택해질 뿐만 아니라 날로 건강을 되찾게 될 것입니다.

각자에게 맞는 싸이클에 맞춰 물을 많이 마시고 수분을 보충하면 병원에서 오랜 세월 누워있지 않아도 될 정도로 건강해질 것입니다.

햇빛과 건강

한번 생각해 봅시다. 만약 태양이 뜨지 않는다면 이 지구는 어떻게 될까요? 지구에 식물, 동물, 사람이 살 수 있을까요? 태양이 존재하지 않는 곳에는 틀림없이 곰팡이 하나도 있을 수 없으며 모든 생물은 말할 것도 없이 존재할 수 없습니다. 태양 광선이 우리에게 직접 비치면 그 열로 우리가, 아니 지구의 만물이 견디지 못할 것이므로 수증기층이 있어서 밤낮의 기온 차를 줄여 우리가 적응할 수 있도록 한 것은 자연의 신비요 하나님의 역사입니다. 햇빛은 인간이 과학적으로 증명해 내지 못한 인체와 생명에 직결되는 수천 가지의 장점을 가지고 있습니다. 비타민D를 합성해 주는가 하면 간 기능을 강화시켜 주고 혈당을 조정해 주며 신경을 안정시켜서 자율신경 기능을 원활하게 해줍니다.

강력한 햇빛이 들게 하십시오. 정신질환 환자도 화창한 날은 정신이 정상적이다가도 날이 흐리거나 궂으면 증상이 더 심해집니다. 환자를 실내에 두면 그만큼 회복 기간이 길어지고 옥외로 내보내어 적당한 운동과 햇빛을 즐기도록 하면 그만큼 회복 기간이 단축됩니다.

특별히 환자가 거하는 방은 밝은 햇빛이 잘 들고 환기가 잘되어야 하며 자주 옥외 활동을 시켜서 호르몬 합성과 조정을 원활하게 하고 삶의 의욕을 북돋아 주어야 합니다. 중환자일수록 규칙적인 태양열 치료로 죽어가는 세포에 활력과 새 생명을 불어넣어 주기 바랍니다.

절제와 건강

'절제'하면 거의 모든 사람들이 술과 담배를 생각합니다. 그보다 더 중요한 생각의 절제, 시간의 절제는 무관심하게 지나치는데 이것은 술, 담배 못지않게 중요합니다. 현대인들이 시간과 일을 절제하지 못하고 과로로 쓰러지는데, 한국인의 40대 간암 사망률이 세계 제일이라니 이 얼마나 안타까운 일입니까?

직장에서 승벽(勝癖)이 강하고 남보다 빨리 승진해야 하고 기반 잡아야 한다고 밤낮을 가리지 않고 일하다 보니 간에 무리가 와서 40대 젊은 나이에 노부모와 처자식을 남겨둔 채 먼저 저세상으로 가는 것입니다. 노부모께는 그보다 더한 불효가 없고, 어린 자식들에게는 울타리가 사라지고 허허벌판에 내몰리게 된 것이며, 아내에게는 집안의 기둥이 무너지는 아픔을 안겨 주는 것입니다.

좀 작은 집에 살더라도, 아니면 남들이 부러워하는 높은 지위가 아니더라도 온 가족이 화목해야 합니다. 화기애애한 분위기, 부모와 자녀간, 부부간 대화와 이해의 폭이 넓은 집에서는 갈등이 있을 수 없습니다.

이런 집안에서는 정신병, 우울증, 만성 피로, 성인병, 암의 발생이 적게 되고 행복을 키우는 집안이 될 것입니다. 각각 자기 방에 뿔뿔이 흩어져 있는 것보다 가족이 함께 모여 정담을 나누거나 노래를 즐기는 집안, 가족이 함께 식사하는 집안, 이런 가정 분위기는 놀라운 치료제입니다.

대학 2학년 때입니다. 한창 일할 나이인 30대 후반의 한 젊은이가 박사 학위를 받아 놓고 만성 신부전증으로 퉁퉁 부었다가 그대로 저세상으로 가는 모습을 보았습니다. 자신과 그 가족, 어린 자녀들에게 박사 학위가 무슨 소용이 있겠습니까?

비록 학위는 없어도 성실하면서도 과로하지 않고 건강하게 살아계신 모습의 남편과 아버지가 그의 아내와 자녀에게는 더 좋지 않을까요? 그러나 얼마나 많은 사람들이 돈, 지위, 명예, 권력을 위해 자기의 귀중한 생명을 담보잡히는지 안타깝습니다.

절제란 적당한 선에서 맺고 끊는 절도 있는 자세입니다. 아무리 좋다는 것도 과용하면 문제가 되고, 해롭다는 것도 잘 사용하면 약이 될 수 있는 것입니다. 시간이 어긋난다고 안달하는 것보다 여유 있는 자세는 오히려 몸의 기능을 원활하게 해줍니다.

술, 담배, 커피, 가공식품 등은 당연히 절제해야 합니다. 시간도, 생각도, 일도, 공부도 인체 건강 법칙에 맞게 잘 조정하여 신체의 리듬이 균형을 잃지 않도록 조정하시기 바랍니다. 뿐만 아니라 기쁨도 슬픔도 절제할 줄 알아야 합니다. 너무 기뻐서 또는 슬퍼서 잠을 며칠 못 이루면 정신이 혼미해지고 정신병까지 일으키는 경우도 있습니다.

과유불급(過猶不及)이라고 했습니다. 너무 무리하지 말고 여유 있게, 과하지 않게 절제하는 것이 필요합니다.

공기와 건강

아마 공기를 사서 마시라면 가난한 사람은 공기 사 마실 돈이 없어 생명의 위협을 느꼈을 것입니다. 그러니 마음만 가지면 얼마든지 신선한 공기를 마음껏 호흡할 수 있는 것은 감사할 조건 중에 대표적인 것입니다. 우리가 5분만 숨을 쉬지 않으면 뇌세포가 죽게 되어 생명은 끝입니다. 익사나 중독사도 인공 호흡과 심장 마사지를 5분 이내에 해주면 막을 수 있습니다. 이렇게 생명과 직결되는 산소를 공짜로 마음껏 마실 수 있다는 것은 하늘의 놀라운 축복입니다.

저는 매 주말이면 충청도 산골에 가서 달고 맛있는 산소를 마음껏 마시고 하늘의 별을 보며 아침 일찍 떠오르는 태양 에너지를 받고 옵니다. 그러면 한 주간을 넉넉히 생활할 힘을 얻게 됩니다.

공해로 차단된 태양, 뿌연 하늘, 영롱한 빛을 찾기 어려운 도시를 잠시 떠나서 시골의 하늘을 바라보세요. 찬란히 빛나는 하늘을 보고 부모에게 거역하고 행패 부릴 사람이 어디 있겠습니까? 신선한 공기를 마음껏 들이마신 사람이 어찌 인간의 도리를 벗어나서 헛된 욕망의 사신이 되겠습니까?

공기 중의 산소는 약 20%이고, 질소는 80%, 탄산가스는 0.03%입니다. 들숨(흡기) 공기의 질은 이와 같지만 호기, 내쉴 때는 산소 16%, 질소 80%, 이산화탄소 4%가 됩니다. 보통 숨 쉴 때는 가스 교환량이 450~600cc이고 심호흡을 하면 1,800cc가 교환됩니다. 그렇다면 폐는 언제 쉴까요? 호흡과 호흡 사이입니다. 1분 20번 숨 쉬는 사람과 12번 숨 쉬는 사람 중에 누구의 폐가 쉬는 시간이 많겠습니까? 당연히 12번 숨 쉬는 사람입니다.

심호흡을 이른 새벽에 20여 번씩 해보세요. 당신의 몸 깊숙이까지 고농도의 산소가 공급되면 모든 기능은 원활해지고 소화 흡수도 잘되며 우리 몸에 탄산가스의 누적을 막아주어 활력 있는 나날을 보내시게 됩니다. 이제 숨 쉴 때마다 공기를 주신 하나님께 감사하는 심호흡을 20여 회씩 하루에 세 번 하십시오. 가벼운 두통은 사라지고 삶의 의욕이 생기며 탄력 있는 하루하루를 보내시게 될 것입니다.

휴식과 건강

7일(주일) 제도는 우리의 체질을 아는 하늘의 섭리입니다. 6일은 힘써 일하고 하루는 푹 쉬면서 천연계의 이치와 사물의 이치를 살펴보십시오. 그날 하루의 피로는 밤 12시 이전에 풀어야 합니다. 잠은 9~10시경에 주무실 때 그날의 피로가 풀리고 새 힘을 얻게 됩니다. 9~10시가 넘어가면 잠 못 이루고 피곤은 한데 잠이 들지 않는 불면증이 오게 됩니다.

현대인들이 살기 위해 하는 일은 마치 열심히 자기 손으로 무덤을 파는 일을 하는 것과 같습니다. 밤 12시까지 돌아다니며 일을 보고 1~2시에 잠이 들면 피로는 누적되어 우리 몸에 병을 키우게 됩니다. 자정 이후의 1시간 수면과 자정 이전의 1시간 수면은 다릅니다. 자정 이전의 1시간 수면은 자정 이후의 4시간 수면과 같습니다. 초저녁에 한숨 자 놓으면 피로가 풀리고 정신이 맑아집니다.

1~2시에 일어나서 공부하고 일 보고 잠깐 눈을 붙여보세요. 12시 이후는 깨는 잠이라 잠을 자도 개운하지 못하고 12시 이전의 잠은 피곤을 푸는 잠이라 잠깐을 자도 정신이 맑고 깨끗해집니다. 주무실 때는 반드시 창문을 열어놓고 신선한 공기가 환기될 수 있도록 하는 것이 중요합니다.

신앙과 건강

성경에는 "일의 결국을 다 들었으니 하나님을 경외하고 그 명령들을 지킬지어다 이것이 모든 사람의 본분이니라" (전12:13)고 했습니다.

　악이 편만한 이 땅에서는 하나님 편에 굳게 선 자는 살기가 힘듭니다. 우리가 이 땅에서 하나님을 바로 알 때 진정한 행복과 평안이 있고 즐거움이 있습니다.

　많은 사람들이 하나님을 믿는다고 철야기도, 금식기도를 하지만 하나님의 뜻을 헤아리기보다는 기복 신앙생활을 하는 경우가 대다수입니다. 마음의 근심, 걱정, 불안은 만병의 근원입니다. 주어진 삶의 하루하루를 기쁘고 즐겁게 지낼 때 우리의 신체 기능은 원활하게 돌아갑니다. 하나님을 바로 알면 우리에게 닥치는 그 어떤 일도 우리 마음에 요동함이 없이 항심(恒心)을 갖게 됩니다.

　이 세상을 사노라면 내 속을 몰라주고 내 마음을 몰라주는 억울한 일을 당할 때가 너무도 많습니다. 사람의 모양을 가졌으나 사람다운 사람이 적고, 이기심, 자만심, 질투심이 가득한 사람의 마음을 그 누가 변화시킨단 말입니까?

　그런 것에 속 끓이지 말고 하나님을 바라보며 하늘을 우러러 부끄러움 없이 하루하루 감사하며 사는 것이 최고의 건강 비결입니다.

　재물은 한갓 내 생명이 있을 때 잠시 필요할 뿐, 너무 집착하면 재물의 노예가 됩니다. 니에게 주신 것에 감사하며, 나에게 주어진 하루하루를 감사하며 살아가시기 바랍니다.

암은 몸속에 쌓인 쓰레기 더미

사람은 누구나 암을 일으킬 인자를 가지고 있습니다. 우리 몸에서 그때그때 몸 밖으로 빠져나가야 할 찌꺼기들이 빠져나가지 못하고 몸 구석에 쌓여 거대한 쓰레기 더미를 이루어 암이 되었다고 생각하면 됩니다.

몸 안에서 생기는 쓰레기는 누구나 가지고 있습니다. 건강한 사람은 그 쓰레기를 자주 버리는 사람이고 암에 걸리는 사람은 그 쓰레기를 몸 안에 쌓아두는 사람입니다. 암은 누구나 걸릴 수 있지만 또 생각과 생활을 바꾸기만 하면 누구라도 쉽게 고칠 수 있는 병이기도 한 것입니다.

병은 마음에서부터

사람에게 속고, 과학에 속고, 종교에 속은 사람들! 진정한 행복과 기쁨, 감사를 갖지 못하고 온갖 세상 시름에 젖었던 분들! 어찌 이 세상이 내가 하고 싶은 대로, 원하는 대로, 바라는 대로만 되는가! 터무니없이 내 생각과 달라 마음고생이 심했던 분들! 그런 세월 20~30년 살다 보니 결국은 몸이 다 망가지는 것입니다.

기를 쓰고 살려 해도 안 되고, 체념하려니 기가 막히고, 뜯어고치려니 다 내 마음 같지 않고, 이런 마음의 상처가 육체로 나타나는데 이것을 사이코소마틱 디지즈(Psychosomatic Disease)라고 합니다.

병은 마음에서부터 옵니다. 질병을 고치려면 나타난 증상만 가지고 말해서는 안 됩니다.

옛말이 생각납니다. "약보보다는 식보가 낫고 식보보다는 심보가 낫다!", "너 병 고치려면 심보부터 고쳐"라고 하시던 어머니 말씀입니다. 그 말은 너무도 지당한 말씀이었습니다. 성격이 고쳐지면 질병이 치료됩니다. 거의 모든 병이 자기 성질에 자신이 볶여서 온 병입니다.

아무리 음식을 잘 챙겨 먹어도 근심이 떠나지 않으면 안 됩니다. 마음 푹 놓고 매 순간 늘 감사하게 생각해야 합니다. 사람이 한 번 죽지 두 번 죽는 것은 아니잖아요. 꾸준히 하시면 뿌리가 뽑힐 것입니다. "암, 고치고 말고 그까짓 것 병도 아니다"라고 생각하라는 석선 선생님의 말씀을 듣고 천연요법을 실천하다 보면 암과 나는 상관없는 사람이 됩니다.

생채식을 해야 하는 이유

수십 년 동안 암 환자들과 같이 살아오면서 얻은 결론이 있습니다. 같은 생채식 식사라도 맛있고 고맙게 생각하고 먹으면 약이 되고, 억지로 마지못해 먹으면 독이 되어 몸에 탈을 일으키게 된다는 사실입니다.

더구나 치료가 잘 되어가던 폐암 환자가 기운이 없다고 살코기만 골라 먹더니 회복되었던 음성이 딱 가라앉는가 하면, 아내에게 힘을 보여주겠다고 돼지고기를 먹고는 힘은커녕 아예 저승으로 가버린 사람도 있습니다.

병원에서 진단할 때부터 위암이 온몸에 퍼져 손을 못 댄다는 말을 듣고 왔던 사람이 아무런 불편이나 통증 없이 잘 치료받다가 7~8개월이 지나 몸 상태가 아주 멀쩡하게 되자 어묵과 조기 한 마리 먹고 복수가 차버린 경우가 있으니 이를 어떻게 설명해야 할까요?

일단 암 진단을 받으면 육식은 안 해야 합니다. 생채식에 맛이 들면 지지고 볶고 찌고 한 요리보다 훨씬 그 맛이 향긋해지고 씹히는 느낌이 좋아집니다. 각양각색의 채소와 뿌리 열매의 맛과 향이 살아있어 좋다는 것을 알게 됩니다.

그렇게 고기가 먹고 싶어 먹고는 죽을 때가 되어서야 "원장님 말 들었으면 이렇게 안 되었을 것을… 그때 하라는 대로 할 것을…"하는 사람을 많이 봐왔습니다. "죽은 정승보다 산 개가 낫다"라는 말이 있습니다. 건강할 때 건강을 지켜 애달파 하는 일이 줄어들기를 바라는 마음 간절합니다.

기회가 되는대로 날것을 많이 먹어야

흔히 고기를 먹지 않으면 영양 결핍이 되지 않을까 염려합니다. 우리 집에는 젖양이 있습니다. 그 양은 온종일 먹는 것이 콩대와 풀입니다. 그런데도 여름에는 2~3ℓ의 젖을 우리에게 줍니다. 생선 한 토막, 고기 한 점 먹지 않는데도 말입니다.

우리가 즐겨 먹는 채소는 비록 단백질 식품이라고 이름 붙이기는 어려워도 틀림없이 단백질 성분이 들어있습니다. 그리고 우리 몸의 세포는 살아있는 세포이지 죽은 세포가 아닙니다. 그러므로 살아있는 음식을 먹어야 효소가 될 수 있는 여러 가지 무기질과 비타민의 공급이 원활해집니다. 삶은 것보다는 찐 것으로, 찐 것보다는 구운 것으로, 구운 것보다는 날것을 먹어야 우리 몸이 요구하는 영양소를 많이 얻을 수 있습니다.

소화가 안 되기 때문에 익혀 먹어야 한다는 사람들이 있습니다. 아닙니다. 고구마 같은 것도 익혀 먹으면 오히려 체할 수 있지만 날로 잘 씹어 먹으면 소화가 잘되고 속도 무척 편합니다.

신 과일은 우리 몸의 비누

물이 우리 몸에서 피를 깨끗하게 해주는 일을 한다면 신 과일은 비누 구실을 합니다.

때가 없는 빨래는 물에 헹구기만 해도 되듯이 물이라도 많이 마시면 다행이지만 물도 잘 안 마시는 사람이 신 과일도 먹지 않으면 몸에 독이 쌓이게 마련입니다. 암에 걸린 사람들 중, 신 과일을 싫어하는 사람들이 많습니다.

옛날에는 시고 떫은 맛이 나는 과일이 많았는데 최근에는 품종개량을 하면서 과일의 신맛을 많이 없애버렸습니다. 사과는 물론이고 살구도 자두도 단맛뿐이지 도대체 신맛이라곤 없습니다.

그러다 보니 아이들은 신 과일 맛을 볼 기회가 거의 없어졌습니다. 오늘날 온갖 성인병이 퍼져 있는 것을 꼭 신 과일이 없어진 것 때문이라고만 할 수는 없겠지만, 아무튼 성인병 세상인 것과 과일의 신맛이 사라져간 것은 밀접한 관계가 있다고 봅니다.

과일의 신맛은 몸에 쌓인 피로물질인 젖산을 분해

원래 과일의 제맛은 새콤달콤한 맛입니다. 품질개량이라는 이름으로 사과는 홍옥이나 국광이 사라지고 부사나 홍부사 따위의 신맛이 없는 종류가 크게 유행하고 있습니다.

살구, 자두, 귤의 당도만 높아졌지, 신맛은 거의 맛볼 수 없을 정도로 개량이 되었습니다. 복숭아, 포도도 마찬가지입니다.

과일의 신맛은 우리 몸에 쌓인 피로물질인 젖산을 녹여주는 일을 합니다. 그런데 요즘에는 신 과일을 찾기 힘들고, 사람들이 즐겨 먹지도 않으니 온갖 성인병이 흔할 수밖에 없습니다.

하지만 지금이라도 늦지 않았습니다. 하루 한 끼쯤은 밥 대신 신 과일을 먹는다면 암으로부터 우리 몸을 지킬 수 있습니다.

지방과 단백질은 암세포가 가장 좋아하는 음식

우리나라 사람의 주식이 밥이라면 반찬의 대표는 김치라 할 수 있습니다. 그런데도 김치나 나물에 거의 젓가락을 대지 않는 사람들이 있습니다.

또 대부분의 사람들이 삼겹살은 으레 상추와 깻잎에 싸 먹기 마련인데, 고기 맛이 떨어진다며 야채 없이 고기만 즐겨 먹는 사람들이 있습니다.

이처럼 김치나 채소를 잘 먹지 않고 고기를 유난히 좋아하는 사람들은 그렇지 않은 사람에 비해 암에 걸릴 확률이 높아집니다.

요즘은 어린아이들의 식사도 전통 식생활과 너무 동떨어져 있습니다. 나물이나 김치는 무척 보기 어렵고 대신 생선튀김이나 어묵볶음, 소시지, 햄, 맛살 같은 가공식품들이 김치 자리를 차지하였습니다. 아이들의 반찬이 이렇게 바뀐 결과, 아이들은 온갖 알레르기 질환과 아토피성 피부염, 천식, 축농증 따위를 앓게 되었고 각종 소아암까지 걸리고 있습니다.

지방과 단백질은 암세포의 양식이 됩니다. 우리 몸속의 대사 중 단백질 대사는 무척 복잡합니다. 그 찌꺼기가 몸 밖으로 빠져나가지 못하고 몸속에 쌓이면 이상 세포 증식이 일어납니다. 그것이 암입니다.

편안하고 행복하게 쉴 줄 아는 사람에게는 찾아오지 않는 암

어떤 상황이나 일을 겪더라도 흔들리지 않는 마음을 지킬 수 있어야 합니다. 주어진 하루를 즐겁고 행복하게, 그리고 하늘을 우러러 한 점 부끄러움 없이 살아가야 하고 양심에 한 치의 부끄러움도 없이 살아야 합니다.

남의 처지를 이해해야 합니다. 서로 사랑하고 위해주며 분위기를 화평하게 유지해 갈 수 있도록, 날카로운 생각이나 말을 삼가야 할 것입니다. 그리하여 편안한 마음가짐을 유지해 내 몸을 조정하는 자율신경의 기능이 원활하게 작동하도록 언제나 자신을 비우는 상태를 유지하는 것이 좋습니다.

정신노동이든 육체노동이든 노동하고 나면 충분히 쉬어주어야 합니다. 남들 잠잘 때 안 자고, 쉴 때 쉬지 않고 무리하게 일해 돈을 많이 벌었다고 해도, 돌이킬 수 없는 병을 얻는다면 무슨 소용이겠습니까?

적어도 1년에 두세 번은 휴가를 떠나, 자연 속에서 몸과 마음을 충분히 쉬어야 합니다. 피로가 쌓인 채 일하는 것보다 훨씬 더 능률도 오르고 돈도 잘 벌 수 있을 것입니다. 1년에 단 하루도 쉬지 않고 일해서 번 돈을 다 갖다준대도 바꿀 수 없는 것이 건강입니다.

이제는 일주일에 하루는 아주 푹 쉬고, 일 년에 두세 차례는 휴가를 가야 합니다. 그렇게 해서 건강을 지키는 것이 가장 큰돈을 버는 것이고 암을 예방하는 길입니다.

땀을 많이 흘리고 충분한 휴식을 가져야

같은 조건에서도 다른 사람보다 땀을 덜 흘리는 사람이 암에 잘 걸립니다. 왜 그럴까요? 신진대사가 잘되는 사람은 땀으로도 몸속의 온갖 찌꺼기를 내보내기 때문입니다.

요즘 사람들은 냉방 시설을 해 땀을 흘리지 않으려 하고, 또 땀이 나는 힘든 일을 피하려 합니다. 하지만 그렇게 해서는 안 됩니다. 땀이 나는 노동은 우리 몸에 쌓여 있는 노폐물을 몸 밖으로 빼내는 작용을 하기에 건강을 위해서는 적당한 양의 노동을 꼭 해야 합니다.

정신노동을 하는 사람일수록 달리기라도 해서 땀을 흠뻑 내고 몸을 헹구는 즐거움을 알아야 합니다. 운동으로 땀이 나지 않으면 숯찜팩이나 숯가루 탕, 황토 찜질이라도 해서 땀을 자주 내준다면 지금 암에 걸리지 않은 사람은 암이 생기는 것을 늦출 수 있을 뿐 아니라 예방도 됩니다. 또 벌써 암에 걸린 사람에게는 치료가 되기도 합니다.

또 보통 사람들은 과로하면 몸살이 나고, 피곤이 겹치면 입술이 붓거나 입안이 허는 등 잔병치레합니다. 이런 잔병치레를 하지 않는 사람들이 있습니다. 이런 사람들은 조심해야 합니다. 큰 병에 걸릴 수 있기 때문입니다.

아주 건강해 병원이나 약국을 거의 다니지 않는 사람이나, 건강 하나는 자신만만한 사람들이 한번 아팠다 하면, 암 같은 큰 병에 걸려버리는 것을 가끔 봅니다. 그것도 어디 한두 군데 암세포가 생긴 게 아니라 온몸에 퍼져 있어서 더 이상 손댈 수 없을 만큼 심하다는 진단을 받기가 일쑤입니다.

왜 그럴까요? 이유는 아주 간단합니다. 몸이 약한 사람은 그때그때 피로물질이 쌓이면 견디지 못해서 금방 아프고 하다못해 열이라도 나기 때문에 쉬게 됩니다. 그리하여 몸의 기운을 되찾게 되는 것입니다.

그런데 강건한 성격을 가진 사람들은 잔병치레해서 몸이 쉴 만한 여유조차 주지 않습니다. 그 결과 몸속에 쌓인 독이 핏속에 섞여 순환하면서 귀중한 장기가 망가집니다.

그렇지만 크게 문제 될 것도 없습니다. 몸 안의 쓰레기를 몸 밖으로 치워내는 대청소를 하면 되기 때문입니다.

조금만 신경을 기울이면 암은 걸리지 않는다

암에 걸린 사람은 건강한 사람보다 세 배 이상 되는 물을 날마다 마셔야 합니다. 왜냐하면 몸 안에는 내보내야 할 노폐물이 암세포라는 모양으로 여기저기 자리 잡고 있기 때문입니다.

병원에서 하는 수술이란 이 쓰레기 더미를 포크레인으로 들어내는 것과 같다고 할 수 있습니다. 암 부위가 적으면 번쩍 들어내어 암세포를 하나도 남김없이 끄집어낼 수 있을 것이고, 주변에 암세포가 지저분하게 퍼져 있으면 들어낸다 해도 그 자리에 다시 암세포가 자리 잡을 수 있습니다. 또 그 세포 일부가 다른 곳으로 자리를 옮겨 앉을 수도 있습니다.

항암제란 원폭과 같아, 아군 적군을 가려 죽이는 것이 아니라 아군도 적군도 동시에 죽여버리는 강한 약입니다. 그래서 머리카락도 빠지고 구토도 심하고 골수도 자극받아 WBC 혈소판 생산이 지연되는 것입니다.

이런 어려운 치료가 두려우면 우선 지금부터 물을 많이 마셔야 합니다. 평소 청소하지 않았으니 날마다 대청소를 해서 쓰레기 더미 근처부터 삽질로 조금씩 퍼낸 다음 물에 녹여 땀과 대소변과 가래로, 그리고 피부에 부스럼을 내 이리저리 자꾸 청소해 내야 합니다.

이때 숯이 가지고 있는 강력한 흡착력을 이용해 몸속의 찌꺼기를 빼내면 더욱 효과가 좋습니다. 암 부위에 숯찜팩을 하거나, 숯가루 목욕, 숯가루떡 태양열 치료 따위는 숯가루를 이용한 가벼운 제독 방법입니다.

이보다 더 효과가 좋은 독 제거 방법은 운동해서 땀을 흘리고 맥박이 1분에 100번 정도 뛰게 하여 신진대사를 왕성하게 해주는 것입니다. 이때 충분히 물을 마셔서 몸에 쌓여 있는 노폐물이 물에 녹아 땀이나 소변으로 나가게 하고 또 호흡해서 밖으로 빼내 주어야 합니다. 운동하면 장도 튼튼해져서 대소변을 막힘없이 시원하게 보게 됩니다.

이처럼 귀한 물을 우리가 얼마나 소홀히 다루었는지 모릅니다. 더구나 날이 추워지면 더욱 물을 잘 먹지 않게 되는데, 그런 때일수록 따뜻한 물을 챙겨 다니면서라도 꼭 마셔야 합니다.

하루에 7~8컵의 물을 마셔야

하루 동안 우리 몸에서 빠져나가는 물의 양을 보면 먼저 소변으로 1,500~1,800cc가 나갑니다. 그다음 계절에 따라 다르지만, 땀으로 500~1,000cc가 빠져나갑니다. 여름철에 땀을 많이 흘리고 나면 소변 색은 진하고 양은 적습니다. 땀으로 수분이 많이 빠져나간 탓입니다. 반대로 겨울철에는 소변량이 많아지고 땀은 거의 생기지 않습니다.

하지만 요사이는 다릅니다. 냉방 시설이 잘되어 여름에도 땀을 많이 흘리지 않습니다. 그렇지만 건강 차원에서 볼 때 땀 배출을 막는 것이기에 그렇게 바람직한 것은 아닙니다.

수분은 호흡할 때 기화되어 빠져나가기도 합니다. 양은 380~450cc 정도로 얼마 안 됩니다. 대장으로 빠져나가는 대변에도 100~200cc 정도의 물이 포함되어 있습니다.

그러므로 배설기관인 신장, 피부, 폐, 대장 이 네 기관이 막혀 제대로 기능을 하지 못하면 병에 걸리게 됩니다.

이 네 기관을 거쳐 빠져나가는 물의 양은 모두 하루 2,500~3,000cc입니다. 그렇다면 세 끼 식사에서 1,500~1,600cc를 저절로 먹게 되니까 순수하게 물로 마셔야 하는 물의 양은 하루 7~8컵인 1,400~1,500cc입니다.

이런데도 사람들은 대부분 이만큼의 물을 마시지 않습니다. 더구나 암에 걸린 사람은 더합니다. 암 환자들과 이야기를 해보면 하루 종일 물 한두 컵도 안 마신다는 이야기를 곧잘 듣게 됩니다.

마시기 싫어도 하루에 1,400~1,500cc의 물을 꼭 드시기 바랍니다.

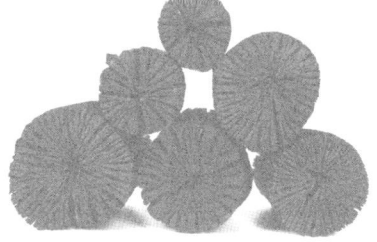

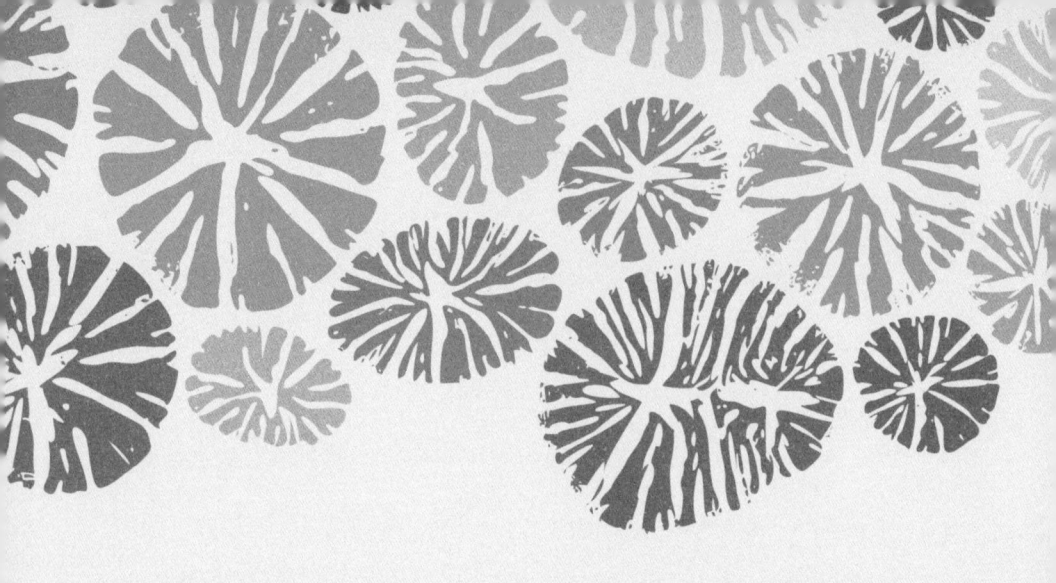

이정림의 내 몸을 살리는 숯가루의 기적

| 제6장 |

웰빙에서 웰다잉으로
죽음도 준비해야 한다

암도 이젠 두렵지 않다

    암은 스스로 이겨내고자 하는 마음 없이는 치료할 수가 없습니다. 주위 사람들이 아무리 애쓴다 해도 자기 스스로가 병을 이겨내고자 하는 마음이 없다면 낫는 것은 불가능합니다. 그러므로 암을 이겨내려면 다음과 같은 것을 지켜야 합니다.

    첫째, 환자 스스로가 자기의 병이 어느 정도인지 확실하게 알아야 합니다. 그렇지만 대부분 보호자들은 환자에게 병의 위중함을 이야기해 주지 않습니다. 그리고 거짓말하거나 말기 암이면 초기라 하고 또 폐암이면 결핵이라고, 간암이면 간경화라고 말하는 경우가 많습니다. 하지만 그렇게 해서는 별로 효과를 보지 못합니다. 암을 치료하는 것은 어떤 약을 먹어서 되는 것이 아니고 자기의 강한 의지력으로 이겨내야 하는데, 자기 자신의 병에 대해 제대로 모른다면 어떻게 이겨낼 수 있겠습니까? 본인이 정확하게 자신의 상태를 알게 되면 오히려 주위 환경에 흔들림 없이 초지일관 꾸준히 투병 생활을 실천할 수 있습니다.

둘째, 살고자 한다면 본인 스스로 챙길 것은 챙기고 피할 것은 피해야 합니다. 그만큼 철저해야 합니다. 아무리 보호자가 지켜 앉아 챙겨준다 해도 늘 같이 있을 수는 없습니다. 그런데 안쓰러운 마음에 보호자들이 "별로 심하지 않으니 걱정하지 마라"는 말을 예사로 하다 보니 환자는 투병 생활을 철저하게 하지 못하는 경우가 있습니다. 그런 경우 환자는 보호자가 잠시 한눈파는 사이 별생각 없이 엉뚱한 음식을 먹고 상태가 극도로 악화되는 경우가 있습니다. 그러므로 보호자는 늘 환자의 상태를 정확하게 말해줘야 합니다.

셋째, 병원 검사에서 암이 다 사라졌다 해도 육식은 금하고 자연식을 해야 합니다.

넷째, 암과 싸울 때는 음식 조절뿐 아니라 강한 자신감과 편안한 마음가짐을 잃지 않는 것이 무척 중요합니다. 환자가 일단 초조해하면 여러 면에서 치료 효과는 떨어지고 맙니다.

다섯째, 병 상태가 어느 정도 심한지 정확히 이야기해 준 뒤 천연 치료를 하면 아주 조그마한 변화나 효과에도 환자는 무척 감사하게 되고 자신감을 얻게 됩니다. 그러면 환자는 더 열심히 천연 치료를 하게 되고 완치될 확률은 더 높아집니다.

여섯째, 가망이 없다고 하더라도 그 사실을 환자 자신에게 제대로 알려야 합니다. 그렇게 해야만 환자는 죽음에 대한 마음의 준비를 할 수 있을 것입니다. 죽음은 새로운 세상으로 들어가는 관문입니다. 그 문을 지나면서 아무런 준비도 안 하는 것은, 환자 자신과 가족들 모두에게 유익한 것이 아닙니다. 삶에 대한 미련을 가지고 죽음을 준비하지 못한 채 잠드는 모습이나, 죽음을 눈앞에 두고도 여전히 살 것으로 생각하는 사람을 볼 때만큼 안타까울 때가 없습니다.

저는 결심했습니다. 얼마나 많은 분들이 천연요법을 알지 못하고 오늘도 임종을 앞두고 통증으로 고통스러운 나날을 보내며 혹시나 지푸라기라도 잡는 심정으로 세계 각 곳을 헤매고 있는지 모릅니다. 개복했다가 덮었을지라도 그 즉시 천연요법을 적용하면 많은 이들이 자기 정성에 따라 회복할 수도 있고 비록 생명은 건지지 못한다 해도 가장 편안하게 준비된 죽음을 맞이할 수 있습니다. 그래서 저는 다시 책을 쓰기로 했습니다. 내 생명 다하는 그 시간까지 제게 찾아오는 분들에게 우리의 원래 음식인 채식으로 생식하는 법을 알리리라!

이미 커진 암을 속히 녹여내기 위해 하늘이 준 천연해독제인 숯가루 목욕, 숯찜질, 숯가루떡을 인체에 적용할 수 있도록 법을 고쳐야 합니다. 의사가 아닌 사람이 이 음식 먹으면 병이 낫는다고 하면서 숯 제품을 환자에게 주면 의료법에 저촉된다니요? 이런 어처구니없는 일이 어디 있습니까? 병이 치료되는 것은 생식을 하여 내 몸에 자체치유력이 증가되어 우리 몸에 쌓인 노폐물을 녹였기 때문이지, 생식이 특효약은 아닙니다.

원래 우리 몸의 세포는 살아있는 세포입니다. 살아있는 세포가 활발히 움직일 수 있도록 활성효소가 되는 식품이 필요합니다. 인간은 원래 생식하게 되어 있지, 화식하게 되어 있는 것이 아닙니다. 또 원래 채식하게 되어 있지, 육식하게 되어 있지 않습니다. 저는 하늘의 뜻을 따라 하늘의 법칙대로 순종하는 법을 보여준 것뿐입니다. 인간의 참 도리와 원래의 목적을 깨닫고 실천할 때에 건강은 하늘이 내려주는 축복입니다. 죽고 사는 것을 떠나서 본래대로 살다 보면 저절로 암이 녹아 몸에서 빠져나가고 피가 맑아지고 깨끗해져 병을 이길 힘이 생기니까 병도 치료되는 것입니다.

저는 이 생명의 신비를 자연 가운데서 발견한 것뿐입니다. 그것을 바탕으로 일과표와 주의사항을 이 책에 모두 공개했습니다. 이 책을 읽고 그대로 실천하여 건강을 회복하는 분들이 많아지기를 바랍니다.

웰빙에서 웰다잉으로 - 죽음도 준비해야 한다

들것에 실려 영안실로 옮겨지는 모습을 지켜보던 학창 시절.

한 생명이 영영 돌아오지 못할 길로 가는 모습을 직면하는데 눈물이 앞을 가렸습니다.

'아! 그 누구도 살아있다고 장담할 수 없구나!'

'그날그날, 영 삼두다 해도 미련 없는 하루를 살아야겠구나!' 하는 생각을, 눈물을 흘리면서 하게 되었습니다. 저는 이제 막 실습 나온 새내기 대학 1학년이었고, 그분은 노오란 얼굴로 입원했던 간경화 환자분이었습니다. 며칠이 지나 간성혼수에 빠졌다가 생을 마치신 것 같습니다.

식사법, 마음가짐 등 심혈을 기울여 알려주던 30대 젊은 시절.

정열이 넘쳐서 누가 어디 아프다 하면 쫓아가서라도 인체의 건강 법칙을 알려드리고 질병은 인체 건강 법칙을 어긴 결과이니 실천하면 회복될 것이라고 했습니다. 그리고 이미 쌓인 독을 해독하여 기능을 살리고 통증을 잡아주는 숯요법을 소개했습니다.

결국, 누구든 태어났으니 늙고 병들고 죽는 날이 오는 건 인생의 한 과정입니다. 누구도 거스를 수 없는 당연한 일입니다. 그 인생 노정 중 각 개인의 마음가짐, 생활 습관, 타고난 부모로부터 받은 유전적 소인, 개인 차이에 의해 그 삶의 질은 천차만별입니다.

태어나 자라면서 결혼하고 또 아이를 낳아 기르고 늙어 흙으로 돌아가는 것은 사람의 갈 길이요, 자연스러운 과정입니다. 사람들은 아이를 낳으면 기뻐하고 즐거워하며 환영합니다.

또한 성장도 역시 자연스럽게 받아들입니다. 결혼은 잔치까지 벌여 축복하고 아주 거창하게 치르려 합니다. 그러나 죽음에 대해서는 생각지 않으려 하고 두려워합니다. 사람이 가는 길에서 반드시 거쳐야 할 길인데도 말입니다.

죽음을 준비한 사람의 임종은 너무도 거룩해서 보는 사람의 마음까지 숙연하게 만듭니다. 행복하고 편안한 임종이 얼마나 중요한지 모릅니다. 죽을 준비가 된 분은 그 임종이 얼마나 평안하고 아름다운지. 그 준비를 하는 것은 중요한 한 부분입니다.

그러나 죽음을 두려워하는 사람, 인정하지 않으려고 하는 사람들은 인생의 막바지에서도 무슨 미련이 많은지 이것저것 마음 쓰고 까탈을 부립니다.

갑작스러운 불의의 사고로 인한 사망도 많지만, 독이 쌓여서 인체의 오장육부가 원활하게 돌아가지 못하면 고통스럽게 가게 되는 것입니다. 미리 인체 독을 통증 없이 빼주는 숯을 제대로 활용하여 너무도 편히 임종을 맞이하는 분들을 많이 보아왔습니다.

하지만 더 많은 분들이 인체의 독을 부작용 없이 빼주므로 회복을 돕고 삶의 질을 높이고, 죽음의 때를 늦추는 이 탁월한 효능을 가진 숯가루를 모르고 고생하는 것을 생각하면 마음이 아팠습니다. 몰라서 활용을 못 하고 고통 가운데 진통제로 버티다가 운명하시는 분들이 많습니다. 이 효과 좋은 숯가루를 많은 분들이 알고 제대로 활용하여 건강이 회복되고, 또 평안한 임종을 준비하게 되기를 바랍니다.

연승아! 부활의 아침에 만나자

때때로 저는 연승이를 그리워합니다. 2002년 여름 이곳에 왔던 31세의 젊은 여인입니다. 얼굴도 예쁘거니와 마음씨 또한 너무도 곱고 예뻤습니다. 저는 지금도 연승이를 그리워합니다.

"연승아! 나는 꼭 너를 만날 것이다."

"연승아, 내가 왜 이런 일을 하는 줄 알아? 암을 이겨내는 사람은 무척 드물어. 100명 중 1명, 아니 1,000명 중 1명이나 될까? 하지만 분명 이대로 하면 좋아져. 진통제 하루에 3~4번 먹던 사람도 2~3번으로 줄이고 나중에는 진통제도 안 먹게 돼."

"맞아요. 저도 하루 2~3번 진통제 먹었어요. 여기 와서도 이틀은 먹었는데 사흘째 되던 날 통증이 사라져서 안 먹었거든요."

"그래, 바로 그거야. 그런데 사람이 좀 나아지면 아프던 때를 잊어버려. 그리고 더 큰 욕심이 생기거든. 그래서 항심을 갖지 못해 거의 실패하게 되는 거지. 그러니까 한시도 마음의 긴장을 풀어서는 안 돼."

"그래요. 바로 제가 그랬어요. 위암 수술하고 항암제 맞으니 살 것 같아 아무거나 막 먹었어요. 누가 고기 먹지 말라는 사람도 없었구요."

"그래. 내가 원통한 것이 바로 그거야. 수술! 좋아. 암을 초기에 잘 들어내면 아주 좋지. 그러나 식습관과 식성을 바꾸지 않으면 항암제를 맞는 도중에라도 재발하는 일이 허다하거든. 그들에게 절대 육식을 금하라고 주의만 주었더라도, 현미 자연식 하라고 권고만 했더라도 암이 재발하지 않았을 텐데…"

"맞아요. 저도 몰랐어요. 이곳에 와서야 비로소 육식이 암 환자에게 치명적이라는 것을 알았거든요."

"난 외치고 싶단다. 육고기는 원래 사람의 음식이 아니라고, 얼마나 많은 사람들이 육고기 때문에 오늘도 암으로 고생하고 투병하느라 시달리다가 통증 때문에 고통 받다가 잠들고 있는지… 암으로 죽어가는 사람들을 옆에서 지켜보는 것이 너무 힘들어. 통증이 너무 심하고 힘들거든."

"저도 여기 와서 통증이 사라진 것만 해도 기적이에요."

"그렇게 생각하니?"

"그럼요."

4박 5일의 훈련을 마치고 집에 갔다가 장기 요양하겠다고 연승이는 다시 왔습니다. 꾸준히 산책도 하고 날마다 숯가루 목욕도 하고 숯떡 태양열 치료도 하고 잘 지냈습니다. 2주일간 순조롭게 회복되어 갔습니다.

여름휴가가 되어 남편이 네 살짜리 아들을 데리고 왔습니다. 일주일 휴가를 아내와 함께 지내려고… 연승이는 무척 남을 배려하는 성격이었습니다. 남편과 아들을 알뜰히 챙겨주었습니다. 산책 갔다가 남편과 함께 길을 헤매 차로 데려오기도 했습니다.

휴가가 끝나고 남편이 아들을 데리고 가자마자 그날로 연승이는 일어나지를 못했습니다. 암이 골수로 퍼져 늑골, 척추, 어깨뼈 여기저기서 암이 자리 잡고 있었던 것입니다. 암세포가 줄어들다가 남편과 아이에게 신경을 과도히 쓰고 산에서 헤맨 것이 원인이 되어 암세포가 다시 자라기 시작했던 것입니다.

통증이 나타났습니다. 숯가루탕에 가 있으면 앉아 있을 수 있었는데, 일어나 걸으려면 허리가 아파 곧 자리에 눕고 말았습니다. 숯찜팩을 쪄서 허리에 대고 복대로 고정해 주면, 몇 발자국 운동할 수 있었습니다.

숯떡 태양열 치료를 열심히 하면 자라던 암이 줄어드는 것이 맨눈으로도 보였습니다. 그렇지만 조금만 소홀하면 다시 튀어나왔습니다. 워낙 식욕이 떨어져 음식을 잘 먹지 못했습니다. "원장님, 집에 가서 식욕을 되찾아 오면 안 될까요?" 나는 대답할 수가 없었습니다. 곧 죽을 것만 같아 보내면 다시는 못 볼 것만 같았습니다. 내 마음을 알았는지 연승이는 이렇게 말했습니다. "안 되겠죠?" 그렇게 말하고 연승은 빙그레 웃었습니다.

결론은 너무나 간단하고 단순했습니다. 시시하리만큼 간단하고 단순했기 때문에 믿으려 하지 않았습니다. 저는 오랜 세월 동안, 이 단순한 진리를 깨닫고 저를 찾아오는 사람들에게 이야기해 주는데, 그들이 믿고 이 단순한 요법을 꾸준히 실천하면 암에서 벗어나는 모습을 너무도 흔히 보아왔습니다. 겨우 진통제로 버티던 분이 2~3일 만에 통증이 사라지니 혹시 오진은 아닌가 하여 잘 실천하던 자연요법을 무시하고 고기 한 점 먹거나, 땀을 내던 운동을 중단하거나, 찜질을 소홀히 하거나, 신경을 너무 많이 쓰거나, 사소한 일에 신경질을 부리면 어느새 작아져 가던 암 덩어리가 단 2~3일 만에 엄청나게 커지는 것을 너무도 흔히 봐왔습니다. '설마 그럴 리가'하고 의심하는 사람이 많겠지만 이것은 결코 과장이 아닙니다.

제 주변에는 끝까지 실천해 암을 이겨낸 사람들이 많습니다. 그들은 저와 함께 지내면서 이런 일들을 너무 많이 봐 온 사람들입니다. 결국 건강은 그 누가 대신해 줄 수 없고, 건강할 때 자기 자신을 지킬 줄 아는 지혜가 필요합니다. 한 가지 더 말하고 싶은 것은 우리나라가 옛날 식생활로 돌아가기만 하면 암을 치료하는 종주국이 될 수도 있다는 것입니다. 서구식 식생활이 물밀듯 밀려온 결과 온갖 암이 창궐하고 있습니다. 그런데도 여전히 서구식이라면 좋아하니 너무 딱하기만 합니다.

그러던 연승이는, 원불교에서 방문 온 분들의 소개로 익산 원불교 호스피스 의원으로 옮겨갔습니다. 그곳 병실에 숯가루 탕을 만들고 이곳에서 하던 대로 치료하겠다고 준비해 가지고 갔습니다. 가서 전화로 우리는 서로를 위로하고 안부를 묻고 상태를 점검했습니다. 한 3일간 소식이 없더니 10일 지나서 그의 언니에게서 전화가 왔습니다.

"원장님, 감사합니다. 연승이 아주 편안히 잠들어 장례 치렀습니다. 의사 선생님께서 하반신 마비 오고 대소변 못 가리고 통증이 심할 거라 했는데, 원장님 덕분으로 하반신 마비되기 직전 하늘나라로 간 것 같습니다. 살리지는 못했어도 고생 덜하고 편히 잠들었거든요."

"고마워요, 그렇게 생각해 주니. 연승이는 마음이 너무 예뻐서 꼭 살리고 싶었는데 내 마음대로 되나요? 하늘에 맡길 수밖에."

그렇게 예쁜 마음을 가진 젊은 공주는 보기 드문 일입니다. 저는 연승이에게 천국에서 만나자고 하며 실로암 건강생활연구원을 떠날 때 손을 꼭 잡고 살아계신 하나님께 간절히 기도했습니다. 연승아! 부활의 아침에 만나자.

실패한 사람들

생굴을 먹고 나서

한번은 거제도라고 하며 전화가 왔습니다. "간암 환자인데요, 그동안 건강센터에서 하라는 대로 실천하여 컨디션이 아주 좋았는데, 생굴을 먹고 나서 없던 통증이 나타나고 복수가 찼습니다." "아이구, 육식이나 해물은 절대 금하라고 하지 않았어요? 이제라도 다시 숯가루 많이 잡수시고 찜질해 주세요" 했습니다. 그 후 그에게서 다시는 연락이 오지 않았습니다.

원장님, 죄송합니다

1995년 추석 2~3주 전 한 분이 찾아오셨습니다. "처형이 직장암인데 병원 수술을 하지 않고 그대로 죽겠다고 하여 한 2~3년 이것저것 했습니다. 그런데 지금은 악화되어 청량리 S병원 중환자실에 있습니다. 「앤젤 라이프」 책에서 숯가루 기사를 보고 찾아왔습니다"라고 하는 것이었습니다. 상태를 자세히 물으니, 복수가 차고 식사를 거의 못 하여 병원에서도 가망이 없다고 퇴원하라는 것이었습니다. 거의 식사를 못 하니 수액을 쓰면서 다음과 같은 것을 드시도록 했습니다.

① 매끼 생곡분 2~3술과 야콘이나 당근, 배즙, 골든씰 1알을 먹을 것

② 식전 오전 10시, 오후 3시에 포디알코 3알, 옥수수 수염, 현미차 진하게 달여 1,500cc 정도를 공복에 마실 것

③ 식사 전 30분~1시간에 포도즙이나 교그린(보리새싹) 1~2술을 먹을 것

④ 오전 6시, 오후 4시 프로폴리스 30방울씩 물에 타서 마실 것

⑤ 매일 4~6회 프로폴리스를 솜에 묻혀서 직장에 삽입할 것

한번 방문해서 환자 상태를 보고 환자에게 이야기해 달라고 간곡히 부탁해서 퇴근길에 면목동 그의 집을 방문했습니다. "복수가 심하지만, 온 가족이 정성들여 보살피고 본인이 열심히 잡수셔야 해요. 2주 안에 차도가 보이면 희망적이고 전혀 못 드시고 소변량이 늘지 않으면 희망이 없으니 정성껏 하세요"라고 일러주며 숯가루 찜질도 꾸준히 할 것을 당부했습니다.

그 후 일주일 뒤 전화가 왔습니다. "통증이 사라졌고 손톱이 붉어지고 소변량도 늘어났습니다. 복수는 서서히 줄어들었어요. 원장님 실망

하지 않도록 꼭 열심히 해보겠습니다."

그뿐 아니라 항문에 프로폴리스를 솜에 적시어 넣어주니까 계속 코 같은 것이 나온다고 아주 반가운 소식을 전해온 것입니다.

그 후 일주일, 추석이 지나서 보호자에게서 다시 전화가 왔습니다. "원장님 죄송합니다." "왜요?" 깜짝 놀라 묻는 제게 "내가 없는 동안에 장모님이 오셔서 토란국과 현미밥을 주었어요. 그걸 처형이 드시고 그 날 밤 통증이 너무 심하고 빠졌던 복수가 도로 찼어요. 꼭 살리고 싶었는데 하라는 대로 안 하고 먹지 말라는 것을 먹여서 죄송합니다. 할 수 없어서 몰핀을 구해다 주사했어요" 하는 것이었습니다.

이런 경우는 최소한 3~6개월을 완전 무염 생식을 해야만 합니다. 얼마나 많은 이들이 한 1~2주 해서 좋아지면 평소 먹던 음식을 내놓으라고 조르고 볶아대는지 모릅니다. 그래서 주면 제대로 듣지도 못하고 목숨만 그냥 사그라지는 일이 너무도 흔합니다. 그는 그 여동생 집에서 그의 집으로 돌아간 후 소식이 없습니다.

불순종의 무서운 결과

1993년 2월, 한 젊은 사람이 왔습니다. 그의 아버지는 우리나라에서 제일 유명한 대학병원에서 개복했다가 손을 못 대고 닫아 버렸다고 합니다. 췌장암이 다 퍼져서 더 이상 손을 쓸 수 없었다는 것입니다. 이대로 열심히 해보시라고 식단표와 주의 사항, 숯가루 찜질법을 가르쳐주었고 「신선들의 음식」 말씀 테이프 2개도 선물로 드렸습니다.

일주일이 지나서 아들과 함께 그의 아버지가 오셨습니다. 작은 체구에 얼굴은 흑달인데 약간 혈색이 돌기 시작하는 얼굴이었습니다. "아들이 여기서 많은 식품과 일과표를 가져와서 그대로 3일을 먹었더니 그렇게도 심하던 통증이 사라졌습니다. 대변을 3일간 아주 많이 보았습니다. 그리고 이 테이프를 듣고 '내가 왜 병에 걸렸나?' 하는 원인을 알았습니다" 하는 것이었습니다. "잘하셨습니다. 그대로 하시면 아버님은 치료되실 것입니다." 그분은 시골 고흥에 있는 자택으로 가셨습니다.

한 달이 지나서 다시 뵈었을 때, 그분은 놀랍게 달라져 있었습니다. 계속 복부에 숯가루 찜질을 하셔서 비록 복부가 거뭇거뭇해도 얼굴의 검은 기는 사라지고 전체적으로 생기가 돌았습니다. 다시 식품을 가지고 가셨습니다.

며칠 지나서 그의 제수가 와서 88세 된 친정아버지가 방광암이라고 식품을 달라고 했습니다. "우리 시아제 다 죽는다고 했는디 지금은 논밭 다 돌아다니지라이. 그래서 친정아버지 미음뿐이 못 자시는디 가지러 왔지라이. 잘해주쇼이" 하셨습니다. 그 88세 노인은 꼬박꼬박 여기서 하라는 대로 하셔서 1년 반을 건강하게 사시다가 89세 1995년 9월에 아주 편안히 잠드셨답니다.

그러나 그 62세 된 아저씨는 소식이 없더니 6개월 되었을 때 연락이 왔습니다. "친정아버지 낮에 드시는 식품 좀 보내주소. 알지라? 우리 시아제는 쇠고기하고 오징어 먹고 지금 배가 불러져서 죽을라 한디" 하는 것이었습니다.

그 후 그분은 돌아가셨습니다. 그분이 끝까지 현미밥과 차콜 과립만 드셨더라도 그렇게 허무하게 돌아가시지는 않았을 것입니다.

아파서 병원 갔어요

　1991년, 한창 손님이 밀릴 때 한 분이 오셔서 동서가 식도암이라며 차콜 과립을 가져갔습니다. 바빠서 상담할 시간이 없다기에 "식도암이라면 차콜 과립을 1일 6~8회 한술씩 서서히 넘기세요. 차콜 과립이 식도를 빨리 통과하지 않고 서서히 넘어가면서 독을 빼가도록 하세요"하고 일러드렸습니다.

　한 달 후 다시 와서 많이 좋아졌다며 차콜을 가지고 갔고, 또 와서 가져가며 책자를 달라고 했습니다. "나도 약 계통에 종사하지만, 이 차콜로 효과를 봐서 소개합니다"하며 세 병을 가져갔습니다. 그러면서 병원에 다시 입원하여 검사했는데 동서가 의사도 깜짝 놀랄 만큼 완치되었다고 아주 좋아했습니다. X-레이 기사가 "식도가 깨끗한데 왜 식도 사진을 찍으라고 하느냐?"며 항의할 정도로 회복이 되었다고 합니다.

　8개월쯤 지나서 제가 한가한 오후에 전화를 걸어보았습니다. "아파서 병원 갔어요"하는 노인의 목소리가 들렸습니다. 병원 갔다는 이야기를 듣고 너무 기가 막혔습니다. 그후 한 달이 지나서 전화했더니 동서가 죽었다고 하는 것이었습니다. 너무나 어이가 없어 "어찌 된 거예요?" 했더니 "그때 차콜 과립 두 병 먹고 분명히 효과를 봤어요. 다 나았다고 했거든요. 그런데 너무 빨리 치료되니까 농서가 방심하여 술도 먹고 다 했어요." 그래서 "현미밥은 먹었나요?"하고 물었더니 "현미밥이 뭔데요?"하며 반문하는 것이었습니다.

　기록을 찾아보니 바쁘다는 이유로 기다리는 사람들을 제쳐놓고 숯가루만 달랑 가져갔지 주의 사항과 식사에 대한 어떤 지침도 받지 못했던 것입니다. 얼마나 안타까운지 그가 최소한 현미식과 숯가루만 꾸준히 들었더라도 이렇게 빨리 재발되어 죽지는 않았을 텐데 그저 안타깝기만 했습니다.

생선찌개를 찾은 교육감

저와 한 교회를 다니는 분에게서 전화가 왔습니다. "간암 진단을 받은 남편이 교육감인데 도대체 말을 듣지 않고 병원에서 항암제 다시 맞겠다고 입원해 있는데 복수가 차요." "왜 진작 연락해서 식이요법을 하지 않았어요?" "도대체 내 말을 들어야지요. 이제 복수가 차니까 해보겠다고 약간 마음을 돌이켜서 전화하는 거예요." "일체 간(소금)을 금하고 숯가루 찜질과 전신 수(水)치료를 해주세요"했더니 서둘러 퇴원했습니다. 한번 방문하기를 간절히 요청하여 퇴근하면서 들러 이해가 되도록 설명해 드렸습니다. 숯가루 찜팩을 만들어서 계속 찜질해 주니, 일주일이 되어 복수도 빠지고 식욕도 돌아오게 되었습니다.

그런데 어느 날 생선찌개를 해내라고 막무가내인지라 어쩔 수 없이 해드렸답니다. 그분은 3주 후 원자력 병원에서 잠드셨습니다. 좀 회복되는 듯하면 얼마나 많은 분들이 다시 옛날 음식을 찾고 그것을 드시고는 그대로 돌아가시는지, 식욕 절제란 참으로 어려운 일임을 새삼 느낄 뿐입니다.

살아있어야 했는데!

간암이 놀랍게 회복되었지만 육식 때문에

회사 전무인지 상무인지 하는 한 분이 오셨습니다. 실로암에서 한두 달 실천하고 머리카락으로 하는 검사를 하니 지금 하시는 방법이 잘 받는다고 많이 회복되었다고 했답니다. 그해 12월 말, 다니던 서울대병원에서 검사를 받았습니다.

"어, 암이 안 보이네! 간 조형술을 해보자구요. 아마 숨어있을 겁니다." 의사가 이리 말하니 예약해 놓고 왔답니다.

"그 의사 생각엔 분명히 있어야 할 암이 보이지 않으니 확인하기 위한 검사인데 왜 그 검사를 해요?"라고 했더니 그 병원을 가지 않았어요.

그래도 궁금하니 3월에 아산병원으로 가서 검사를 했는데 괜찮다고 "암이 없다"라고 CT에 나왔다고 하셨습니다. 그런데 육식이 암 환자에게 좋지 않다는 것을 깊이 깨닫지 못했는지 원래 생선이나 고기 없으면 식사를 잘하지 못하던 그분은 9월경 도가니탕을 드시고 심한 황달이 와서 실로암을 다시 찾아오셨어요.

거한 방이 꽉 차서 2~3일 계시다가 아산병원으로 가시고는 그대로 영 오지 못할 곳으로 가버리셨습니다. 생각이 나서 전화했더니 오늘 삼우제 지냈다고… 육식과 그 생명을 바꾸다니!

숯가루를 믿지 못해서

30대 후반에 간암 진단받고 절에 가서 요양하고 있던 분이 있었습니다. 그 절에 놀러 간 한 분이 젊은이가 왜 여기 있느냐고 물어 간암이라고 하니 『이정림의 숯가루 요법』 책과 차콜 1병을 주더랍니다. 책을 읽고 생채식에 차콜을 먹었더니 무겁던 몸이 가벼워지고 속이 편해져서 그대로 실천했답니다.

실로암 방문 한 번 안 했어도 생채식과 차콜 복용을 철저히 하고 절에서 108배를 드리면서 회복되어 CT상 암이 사라졌다고 합니다. 그후 강원산업 포항회사 검사관으로 근무 잘하고 나중에 휴가 때 실로암에 방문하기도 하고 부산시에서 건강 강의할 때 치료 사례자로 발표까지 했습니다.

그런데 2009년, 경동시장에 가서 "식용숯 있어요?"하니 어떤 상인이 자루에 담겨진 숯가루를 덜어줬는데, 그것을 가져다 검사한 것을 모든 숯가루에 중금속 있다고 KBS에서 방송하는 일이 있었습니다.

이 방송을 보고 포항 간암 환자였던 분이 "아차! 나도 중금속 중독인가?"하고 숯가루 효능을 의심하게 되었고 드시던 차콜을 끊었습니다. 그후 6달 만에 처음 발생했던 대로 재발 되어 그대로 저세상 가셨어요.

그의 명은 그것뿐이었을까요? "내 간암 회복을 도왔는데 무슨 소리?"하고 꾸준히 차콜을 복용하고 그 생활 유지했더라면 하는 아쉬움이 남습니다.

생채식 덕분에 임종을 고통없이

SBS 방송에 함께 출연했던 분으로 지금도 그의 모습이 선연히 떠오릅니다. 군 직원으로 인해 토목기사를 하다 억울한 옥살이를 하던 차 그

억울함이 병이 되어 간암에 걸린 분입니다. 이분은 워낙 생채식을 잘 실천하신 덕에 8cm 간암이 1달 만에 없어졌어요. 다른 분들은 맨발 등산하라면 등산화 신고 도망가도 이 집 내외분은 비가 와도 맨발로 하시고 마음이 아주 착하셨어요. 3~4개월 만에 회복되어 퇴소하라 했더니 양평 시내에서 변두리로 이사 가서 비닐하우스까지 지어놓고 제가 가르쳐드린 대로 잘 실천하며 사셨지요. 그렇게 5~6년 이상 잘 살다가 슬슬 일하고 싶어 빚 얻어 사무실을 내었는데 일거리 찾아 밤 12시가 되도록 접대하고 다니며 무리를 하다보니 재발이 되었습니다.

하던 일 그만 두고 투병을 다시 시작했으나 때는 늦었어요. 시골로 가서 다시 투병하는 중 생채식 점심 잘 드시고 잠시 쉬겠다고 누웠는데, 그만 못 일어나셨답니다. 간암은 통증이 심해 눕지도 못하고 숨차서 앉아 있다가 가기 일쑤인데 비록 재발이지만, 생채식을 꾸준히 하신 덕에 진통제 한 알 드시지 않고 주무시다가 가신 임종의 복을 받으신 분입니다.

요 고약한 암은 신경 쓰는 것도, 돈에 대한 욕심도 용납지 않고 죽음으로 몰고 가거든요. 살려면 완전 무아, 무자기, 해탈의 경지가 되어야 한다는 것을 기억하시기 바랍니다.

가장 중요한 것

유방암 수술 않고 완치되어 의사로부터 "당신은 불가사의군"하는 말 들은 분 박안순 씨!

2002년에 폐암 진단 받았는데 23년 넘도록 재발 없이 건강하신 나와 동갑인 서경자 씨, 지금도 창원에서 봉사 많이 하십니다.

위암 수술하지 않고 이겨낸 이태원 씨! 산을 하도 많이 타서 무릎 수술을 하셨지만, 지금도 건재하십니다.

직장암 수술 없이 싹 녹아 나간 수원의 안수녀 씨, TV조선에 함께 나가 녹화까지 했는데 방송 나가기 전 빼버려서 속상했던 일. 직장암 진단 받은 것이 99년도였으니, 25년이 되었어요. 수술 후 즉시 식이요법, 숯가루 활용한 분들은 너무 많아 다 기억할 수도 없습니다.

가장 중요한 것은
첫째, 마음을 비우는 것.
둘째, 지금 살아있는 자체를 감격적으로 감사하는 것.
셋째, 언제 죽어도 기꺼이 갈 수 있는 마음입니다.

고교 동창 내 친구 하나는 자궁암 수술 후 췌장까지 암이 생겨 부분 적출 후 당뇨로 인슐린 달고 산 지 오래되었어요. 친구들 모두 염려했는데 지금도 잘 이겨내고 있어요. 공주 밤이 유명하니 선물했어요. 그랬더니 되로 주고 말로 받았네요. 그 밤 받고 30만원 보내와서 덕분에 아프리카에 하루 한 끼로 사는 곳에 보내주었어요.

그 친구 하는 말 "모두 내려놓고 살아!" 하는 거예요. "그래. 지금 있는 옷, 신발만 가져도 나 죽을 때까지 실컷 쓰겠더라" 했더니 "그래, 맞아" 하면서 그의 어머니 임종 전에 어머니 농을 열어보니 옷이고 뭐고 하나도 없어 어디 갔느냐고 물으니 "나 죽기 전에 필요한 사람들에게 다 나누어 주었지. 죽은 후는 다 태울 것이고 죽은 사람 옷 누가 입겠니? 그래서 미리 다 주었다"하시더랍니다. 그 어머니에 그 딸인 것 같아요. "먹고 사는데, 지장 없으니 감사하지"하면서 여기저기 도움이 필요한 곳에 도움 주고 있어요. 철저히 식이요법, 숯가루 요법 안 해도 남을 도우면 나도 행복하니 이 행복이 생명 연장의 비결이더군요.

이 친구는 매일 꾸준히 30분 이상 학교 운동장을 걷는답니다. 그리고 음식은 자연식으로 가능한 한 생식으로 오래 씹고요.

결론적으로 형편이 된다면 내 몸에 잘 받는 식품 좀 활용해도 좋겠지요. 무조건 좋다니까 누가 소개하니까 어느 분이 암에서 회복되었다니까 드시는 것은 안 됩니다. 중환자 집에는 온갖 좋다는 내로라하는 식품들이 줄지어 방에, 창고에 널브러져 있습니다. 지인의 소개로 아는 분이 가져오고 좋다고 해서 사고, 이유도 다양합니다.

그런데 중환자일수록 그 몸에 받는 것이 거의 없어요. 그만큼 중환자는 몸에 독이 한계에 이르러 오장육부가 제대로 돌아가지 않아요. 겨우 한두 가지 받는 것이 있을 뿐입니다. 그런데 오링테스트 해보면 힘이 들어가는 것이 나와요. 그것을 드시면 눈뜰 힘도 없고 목소리도 안 나오던 분이 눈도 뜨고 목소리도 나옵니다. 이에 받지 않는 식품은 드시면 더 고통스럽고 부대낍니다. 그래서 처음부터 제대로 내 체질에 맞게 내 몸이 원하는 것을 드셔야 합니다. 그럼 놀라운 회복을 가져오기도 합니다.

아예 형편이 어려우면 "까짓것 누구든 한 번은 죽는 거지. 이왕 죽으려면 산으로 가자. 미리 산으로!"하시고 죽기 전까지는 먹어야 하니 현미 한 말 가지고 산에 가서 산나물, 된장하고 드시고, 생쌀이든지 밥이든지 드시고 죽기 살기로 산을 타다 보면 천연 의사 그곳에 다 있습니다.

천수 의사(자연의 생수), 산림 의사(오염되지 않은 공기), 지기 의사(흙의 기운), 산을 타니 한증 의사(모든 장기가 움직여 땀을 흘림), 공해에 차단되지 않은 태양 의사, 몸에 쌓인 독 암도 독이 쌓여 자란 것이니 숯가루 의사, 산에 있으니 고기, 생선, 흰쌀 없으니 오직 된장과 현미쌀만 먹어 금독 의사, 입으로 독을 넣지 않고 산을 타니 신체가 살아납니다. 그리 5~6개월 지나다 보면 혈색이 돌고 소화가 잘되고 숨도 차지 않습니다.

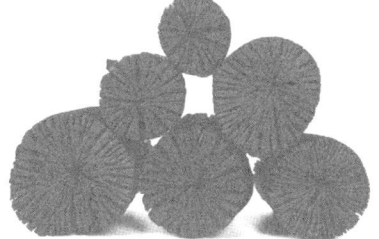

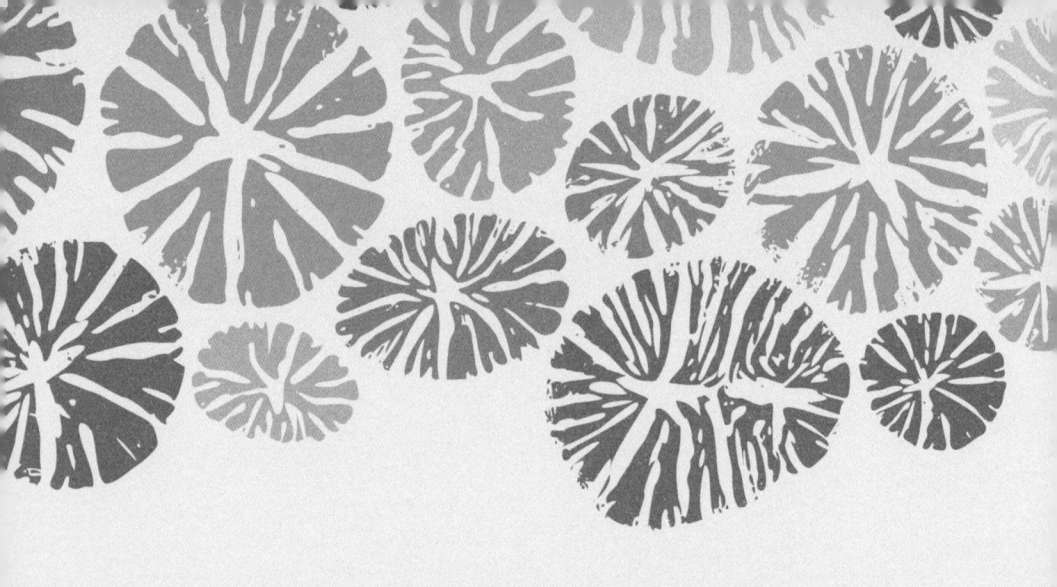

이정림의 내 몸을 살리는 숯가루의 기적

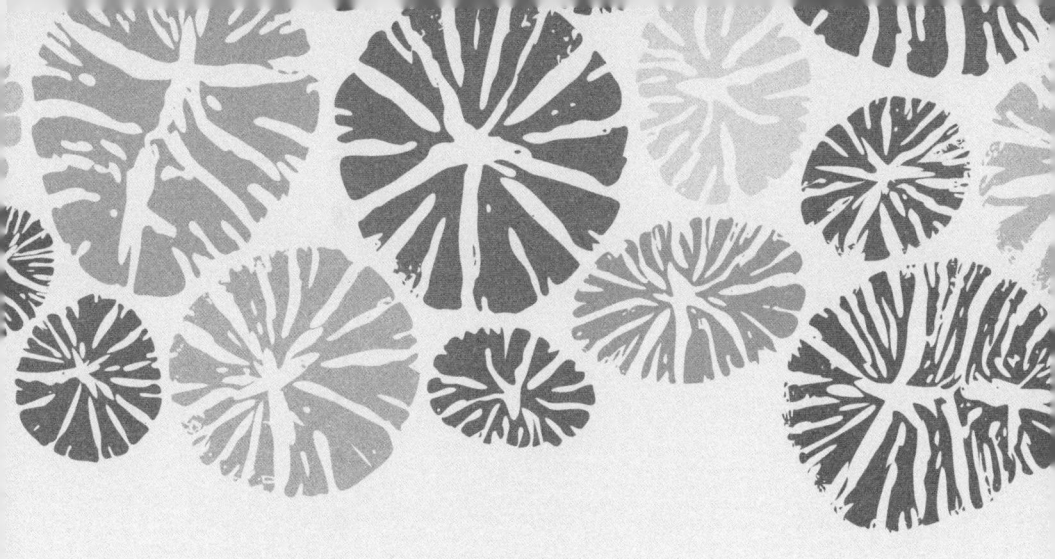

| 제7장 |

언론과 전문가가 말하는 숯요법

대중지에 공개된 체험 수기

　처음 언론과의 인연은 1984년 「일간 스포츠」 공모 식생활 개선 수기 당선이었습니다. 당선된 수기 내용이 「일간 스포츠」 1984년 12월 2일자 지면에 기사화되었고, 그로 인해 당시 KBS1TV의 아침 교양 프로그램이었던 「스튜디오 830」에 섭외를 받아 그해 겨울에 방송 첫 출연을 하게 되었습니다. 당시에는 TV 매체가 지금처럼 다양하지 않았던 시대여서 그랬는지 방송 출연 며칠 후 기차를 타고 어딘가로 가는 중에 방송에 나온 사람이라는 걸 알아보고 반가워하는 분들이 계셨습니다.

　1992년, 「서울신문사」의 월간 여성 잡지 『Queen』 2월호에 건강 화제 특보로 [당뇨, 간암 2개월 시한부였다가 회복된 오학수, 이호례 부부]의 치료법이 공개되었습니다. 같은 해 『Queen』 8월호에 [당뇨 후유증인 만성 피로에서 해방되다]는 제목으로 홍숙자 씨가 소개되었습니다. 『Queen』에 소개된 후에 전국 각지에서 꽤 많이 찾아오셔서 상담해드렸습니다. 혼자 감당하기에 무리였을 정도였습니다. 1994년, 『Queen』 8월호에 [골수성 백혈병을 고치다]로 서명숙 씨, [시한부 2개월 간암 극복] 김종기 씨, [3개월 만에 만성 고혈압에서 해방] 박지원 씨가 소개되었습니다.

1994년 11월 20일 「일요 신문」에 식이요법과 숯요법, 안면 마비와 위궤양으로 고생하시다가 회복되었던 최양금 씨 인터뷰가 소개되었습니다. 언론 매체, 방송과의 인연은 그 후로도 간간이 이어졌고, 덕분에 식이요법과 숯요법에 대해 대중에 꽤 여러 번 소개할 수 있었습니다. 한동안 기록을 남기지 않아 언제 어떤 방송, 어디에 나온 기사였는지 다 기억할 수 없는 기간도 꽤 있었습니다. 한 TV 방송에서는 PD가 원하는 대로 당시 실로암에서 키우던 염소를 독사에게 물리게 한 후 숯으로 해독해서 살려내는 것도 방영되었던 적이 있었습니다.

2004년 학원사 『애타게 찾았던 소문난 숨은 명의 50인』 340p [숯가루로 몸속의 독을 제거하는 이정림 원장]으로 실렸습니다.

2007~2008년 「건강다이제스트」와 「비방」에도 회복된 분들 사례가 실렸습니다.

대중지에 소개된 모든 내용을 다 올리기에는 지면의 한계로 상황에 따라 전문을 싣지 못하기도 하였고 중복되는 내용은 중략, 생략하였습니다.

다음의 내용들은 「서울신문사」의 월간잡지 『Queen』에 건강 화제 특보로 기사화되어 병마로 시달리는 분들에게 소망과 힘이 되었던 기사입니다.

당뇨·간암 2개월 시한부
Queen 1992년 2월호 / 오학수·이호례 부부

"그때는 정말 커다란 몽둥이로 뒤통수를 한 대 얻어맞은 기분이었습니다. 두 달 후면 죽는다는데 미치지 않을 사람이 있겠습니까? 그대로 까무러치는 거지요."

오 씨가 청천벽력 같은 간암 선고를 받은 것은 지난 90년 11월 8일이었다. 약을 지어 먹어도 감기가 좀처럼 낫지 않아 병원을 찾아간 그에게 담당 의사는 간암 선고를 내린 것이다. 게다가 2개월 시한부 인생이라니! 불치병에 걸린 사실을 안 다음 날부터 오 씨의 체력은 눈에 띄게 약해지기 시작했다. 어차피 죽을 목숨이라는 생각에서인지, 밥을 뜨는 둥 마는 둥 하다가 자리에서 일어서기 일쑤였다.

마지막인데 무슨 부탁인들 못 들어줄까 싶어 오 씨는 아내의 부탁을 흔쾌히 받아들이기로 했다. 아내의 부탁은 그다지 어려운 것이 아니었다. 인천에서 춘천으로 거처를 옮기고 세끼 매일 숯가루를 먹는 것이었다.

이 씨는 깊은 병의 수렁에서 건져 준 이정림 씨와의 만남을 '태어나서 처음으로 경험한 행운'이라고 표현한다. "아침저녁으로 숯가루를 먹고 허리 부위에는 숯가루를 붙이거나 찜질을 했더니 한 달쯤부터는 허리의 통증이 말끔히 가시고, 시력도 되찾을 수 있었습니다." 숯가루 복용 한 달 만에 자신의 병을 고친 이 씨는 감기만 들어도 숯가루를 찾을 정도로 숯에 대한 맹목적인 확신을 갖게 되었다.

그녀는 남편에게 숯가루 요법을 적극 권했다. 처음엔 "그 검은 가루를 어떻게 먹어?"라고 미지근한 반응을 보이던 남편 오 씨는, 죽기 전 아내의 마지막 부탁을 들어주자는 심정으로 숯가루를 복용하기 시작했다. 하루에 두 번, 숯가루 세 술을 물과 함께 마시고 소금을 전혀 넣지 않은 '무염 생식법'을 해나가기 시작했다. 아침과 점심은 뒤뜰에서 기른 무공해 채소로 녹즙을 만들어 마시고, 저녁에는 과일 식사를 원칙으로 했다. 간식 대신으로 포도즙 한 잔을 마셨고, 밥을 먹을 경우엔 반드시 현미밥을 먹는 식으로 식이요법도 꾸준히 지켜나갔다.

한 달쯤 지난 후 오 씨는 진찰을 받기 위해 병원을 찾았다. 그의 몸을 검사한 의사는 깜짝 놀랄 수밖에. 도저히 손을 댈 수 없을 정도로 암세포가 퍼져 있었는데, 암세포 주변에 항체가 생겨나고 있다는 것이다. 의사의 말을 들은 오 씨는 뛸 듯이 기뻤다. 불과 한 달 사이에 치료 효과가 나타나기 시작하다니.

집에 돌아온 오 씨는 숯을 먹는 방법과 함께 숯가루 목욕도 병행했다. 욕조에 더운물을 담아 숯가루 2.5kg 정도를 풀어 저은 후 탕 안에 들어가 30분 정도 몸을 담그고 있었다. 또한 숯가루와 올리브유를 섞어 잘 갠 다음 거즈에 묻혀 마치 파스를 붙이듯이 간 부위에 올려놓고 있기도 했다. 몸 상태는 빠른 속도로 나아가기 시작했다.

두 달 후, 병원에서 이 세상과 영 이별을 할 것이라던 그때쯤 오 씨는 죽기는커녕 곡괭이와 삽을 손에 들고 과수원 일을 거들 수 있게 되었다. "10년째 교통사고 후유증으로 고생하는 아들에게도 숯가루를 먹이기 시작했습니다. 처음엔 그 시커먼 가루를 어떻게 먹느냐고 한사코 거절하던 그 아이가 아버지의 병이 감쪽같이 낫는 것을 보더니 숯가루를 먹기 시작하더군요."

올해 서른네 살인 오 씨의 아들도 숯가루 덕분에 건강을 되찾고 장가도 보낼 수 있게 되었다며 이들 부부의 입가엔 웃음이 떠날 줄을 모른다.

그러나 숯가루 요법을 실천해 나가는 과정에서 가장 중요한 것은 무엇보다 마음을 편하게 갖는 것이라고 입 모아 말하는 오 씨 부부, 조급한 마음을 갖거나 미래에 대한 희망을 포기할 경우에 별 효과를 보지 못한다고 한다.

다시 태어난 목숨인 만큼 남은 인생은 다른 사람을 위해 살아가겠다고 말하는 두 사람 얼굴 위에는 병색을 조금도 찾아볼 수 없다.

당뇨 후유증인 만성 피로에서 해방되다
Queen 1992년 8월호 / 안산 시청 홍숙자 씨

안산 시청 부녀 계장으로 일하는 홍숙자 씨(51세)가 당뇨 진단을 받은 것은 올 연초쯤이었다. 지난 한 해 동안 유독, 해야 할 일이 많아 밤낮없이 이리 뛰고 저리 뛰어다니며 일을 하다 보니 피로감이 쌓인 것이 당뇨의 원인이었다. 식사 전에는 혈당 지수가 203이던 것이, 식사 후에는 무려 283까지 올라가더라고.

그녀의 눈에 띈 것이 『Queen(퀸)』 2월호에 실린 숯가루 기사였다. 그녀는 회사에 휴가서를 제출하고, 숯가루를 먹고 20년 당뇨를 고쳤다는 춘천의 이호례 씨에게 전화를 걸었다. 그녀의 전화를 받은 이 씨는 굉장히 반가워하면서 '숯가루 전문가'의 서울 연락처를 가르쳐 주었다.

홍 씨가 에덴 건강센터를 찾아간 날은 정확하게 3월 7일. 그날부터 그녀는 이 원장의 지시대로 숯가루와 현미식을 동시에 실시했다. 아침에 일어나 공복 상태에서 숯가루를 1술 먹고, 저녁에 잠자리에 들기 전에 또 1술을 먹었다. 그리고 식사 두 시간 후에는 반드시 2컵의 생수를 마셨다.

숯가루가 인체 기능을 재생시킨다는 이 원장의 말을 실감할 수 있었다는 홍 씨. 지난 5월에 회사에서 실시한 공무원 건강검진 결과 혈당 수치가 정상이라는 통보를 받고 뛸 듯이 기뻤다고 한다. 5월 한 달 동안 그녀가 일하는 부서에서는 유독 행사가 많았는데, 그녀는 며칠 동안 밤 12시까지 야근을 해도 피곤함을 느낄 수 없었다고 한다. 정상을 되찾은 후에도 꾸준히 현미식은 하고 있다.

시한부 2개월 간암 극복

Queen 1994년 8월호/ 경기도 광명시 하안동 김종기 씨

"여보 고마워. 당신의 정성과 눈물이 아니었다면 난 벌써 한 평의 땅을 차지하고 누워있을 뻔했소." 요즈음 매일 아침 이런 생각을 하며 자리에서 일어난다는 김종기 씨(58세), 30여 년 동안 해오던 택시 운전을 그만두고 병마와 씨름하며 살아온 지난 1년이 새삼 꿈같이 생각된다고 하

며 말문을 연다.

"작년 4월입니다. 감기 비슷한 증상이 나타나서 동네 병원을 들렀더니 심상찮게 고개를 갸웃거리던 의사가 초음파와 혈액검사를 하는 것입니다. 사흘 후에 결과를 보러 간 아내에게 간에 이상이 생겼으니 큰 병원을 가라는 것입니다."

간암이었다. 두 달을 넘기기 어렵다는 의사의 말을 듣고 그 자리에 주저앉고 말았다는 김 씨 부부. 곧바로 대학병원에 입원했지만, 별다른 치료를 하지 않은 채 3일을 보냈다. 별의별 생각이 다 들더라는 김 씨. 이대로 죽을 수 없다 싶어 곧바로 퇴원을 서둘러 집으로 돌아와 자연요법을 써보자고 아내와 합의를 했다. 병원 감사로 있는 아들은 현대 의학이 못 고치는 병을 어떻게 민간요법으로 고치겠냐고 펄쩍 뛰었지만, 김 씨는 꼭 성공할 것 같은 예감이 자꾸 들었다. "언젠가 잡지에서 숯가루에 관한 기사를 읽은 기억이 났어요. 숯가루로 간암을 고쳤다는 사람에게 전화를 걸었습니다. 그분도 저처럼 시한부 2개월을 선고받았는데, 건강을 완전히 되찾았더군요."

그날부터 김 씨의 식사 패턴은 새벽 5시에 일어나 숯가루 3술을 먹고 물 두 컵을 마시고 6시 30분에는 솔잎을 갈아 즙내서 마시고 7시에 솔잎 분말 한 숟갈 씹어서 먹은 후 현미밥으로 아침 식사를 했다. "남편의 식사 때문에 그동안 외출하는 일은 일체 할 수 없었지요. 부득이 밖에 나가야 할 일이 생기면 집에서 먹는 것을 싸서 드렸어요. 자연식을 시작한 후로 단 한 번도 시간과 메뉴를 어긴 적이 없고요."

1년 정도 지났을 때 다시 병원으로 간다는 반가운 소식을 들을 수 있었다. 초음파검사를 하던 의사가 깜짝 놀라며 "처음에 10cm 되던 암세포의 크기가 2cm 정도면 다 나은 거나 다름없다"고 했다. 김 씨는 자신과 같은 암 환자에게 꼭 하고 싶은 말이 있다고 한다. 치료하기에 앞서 환자 자신이 '반드시 나을 수 있다'라는 생각을 가지는 것이 무엇보다 중요하다는 것이다. 강한 인내심이 없으면 견뎌내기 힘들다고 덧붙였다.

일요 신문 기사
1994년 11월 20일자

기적을 일으키는 식이요법

우리 선조들은 생활 속에서 숯을 즐겨 사용해 왔다. 아기가 새로 태어난 집 대문에 치는 금줄에 빠지지 않고 달려있는 것이 숯덩이였으며 장을 담글 때도 숯덩이를 몇 개 띄우는 것이 통례였다. 그러나 숯가루가 건강을 유지하고 질병 치유에 쓰인다는 것을 아는 사람은 별로 없을 것이다. 미국에서도 숯을 위장질환의 치료 보조제로 사용하고 있으며 숯가루나 숯 정제품 파는 곳을 쉽게 찾을 수 있다고 한다. 숯가루는 무엇보다 몸 안의 독소를 몰아내는 힘이 강하므로 몸 안에 독이 누적되어서 오는 각종 성인병이나 피부염 알레르기 증세에 탁월한 효과가 있다. 특히 당뇨병이나 위장병, 간질환의 경우 자연식과 함께 숯가루 요법을 병행함으로써 질병 치유에 놀라운 효과를 보는 경우가 많다고 한다. 숯가루 복용법과 함께 갖가지 활용법을 알아보자.

숯은 강한 흡착력을 가지고 있어 주변의 유해 성분들을 뽑아내는 탁월한 능력을 지닌다. 숯은 600~900℃의 열을 가하여 공기를 제거하는 열분해 과정을 통해 제조된다. 굽는 과정에서 숯은 그 내부에 무수히 많은 미세한 구멍이 만들어지는데 이 구멍들은 강력한 흡착력과 뛰어난 선택성을 가지고 있다. 즉 인체에 이로운 성분은 그대로 두고 발암물질, 박테리아 등 인체에 해로운 것만을 집중적으로 흡착하는 것이다.

그러나 우리가 알고 있는 숯의 제조 과정, 즉 고열에서 나무를 굽는 과정만으로는 식용·약용으로 쓸 수 없다. 이 숯(목탄)을 고열의 수증기를 사용해 다시 열처리하는 활성화 과정을 거침으로써 장기복용해도 해가 없는 식용 숯은 조선 재래종 소나무로 만든다. 식용이 아닌 외부용으로 제작된 숯가루를 복용하지 않도록 주의를 기울여야 한다. 톱밥이나 야자수로 만든 숯가루는 독성은 없지만, 흡착력이 너무 강해 변비나 체중 감소를 유발하기도 하므로 식용으로는 꼭 조선 재래종 소나무로 만든 숯가루를 구입해야 한다. 시중에 나와 있는 숯 제품은 목욕용 등의 외부용으로 숯덩이나 숯가루가 있으며 식용으로는 과립이나 환 등이 있다.

식용 숯은 소나무 숯

식용·약용으로 숯가루를 먹는다고 하면 "시커먼 숯가루를 어떻게 먹느냐?"는 것이 일반적인 반응일 것이다. 그러나 숯은 오래전부터 의학적으로 사용되었다. 히포크라테스 시대에는 숯을 간질, 현기증, 빈혈, 탄저병의 치료에 이용했다는 기록이 있다. 일반적으로 음식을 태우면 발암물질이 생기는 것으로 알려져 있다. 이에 대해 숯가루 전문가들은 식품 속의 아미노산이 높은 열에 의해 발암물질이 되는 것이므로 단백질이 별로 없는 나무를 태운 숯은 발암물질이 거의 생기지 않는다고 말하고 있다.

그렇다면 숯가루는 과연 어떤 효능이 있는 것일까? 특별한 질병은 없으나 건강을 위해 숯가루를 복용해 왔다는 사람들 중에는 "머리가 맑아졌다"라고 하는 사람들이 많다. 이것은 "장이 맑아야 뇌가 맑다"라는 말과 연관이 있는 것으로 숯가루가 숙변을 제거해 주기 때문에 장의 활동이 좋아지고 따라서 두통과 같은 증세가 사라지면서 머리가 맑아지는 것으로 볼 수 있다. 또 숯가루는 늘 속이 더부룩하고 복부 팽만감과 함께 입냄새가 심한 증상, 소화기질환에 좋다. 또 감기, 인후염, 편도선염, 설사, 고열 등에 효과가 있고 골절, 관절염, 두드러기, 해충에 물린 데, 각종 염증, 중이염 치료에도 효과를 보인다. 뿐만 아니라 몸 안의 독소를 제거하고 피를 맑게 해줌으로써 치유 효과를 볼 수 있는 뇌출혈, 뇌경색, 뇌혈전 등 뇌혈관질환, 순환기질환, 신경계 질환에도 숯가루 요법은 큰 도움이 된다. 숯가루 요법과 자연 식이요법을 병행해 특수 알레르기나 간질환, 위장병, 당뇨 등을 고친 사례도 있다.

몸 안이 정화되지 않은 상태에서는 아무리 영양 많은 음식을 먹고 보약을 먹어도 효과를 보지 못하는 경우가 많다. 그러므로 숯가루로 몸 안의 유해 물질을 적극 배출시키는 것은 건강을 위해 튼튼한 기초 공사를 하는 것이다.

건강 유지엔 매일 한 술

숯가루 요법에는 분말 상태의 숯가루를 물과 함께 먹거나 올리브유나 들기름을 첨가해 복용하는 방법, 입안을 헹구어 내거나 넘기기 쉽도록 과립이나 환으로 만들어 먹는 등의 복용법과 물에 숯가루를 풀어 발을 담그는 각탕법과 목욕법, 환부에 붙이거나 찜질하는 등의 외용법이 있다.

건강한 사람은 1일 1회 밥숟갈로 한 술(약10g) 정도를 아침 기상 직후나 저녁 취침 전에 복용하면 그날 쌓인 인체의 독소와 피로를 풀고 건강체를 유지하는 데 큰 도움이 된다. 식전 최소 30분 전에 먹는 것이 원칙이지만 식중독이나 독물의 해독, 소화 불량 등일 때는 식후에 복용한다. 질병 치료가 목적이라면 하루 3회 이상, 1회 2~3술씩 먹는다. 급작스런 복통이나 감기, 설사나 변비, 소화 불량 등에 빠른 효과가 있으므로 가정 상비품으로도 활용할 수 있다.

숯가루는 보통 물과 함께 복용하는데 가루가 기도로 들어가는 수가 있으므로 주의해야 한다. 1컵~1컵 반 정도의 물이나 무즙에 타서 마시거나 적은 양의 물에 개어 먹은 뒤, 물을 마시는 방법도 있다. 꿀이나 야채 효소 등에 섞어 마셔도 된다. 독물이나 약물의 해독에는 삼킨 약물의 10배 정도를 먹어 주면 효과가 있다고 한다. 숯가루 내복은 인체에 쌓인 유해균과 독소를 배출시키기 때문에 각종 생활 독이나 식습관의 잘못으로 병에 걸리기 쉬운 현대인들의 질병 예방과 치유에 도움이 된다. 병을 앓고 있는 사람은 숯가루 요법과 함께 현미 자연식, 생식요법을 곁들이면 더욱 효과가 있다. 변비가 있는 사람은 숯가루를 복용할 때 물을 좀 많이 마셔 주고 설사가 있는 사람은 물을 좀 적게 마셔 주는 것이 효과적이다. 한 달 정도 먹으면 간혹 관절 부위에 가려움증이 생기기도 하는데 이것은 몸 안의 독소가 몸 밖으로 빠져나오는 신호이므로 얼마 지나지 않아 좋아진다.

숯가루 사용법

숯가루는 내복용으로 유용할 뿐 아니라 외상이나 염증, 피부를 통해 나오는 독소 배출에도 큰 효력이 있다. 건강한 사람은 과로가 심할 때 숯가루 각탕을 하면 좋다. 전신에 열이 나거나 두드러기, 식중독, 신경성 피부염 같은 증상에는 먹는 것과 함께 숯가루 목욕을 하면 좋다. 외용으로 사용할 때 상처에 직접 대면 문신을 새긴 것처럼 피부가 검어지므로 반죽해서 붙여야 한다. 숯가루 목욕은 힘든 운동을 한 것처럼 땀이 많이 나고 체내의 독이 빠져나가기 때문에 허약한 환자들은 간혹 탈진하는 경우도 있으므로 전문가의 조언과 주의 사항을 잘 지켜 시행해야 한다. 숯가루 목욕법은 만성 관절염, 장염, 피부병에도 좋다. 각종 성인병 환자들도 숯가루 복용과 병행하면 더욱 효과적이다. 각탕법은 감기 몸살이나 고열 미열의 모든 열 환자에게 탁월한 효과가 있으며 피로와 스트레스 해소에도 좋다. 목욕법이 힘든 환자들이 활용해도 된다.

올리브 숯떡이나 숯가루 찜질팩, 숯가루 드레싱 등은 뼈를 다쳤을 때나 팔다리가 쑤시고 결릴 때, 산전 산후 몸조리에, 허리가 아플 때, 관절염, 각종 염증이나 통증 등에 물리요법으로 이용할 수 있다. 각종 병의 인체 독소를 뽑아내는 데도 사용된다.

올리브 숯떡은 올리브유와 숯가루를 잘 섞어 밀가루 반죽하는 식으로 만든다. 두 재료의 혼합 비율은 반죽하기 좋을 정도면 된다. 거즈에 잘 편 다음 환부에 붙인다. 보통 7~8시간 간격으로 갈아붙이는데 바로 환부에 붙이면 나중에 떼어낼 때 고생할 뿐 아니라 피부에 자국이 남는다. 거즈를 활용해 간접으로 붙여도 효과에는 차이가 없다. 교환 시기를 지키지 않으면 가려움증이 생기기 쉬우므로 주의해야 한다.

숯가루 찜질팩은 80~100℃의 김에 숯가루 찜질팩을 약 10~20분간 찐 후 꺼내서 환부나 복부에 대면 된다. 식을 때마다 한 번씩(15분) 교환해 주고 하루 3~4번 사용하면 효과가 나타난다. 팩은 숯가루를 면 헝겊에 넣어 만드는데 시중에서 판매되기도 한다.

숯가루 드레싱 법은 숯가루 4~5술, 밀가루 1술, 물 1컵을 잘 개어 풀을 쑨 뒤 올이 촘촘하지 않은 얇은 면직 거즈 중앙에 숯가루 풀을 3~4mm 두께로 골고루 펴서 꼭 맞는 비닐 조각을 덮고 거즈를 사면으로 접어서 환부에 붙이고 반창고로 고정시킨다. 밀가루로 풀을 쑤는 이유는 점성이 있어 밀착시킬 수 있고 피부에 숯검정이 스며들지 않게 하기 위한 것이다. 올리브 숯떡과 마찬가지로 거즈 위에 숯가루 풀을 올려놓는 간접적 사용법이 좋다. 8시간 정도 지나면 교환해 준다.

수돗물에 띄워 두면 정수기 효과

"저도 늘 숯가루로 건강을 지키고 있습니다. 제 남편도 숯가루 애용자인데 과음한 날은 꼭 숯가루를 한 술씩 드시죠. 다음 날 몸이 한결 거뜬해진대요." 지금은 자연치료법의 전문가가 된 이 원장이 숯가루에 관심을 갖기 시작한 것은 십수 년 전 서울 S병원 수간호사 시절이다. 자신이 간호하고 있던 이질 환자가 극심한 통증을 호소해 왔을 때 문득 어린 시절 심하게 배앓이할 때 어머니가 숯가루를 주어 복통이 멎던 기억이 나서 숯가루를 구해 환자에게 먹였다. 3일 정도 지나자, 환자는 속이 편안하다고 했고 계속 복용시킨 결과 이질균이 현저하게 줄어들었다는 검사 결과가 나왔다고 한다. 숯의 효과를 실감한 이 원장은 그 후부터 환자들에게 숯가루를 권했고 간호사 생활을 청산하고 나서 본격적인 보급자로 나섰다.

한편 숯가루는 아주 좋은 자연 정수기이기도 하다. 수돗물에 작은 숯덩이를 7~8개 띄우고 하루 이틀이 지나면 수돗물의 냄새는 물론 유해물질도 제거된다.

체험자 인터뷰 - 최양금

나는 자랄 때부터 무척 건강한 편이어서 건강 문제 하나만은 누구 못지않게 자신하고 살아왔다. 그런데 지난해부터 갑자기 안면마비 증세와 위궤양이 겹쳐 계속해서 병원 치료를 받았으나 별 효과가 없는 데다가 얼굴이 심하게 붓고 짓무르는 특수 알레르기 증세가 나타났다. 그러던 중 숯가루 자연식 요법을 알게 되었고 약 보름 정도의 자연식과 숯가루 요법의 병행으로 지금은 거의 완치되었다.

나는 숯가루를 계속 복용하면서 숯가루 목욕을 병행하였다. 시작한 지 3일 정도 되는 날에는 증세가 최고조에 오르다가 몸 안의 모든 독소가 빠져나가는 느낌이 들면서 빠르게 회복되기 시작했다. 숯가루와 공해 없는 자연식의 효과가 너무나 놀라웠다.

숯가루에 대해 전혀 모르다가 직접 그 효과를 체험하게 되었고 숯가루의 다양한 효능도 알게 된 지금은, 아이들 감기나 배탈에도 숯가루를 늘 상비해 두면서 이용하고 있다. 그리고 인스턴트 식품이나 가공식품은 식탁에 올리지 않고, 되도록 싱싱한 과일과 야채, 현미밥 중심의 식단으로 가족들의 건강을 지키고 있다.

증상별 숯가루 요법

간경화나 암 등으로 복수가 차거나 염증이 심한 경우 : 숯가루와 함께 올리브유를 1:1의 비로 섞어 환부에 붙여둔다.

각종 간질환 : 하루 2회 정도 숯가루 3술을 물과 함께 마시고 산야초를 이용한 녹즙, 생가루, 포도즙 등의 자연식을 병행하고 숯가루 목욕과 찜질도 같이 한다. 간염의 경우 숯가루 드레싱을 만들어 복부 전면(간 부위를 중심으로)에 밀착시켜 붙인다. 목욕하고 더운물 찜질을 하는 동안만 빼고 항상 붙여 둔다. 8시간 이상 붙여 두지 말고 갈아야 한다.

당뇨병 : 아침저녁으로 숯가루를 한두 술씩 먹고 심한 경우 하루 4번 정도 복용한다. 허리 부위에 숯가루를 붙이거나 찜질을 하면서, 채식 위주로 식사를 한다.

각종 위장질환 : 숯가루를 먹고 숯가루와 올리브유, 유칼립투스 등을 혼합해 거즈를 붙인다. 숯가루 찜질도 하면 좋다.

뱀, 벌, 모기 등 해충에 물렸을 때 : 숯가루 찜질을 하고 내복한다.

피부 습진, 피부 알레르기, 가려움증 : 숯가루를 두 술쯤 먹는다. 습진이나 염증이 심한 부분은 숯가루 찜질을 하고 숯가루 목욕을 한다.

치통 : 숯가루를 개서 붙인 후 떨어지지 않게 호일로 싸주면 통증이 멎는다.

축농증 : 숯가루를 아침저녁으로 일주일 정도 먹는다. 또는 밀가루와 숯가루를 1:4의 비율로 혼합, 풀을 쑤어 거즈에 2~3mm 두께로 펴서 바르고 코를 충분히 덮은 다음 비닐을 덮고 반창고로 고정시킨다. 잠잘 때 하는 것이 좋으며 8시간마다 갈아붙인다. 편도선염도 같은 방법으로 목 부위에 드레싱한다.

숯가루 각탕법·목욕법

각탕법

〈준비물〉 양동이 등 각탕기 2개, 의자, 모포나 이불, 얼음물, 수건 몇 장, 숯가루 1kg 정도

① 한쪽 용기에 39~43℃의 따끈한 물을 채우고 다른 쪽은 14~18℃의 냉수를 채워둔다.

② 의자에 반듯한 자세로 앉아 뜨거운 물에 숯가루를 풀고 장딴지 부위까지 담근 뒤 무릎부터 목 부위까지 모포나 이불을 덮는다. 누워서 해도 된다. 찬 물수건을 머리에 얹고 얼굴을 닦아준다. 증세의 경중에 따라 20~40분 정도 열탕에 담갔다가 냉탕에 2~3분간 담근 후 끝낸다.

③ 생수나 포도즙, 매실 엑기스 등 과즙을 마신 후 푹 잔다. 고혈압 등

중증 환자는 반드시 처음부터 물수건을 목에 감거나 머리에 얹는다. 물은 처음에는 자신이 발을 담글 수 있을 만큼의 온도로 하여 서서히 온도를 올리는 것이 좋다. 따뜻한 장소에서는 모포를 덮지 않아도 된다.

목욕법

① 욕조에 더운 물을 받아둔다.

② 숯가루 3kg 정도를 풀어 잘 저은 뒤 몸을 담근다.

③ 머리에 찬 물수건을 얹고 10~30분 동안 몇 차례 들어갔다 나왔다 한다.

④ 목욕이 끝나면 몸을 헹구고 나서 생수나 녹즙 또는 과일이나 소량의 소금(죽염이 좋다)을 섭취한다.

직장암 이겨낸 안순영 씨 이색 고백
2007.7 건강다이제스트

"암 진단…그리고 기적은 일어났어요."

암 앞에서 이다지도 씩씩하고, 위풍당당한 사람이 또 있을까? 암이 무서워 벌벌 떠는 사람들에게 거침없이 호통치듯 말하는 그녀가 바로 직장암을 물리친 기적의 주인공 안순영(62세) 씨다. 암이 얼씬도 못 하게 온몸으로 막아냈다는 그녀의 기적 같은 투병기 속으로 힘차게 들어가 보자. - 글 / 피옥희 기자

약 한 번 안 먹던 건강 체질?

슬하에 1남 3녀. 남편과 금실 좋기로 유명하고 다복하기로도 소문이 자자한 데다 성격 좋기로 유명했던 안순영 씨. 젊었을 때부터 오십 줄에 들어설 때까지 그 흔한 감기약 한 번 먹지 않고 두 살 터울의 딸들을 순풍 낳았고, 넷째인 막내아들까지 건강하게 출산해 주변의 부러움을 한 몸에 받았다. 남편의 사업도 나날이 번창하니 그야말로 남부러울 것 하나 없이 윤택한 삶이었다.

"어렸을 때 잔병치레를 했지만, 서른에 첫아이를 낳은 이후, 정말이지 단 한 번도 약을 먹은 적이 없었어요. 그 흔한 영양제 한 번을 안 먹고 이날까지 건강하게 살아왔으니까 '정말 나는 복이 많구나' 생각했었죠. 그러다 보니 늘 건강 하나만큼은 정말 자신 있었습니다. 그런데 98년도인가? 그때부터 변을 보면 이상한 징후가 조금씩 나타나기 시작했어요. 그때도 별로 대수롭지 않게 여겼었는데… 그게 암일 줄은 정말 꿈에도 몰랐죠."

안순영 씨가 직장암을 선고받은 것은 99년 2월. 하지만 이미 1년 전부터 몸에 이상 징후가 나타났다. 어느 날 변에 조금씩 피가 묻어나오고 아랫배가 쿡쿡 찌르는 듯한 느낌이 들었지만 가벼운 치질이거나 변비기 좀 심해진 탓으로 여기고 그냥 대수롭지 않게 지나갔다는 것.

선뜻 남편에게 고백하기도 부끄러운 생각이 들어 병원도 가지 않고 그냥 별생각 없이 그렇게 1년을 보냈다. 이듬해 2월 평소와 같이 소파에 앉아 휴식을 취하고 있던 어느 날 특별히 아픈 증상도 없이 항문에서 뭔가 쏟아지는 느낌이 들어 황급히 화장실로 달려갔다고 한다.

"처음엔 그냥 나도 모르게 설사가 나왔나보다 생각했죠. 그런데 변이 아니라 피였어요. 진짜 아주 커다란 돌멩이 크기만큼 피가 쏟아져 나와 뭔가 이상한 생각이 들어 인근의 가까운 의원에 찾아갔습니다. 그런데 검진하고 난 뒤 아무래도 큰 병원에 가서 정밀검사를 해보는 게 좋겠다고 하더군요. 그 길로 또다시 큰 병원을 찾아가 혈액검사부터 갖가지 세부적인 검사를 진행하고 나니 의사 선생님의 낯빛이 안 좋더라구요. 같이 갔던 남편은 병실에 들어오지도 못하고, 큰딸은 눈만 벌개져서 아무 말도 못 하고…"

그렇게 건강 체질인 줄 알았던 안순영 씨는 99년 2월 직장암을 선고받았다.

딸의 정성, 그리고 엄마의 의지

수술 날짜를 확정 짓고 중간중간 항암치료를 해오던 그녀는 직장암을 선고받고 나서도 '오진'이라며 계속 믿지를 않았다. 그렇게 정신적, 육체적으로 혼란스러울 때 큰딸은 도서관에 틀어박혀 암에 관한 수십 권의 책을 찾아보며 엄마를 위해 큰 힘이 되어주었다.

"처음엔 수술 날짜가 잡혔을 때 심적으로 많이 힘들었죠. 계속 '오진이 아닐까?' 의구심이 들어 수원에서 서울로 올라와 다시 한번 검사했어요. 그런데 세 군데 모두 같은 대답이더라고요. 다행히 딸이 암에 관한 책들을 뒤적거려보다가 숯가루가 좋다는 걸 알게 되었고, 그 길로 달려가 식용 숯가루를 구입했죠. 사실 숯가루를 먹는다는 게 여간 힘든 일이 아니에요. 숯가루를 먹으면 입안도 까맣고 변 색깔도 검은색이니까 일상생활을 하는 데도 여러모로 불편하고, 하지만 숯가루를 먹으면서 그때 이런 생각을 했죠. 암 그까짓 것 그냥 훌훌 털어버리면 되지 뭐가 대수냐고."

그렇게 아침, 저녁으로 숯가루를 챙겨 먹으면서 생식과 야채 위주로 식단을 바꾼 지 한참이 흘렀을까? 어느 날 배가 살살 아파와 그 길로 화장실에 갔더니 물컹물컹한 덩어리와 피가 섞인 변이 바위만큼 거대한 양으로 배출되었다. 수술을 하루 앞두고 병원에서 다시 한번 정밀검사를 해보니 군데군데 발견되던 종양이 거짓말처럼 말끔히 없어져 버렸다고.

"병원에서 치료받는 기간에는 숯가루를 먹지 않았고 치료가 끝나면 다시 먹었죠. 물론 숯가루 덕을 톡톡히 보기도 했지만, 무엇보다 제 의지가 아주 중요한 역할을 한 것 같아요. 암을 앓고 있는 분들에게 꼭 하고 싶은 말은 암을 무서워하지 말라는 것입니다. 여러분도 나을 수 있어요. 저처럼요."

이렇게 불호령 하듯 암을 쫓아버린 안순영 씨는 직장암 완치를 받은 뒤 지금까지 채식 위주의 식단을 고수하고 있다. 완치 판정을 받은 이후 벌써 7년이나 흘렀지만 온 가족이 다 함께 모이는 날이면 자식들을 위해 육질 좋은 고기를 준비할지언정 본인은 꿋꿋하게 쌈과 야채만 먹는다고.

털털하고 낙천적인 성격답게 50대에 겪었던 일생일대 최대의 고비를 믿음과 용기로 이겨낸 안순영 씨에게 힘찬 응원의 박수를 보낸다.

> **안순영 씨의 숯가루 요법**
>
> - **주의사항** - 숯가루만 먹으면 목 넘김도 힘들고 기도가 막힐 수 있으니 반드시 물과 함께 먹는 것이 좋다.
> - **복용방법** - 숯가루는 한 숟가락(약4~10g)을 식전과 자기 전에 물 한 컵과 함께 마시거나 식간 혹은 최소한 식사 30분 전 공복 복용을 원칙으로 한다.

위암 딛고 일어선 이태원 씨 희망 고백
2007.9 건강다이제스트

"사람들이 저를 보고 '의지의 한국인'이래요~!"

하루를 25시간으로 사는 이가 있다. 10년 전 위암 선고를 받은 뒤, 더욱 바쁜 삶을 살게 되었다는 이태원 씨(60세)는 죽는 것이 두렵다기보다는 자신의 죽음을 슬퍼할 가족 때문에라도 다시 일어서야만 했다. 그리고 마침내 당당히 일어섰다.

위암을 이겨낸 이태원 씨의 행복한 투병기 속에는 또 어떤 기적이 숨어 있을까? - 글 / 피옥희 기자

나는야, 대한민국 최고의 건강맨?

한평생 서울시 공무원으로 근무하며 나라의 '녹'을 먹고 살아왔던 이태원 씨, 여느 가장처럼 우직하게 열심히 일하며 남편과 아버지로서 역

할을 충실히 해왔다. 또 적당히 술, 담배도 하며 남들과 똑같이 살아왔을 뿐이다.

무엇보다 한 번도 아픈 적이 없었으니, 내심 "대한민국에서 최고로 건강한 사람이 바로 나"라며 공공연하게 자랑할 정도였다. 하지만 그런 자신감은 부지불식간에 사라졌다. 잔병치레 한번 없었던 평범한 가장에게 '위암'이라는 죽음의 위협이 찾아오고야 만 것이다.

"남편이 위암 선고를 받았을 때, 매일 절에 가서 기도드렸어요. 기도하면서도 그냥 하염없이 눈물만 흘렸죠. '한 평생 같이 산 내 남편이 이제 죽는구나'하고 생각하니…"

아내 홍승순 씨(58세)는 당시를 회고하며 지금도 가슴을 쓸어내린다. 170cm의 키에 73~74kg의 몸무게를 유지했던 건강한 남편. 한평생 믿고 의지하며 내조해 왔던 아내에게는 남편의 위암 선고가 곧 자신의 죽음과도 같았다. 눈물 마를 날이 없었던 아내였다. 그 눈물을 차마 남편에게 보일 수 없어 가슴이 먹먹할 때까지 삼키고 또 삼켰다.

위암 선고를 받은 남편 역시 그런 아내의 마음을 왜 모르겠는가. 백년해로하자며 부부의 연을 맺었기에 아내를 바라보는 남편도 속으로 울고 또 울었을 게다.

"살아야 했어요. 아니 살아야지요. 그래서 97년, 제 나이 오십에 위암 2기 선고를 받자마자 암 관련 서적을 거의 100번은 읽었을 겁니다. 살아야 하니까. 내가 살아야 내 가족이 살 수 있을 테니까."

그런 마음으로 그는 암 덩어리와의 사투를 시작했다. 불굴의 의지로, 살 수 있다는 희망으로, 가족의 사랑으로 말이다.

식이요법과 운동요법으로 이겨낸 기적!

기적이란 함부로 말하는 게 아니라고 했다. 그만큼 허상에 가까운 '운'이기에, 좀처럼 기대하기 어려운 것이라고도 했다. 하지만 이태원 씨는 정말 꿈같은 기적을 이뤄냈다. 맨 처음 위암 선고를 받을 당시에는 종양이 0.7cm, 담당 의사는 당장 수술할 것을 권고했지만, 정작 그는 수술을 꺼렸다. 수술해도 암세포가 번질 수 있다는 말을 들었기 때문이다. 가족은 물론, 친지와 친구들까지 모두 수술받기를 간절히 바랐지만, 그의 결심은 확고했다.

"암 관련 서적을 보며 많은 생각을 했죠. 무조건 수술하는 것만이 능사는 아니다. 암이 발생하게 된 원인을 제거하면 살 수 있지 않을까? 위암은 잘못된 식습관 때문에 생긴 거니까 그걸 바꾸자. 그런 생각으로 식이요법과 운동요법에 매달렸죠."

하지만 1년 후, 다시 병원을 찾았을 때 종양이 3~5cm로 커져 위장 내 세 군데에 있었다. 담당 의사 역시 역정을 낼 정도였으니, 수술을 거부하던 남편을 지켜보는 아내의 마음은 오죽했을까? 수술하자고 울며 매달렸지만, 남편은 오직 식이요법과 운동요법에 희망을 걸었다.

그가 제일 먼저 한 것은 금주와 금연, 그리고 육류도 일절 끊었다. 오직 유기농 채소와 제철 과일을 먹으며 매일 아침 2시간씩 산행을 했다. 무엇보다 그는 살 수 있다는 강한 의지를 가졌다. 남들은 그가 죽을 날을 예견하는 사이, 그는 자신의 삶을 예견하며 그렇게 투병 의지를 불태웠던 것이다.

"저는 수술을 받지 않았습니다. 물론 수술이 나쁘다는 얘기는 아닙니다. 그건 본인이 판단하고 선택하는 거죠. 저의 경우는 수술보다 식이요법과 운동요법, 그리고 의지를 선택한 겁니다.

암은 말이죠, 누우면 죽고 일어서면 살 수 있습니다. 몸을 바쁘게 만들다 보면 암이 귀찮아서라도 도망간다니까요. 왜 이렇게 자기를 들들 볶냐고 투덜거리면서요. 하하하."

순전히 식이요법에 의지한 이태원 씨는 지금도 '식탐'에 대한 위험을 경고한다. 저녁 9시 이후 먹는 것은 암 환자들에겐 사형선고라고, 아울러 암에 걸렸다고 좌절하지 말고 끊임없이 움직이고 몸을 바쁘게 만들라고 한다.

위암 완치 후 2004년 정년퇴직했지만, 지금도 그는 끊임없이 일한다. 매일 새벽 산행을 하고, 어린이 교통안전교육과 각종 건강 관련 강의를 하며 행복하게 자신의 몸을 혹사(?)시키고 있다. 그의 강한 의지에 박수갈채를 보내며 지금처럼 늘 건강하기를 다시금 바래본다.

위암 이겨낸 이태원 씨의 건강 식이요법

- **아침** : 제철과일(50%), 현미발아밥(발아현미40%+현미찹쌀40%+일반현미20%), 청국장이나 된장국(싱겁게), 상추, 마늘장아찌, 양파, 미역무침, 각종 나물류
- **점심** : 현미발아밥(발아현미40%+현미찹쌀40%+일반현미20%), 청국장이나 된장국(싱겁게), 상추, 마늘장아찌, 양파, 미역무침, 각종 나물류
- **저녁** : 토마토, 현미발아밥(발아현미40%+현미찹쌀40%+일반현미20%), 청국장이나 된장국(싱겁게), 상추, 마늘장아찌, 양파, 미역무침, 각

종 나물류

- **기상 후 & 취침 전** : 물과 함께 숯가루 복용
- **물 섭취** : 겨우살이 끓인 물, 당근+표고버섯+무청+무 달인 물, 운지버섯+당귀+대추 끓인 물 등을 수시로 마심

※ **주의 사항**

저녁은 반드시 18:00~19:00에 먹는 것을 원칙으로 한다. 또 20:00시 이후까지 저녁을 못 먹었다면, 청국장 가루를 물에 타서 마시고 포도즙+토마토즙을 마시는 것으로 대체한다.

※ 2025년 10월 연락이 닿아 통화하였습니다. 밝고 건강한 목소리로 지금도 숯가루를 드신다고, 이정림 원장님 덕분이라고 안부를 전하시면서 『이정림의 숯가루 요법』을 100번도 넘게 읽으셨다고 말씀하셨습니다. 완치 후, 서울대 병원 의사 선생님께서 깜짝 놀라시면서 수많은 사람들 중 1명이 자연요법으로 낫는다고 하시더랍니다. 『이정림의 내 몸을 살리는 숯가루의 기적』에 첨부할 수 있도록 본 내용을 사진 찍어 보내주셔서 감사합니다.

암과 친구처럼
2008.7 건강다이제스트

"먹거리 바꾸고 마음도 바꾸니 암과 친구가 되었어요."

언제나 불행은 예고가 없다. 한 남자의 아내로 또 한 아이의 엄마로 평범한 일상을 살아가던 ○○○(46세) 씨에게도 예외는 아니었다. 어느 날 갑자기 왼쪽 가슴에 몽우리가 잡히면서 그녀의 삶은 180도 달라졌다. 길고 긴 암과의 싸움에서 이제는 암과 친구처럼 살아가고 있는 ○○○ 씨의 조금은 특별한 이야기를 들어보자. - 글 / 이은혜 기자

1998년 그녀 나이 서른여섯, 자상한 남편과 초등학교에 갓 들어간 아들 하나를 둔 ○○○ 씨는 참 행복했다. 결혼 전부터 해오던 인쇄업을 남편과 함께하면서 하루하루 정말 열심히 살았다고 한다. 다만 아내로, 엄마로, 또 직장인으로 늘 동동거리며 살아야 하는 것이 조금 벅찰 뿐이었다. 그래도 그녀는 하루하루 바쁘게 사는 것이 좋았다고 말한다.

그러던 그해 여름 어느 날, 아침 잠자리에서 일어나려던 그녀는 깜짝 놀랐다. 얼핏 가슴을 스친 손끝에 작은 몽우리가 잡혔던 것이다.

"별것 아니겠지."

애써 담담하게 받아들였지만 결국 그녀는 가까운 병원을 찾게 되었다. 진료를 마친 의사는 "가슴에 많이 생기는 섬유선종같다"며 크게 걱정하지 말라고 했다. 보다 확실한 것을 알기 위해 수술을 하기로 했다. 이런 경우 대개 90% 이상은 암이 아닌 것으로 판명된다는 의사의 말에 큰 위안을 받으며 조직검사에 들어갔다.

그러나 조직검사 결과는 청천벽력이었다. 유방암 초기로 판명됐던 것이다. 한 번도 자신이 암에 걸릴 것이라고는 생각조차 해보지 않았다는 ○○○ 씨.

부랴부랴 병원에서 시킨대로 유방암 수술을 했다. 다행히 초기라 크게 걱정하지 말라는 의사의 말은 그녀의 두려움을 많이 줄여주었다. 그리고 재발도 잘 안 되는 케이스라고 해서 그나마 다행이라며 놀란 가슴을 쓸어내렸다. 그렇게 해서 그녀의 유방암은 수술로 일단락됐다.

그 후 힘든 항암 주사가 남아있었다. 한 달에 두 번은 꼭꼭 맞아야 했다. 항암 주사를 맞은 날은 밥 한 숟가락이 태산같이 많아 보이더라는 ○○○ 씨. 입맛이 없고, 오심, 구토에 속은 쓰리고 아팠다. 그 고통은 말로 표현하기 힘든 것이었다고 한다. 그렇게 고통스러운 항암 주사를 6개월 동안 맞았을 때 그녀의 몸에서 암세포는 사라져 있었다.

불행 중 다행이었다. 운도 좋았다. ○○○ 씨는 다시금 바쁘게 살았던 예전의 일상으로 되돌아올 수 있었다. 그저 감사할 따름이었다. 그러나 암은 그렇게 호락호락하지 않았다. 그로부터 4년이 지나 그녀 나이 40세 되던 해, 담배도 피우지 않는 그녀의 몸에는 폐암이 또아리를 틀기 시작했던 것이다.

'아무 걱정 안 해도 된다더니… 재발은 걱정 말라고 했는데…'

그 말이 무색하게도 1.2cm 정도 되는 폐암은 그녀의 몸에서 떠억 하니 자리를 잡기 시작했던 것이다.

"'이젠 정말 죽었구나' 싶더군요. 암은 재발하면 못 고친다고 그러잖아요. 다니던 병원에서는 수술 대신 항암 주사를 맞자고 그러더군요. 전이된 암이라 수술하더라도 여러 군데 자잘하게 퍼져 있는 암세포를 모두 다 제거하는 것이 현실적으로 어렵다는 거였어요."

믿을 수 없었다. 유방암 수술로 끝난 줄 알았는데, 또다시 암이라니?

다른 방법이 없을까? 암 전문병원인 암센터에 가보기로 했다. 진단 결과는 다르지 않았다. "나이가 젊고 담배를 피우지 않지만, 유방암 수술 경력이 있기에 95% 재발로 보아야 한다"라고 수술할 것을 권했다. 결국 수술 날짜를 잡았다. 그러나 ○○○ 씨는 수술대에 눕지 않았다. 수술 대신 조금 색다른 선택을 하게 된다.

"의사에게 물어봤어요. 지금 당장 수술하는 것과 한 달 후에 수술하는 것에 큰 차이가 있냐고? 그랬더니 의사는 별 차이가 없다고 그러더군요. 그래서 한 달 동안 제 나름대로 암과 한 번 싸워볼 생각을 했습니다."

그런 그녀가 선택한 곳은 공주에 있는 한 요양원이었다. 자연요법을 실천하는 곳으로 유명했다. 유방암 수술 후 이것저것 건강정보를 접하면서 '암을 이기는 비결이 혹 자연요법에 있지 않을까?' 하는 생각을 했던 것도 그녀가 이같은 결정을 하는 데 도움이 됐다고 한다.

그렇게 해서 시작된 요양원 생활. ○○○ 씨가 알려주는 그곳 생활은 일반인에게는 많이 낯설다. 먹는 것, 생활하는 방식 등 모든 것이 다 색다르다.

"처음 이같은 생활을 접하고 '참 희한하게 사는 방법도 다 있구나' 싶었지만 한 번 따라 해보사 결심하고 성밀 열심히 실천했어요. 오직 내 살길은 이것뿐이라는 심정으로 했으니까요."

그랬던 덕분이었을까? 한 달 정도가 지났을 때 ○○○ 씨의 몸은 조금 변해 있었다고 한다. 폐암 선고를 받고는 잠도 못 자고 춥고 그렇게 떨리던 증상이 어느새 사라졌다. 병원에 가서 검사를 해보았다. 그 결과는 희망적이었다. 암 크기가 그대로라는 진단 결과가 나왔다.

"그제야 비로소 살 수 있겠다는 생각이 들더군요. 그래서 곧바로 요양원으로 다시 내려갔어요. 가족들에게는 미안했지만 제가 다시금 건강해지는 것이 가족들을 돕는 길이라고 생각했으니까요."

그렇게 3개월 정도 요양원 생활을 끝냈을 때 그녀의 삶은 많이 변해 있었다. 생각도 삶의 방식도 예전과는 사뭇 달라졌다.

'왜 나에게 암이야!'하는 울분도 없어졌고, 죽는 것에 대한 거부감도 없어졌다고 한다. 생활방식도 180도 달라졌다. 요양원에서 했던 방식 그대로를 계속해서 실천하기 시작했다.

그리고 그 생활은 5년이 지난 지금까지 쭉 계속되고 있다. 새벽 5시면 어김없이 일어나 집 근처에 있는 인천 석바위 공원으로 산책하러 나간다. 조금 빠른 걸음으로 걷기를 한 시간 30분 정도 하고 집으로 돌아와 식전에 생즙 400cc를 짜서 마신다고 한다. 케일이나 신선초, 샐러리, 양배추 등으로 즙을 짜 먹으면 생기가 도는 것 같다고 한다.

먹거리는 주로 생식 위주다. 아침 식사는 더덕, 도라지 등 뿌리채소를 위주로 하되 살짝 데친 브로콜리나 전자레인지에 살짝 익힌 마늘 등을 주로 먹는다. 콩도 빼놓을 수 없는 영양식.

검은콩을 밥 앉힐 때 한 줌 넣어 밥이 익으면 콩만 걷어내 씹어먹으면 다시 없는 건강식이 된다고 한다.

점심 식단도 마찬가지이다. 몇 가지 잎채소가 위주가 되고 밤이나 호두, 아몬드 등의 견과류를 주로 먹기 때문이다. 저녁은 과일 위주로 먹는다고 한다.

이런 생활이 벌써 5년째다. 그 덕분일까? 화장기 전혀 없어도 ○○○ 씨의 얼굴은 반짝반짝 윤기가 나고 표정은 해맑다.

비록 오른쪽 겨드랑이 밑에는 폐암이 크지도 않고 증상도 없이 자리하고 있지만, 그녀는 수술은 생각하지 않고 있다. 한 번씩 꾸욱 누르는 듯한 느낌은 들지만 그럴 때마다 자신을 되돌아볼 계기가 된다고 한다.

"혹 지나친 욕심을 부리지는 않았는지? 몸이 좋아하지 않는 일을 한 건 아닌지 한 번씩 체크해볼 수 있는 시금석이 되기 때문입니다."

그 말의 긴 여운이 오래오래 기억에 남는 것은 언제나 희망을 찾아가는 그녀의 삶이 부럽기 때문은 아닐까?

○○○ 씨가 건강을 되찾기 위해 요양원에서 실천한 자연요법

1. 이른 아침에 일어나 체조하고 아침 식사는 뿌리채소 5~6종류로 대신해요.

고구마, 더덕, 당근, 도라지, 무, 대추 등을 깨끗이 씻은 뒤 껍질째 꼭꼭 씹어먹었습니다. 채소들은 텃밭에서 직접 기른 것들이에요.

2. 아침 식사가 끝나면 황토방 찜질과 숯가루 냉온욕을 수차례 반복합니다.

숯가루 냉온욕은 숯가루를 욕조에 풀어 뜨거운 목욕 3분, 차가운 목욕 1분 하는 식으로 해요.

3. 점심은 잎채소를 주로 먹습니다.

상추, 양배추, 토마토를 주로 먹었는데 먹기 힘든 것은 사과 소스를 곁들여 먹으면 맛이 아주 좋습니다. 여기에다 현미와 콩, 잡곡 등을 볶아 가루로 만든 생식 가루를 꿀에 개어 먹으면 하루가 든든해요.

4. 점심 식사 후에는 숯가루 파스를 암 부위에 붙여서 팩을 합니다.
5. 하루 두 번은 꼬박꼬박 뒷산을 오르내리는 운동도 함께 병행했어요.
6. 하루의 마감과 함께 저녁은 과일 3~4가지를 중심으로 간단하게 먹었어요.

※ 2023년 3월, 연락이 닿아 통화했습니다. 지금은 과거 환자였던 기억도 까마득히 잊을 만큼 밝고 건강하게 생활하고 계십니다. 앞으로도 건강한 삶을 누리시길 기원합니다.

숯의 제독 능력 활용하면 난치병 해결 가능
인물 인터뷰 - 숯가루요법 전문가 이정림 원장(전통의학 비방 2008.8)

예로부터 우리 민족은 장을 담글 때 그 위에 숯을 띄웠다. 또 아이를 낳으면 대문에 숯을 엮어 금줄을 걸었다. 또한 배탈이 났을 때 가마솥에 붙은 그을음을 먹어 해결하였고, 집을 지을 때 사방에 숯을 묻어 두었다. 이것은 숯이 불순물과 나쁜 기운을 흡착하여 처리하는 힘이 강하다는 걸 깨달은 선조들의 지혜였다. 이러한 숯의 가치는 오늘날에도 그대로 이어져 암 등 각종 난치병을 해결하는 데 큰 역할을 하고 있다. 과연 숯이 난치병 치유에 어떤 작용을 하며, 그 효과가 어느 정도인지 30여

년 동안 숯을 연구한 실로암 건강생활연구원 이정림(62세) 원장을 만나 들어보았다. - 글 / 김석봉(본지 발행인)

Q 숯으로 암 등 많은 난치병 환자를 고친 걸로 아는데, 숯에 어떤 효능이 있습니까?

A 예로부터 장을 담글 때 숯덩이를 띄웠습니다. 이는 숯이 불순물과 독소를 흡착하는 강한 힘을 지니고 있기 때문입니다. 예컨대 활성탄 1g은 암모니아 가스 1,000mg을 흡수합니다. 그만큼 숯은 강한 흡착력을 가지고 있어 제독 능력이 뛰어납니다.

생각해 보면 병이라는 것은 몸에 불순물과 독소가 쌓여 있기 때문에 나타나는 현상입니다. 통증 역시 특정 부위에 불순물과 독소가 쌓였기 때문에 나타납니다. 따라서 불순물과 독소를 흡착하는 능력이 뛰어난 숯을 이용하면 독이 제거되어 질병이 해결되는 것입니다.

Q 숯을 활용하는 방법은 무엇입니까?

A 숯 과립을 복용하기도 하고, 숯 패드를 환부에 붙이기도 하고, 숯가루를 물에 풀어 목욕하기도 합니다. 이렇게 하면 체내의 독소가 빠져나와 아토피나 통증이 쉽게 해결됩니다. 또 매일 잠자기 전에 숯 과

립을 한 숟갈씩 복용하면, 그날 쌓인 독을 해소하여 질병을 예방할 수 있을뿐더러 젊게 살 수 있습니다. 특히 암이나 관절염이 있는 경우 숯 패드를 환부에 붙이고 태양열을 쪼이거나 찜질하면 독소가 땀으로 다량 배설되어 통증이 완화되고, 염증이 가라앉는 효과를 볼 수 있습니다.

Q 숯을 사용함에 있어 주의할 점을 말씀해 주십시오.

A 대부분의 사람은 숯이라 하면 참숯을 떠올리는데, 숯은 태운 재료에 따라 이름이 다릅니다. 대표적으로 소나무를 태운 송탄(松炭)과 참나무를 태운 참숯이 있습니다. 이들은 성질이 다른 만큼 용도도 다릅니다. 소나무숯은 입자가 고와 복용하기에 적당한 반면, 참숯은 입자가 날카롭기 때문에 복용해서는 안 됩니다. 대신 흡착력이 뛰어나 숯 패드나 숯 찜질 등 외용(外用)으로 적당합니다.

그리고 변비가 심한 경우 숯을 복용하면서 물을 충분히 마시면 시원하게 배변할 수 있는데, 100명 중 한두 명은 변비가 오히려 더 심해지는 수도 있습니다. 이럴 때에는 올리브 오일과 함께 숯가루를 복용하는 것이 좋습니다. 또 장이 좁거나 대장의 운동이 느린 사람은 복용보다는 숯 패드를 하는 것이 낫습니다.

숯 패드 만들기

다음은 이정림 원장이 소개하는 숯 패드 만드는 방법이다. 이 숯 패드는 집에서 얼마든지 만들어 질병의 독소를 뽑아내는 데 유용하게 활용할 수 있다. 숯 패드를 만드는 방법은 다음과 같다.

- 재료: 활성탄 분말 1컵, 밀가루 1컵, 올리브 오일 2순가락
- 만드는 법
  ① 밀가루에 물 1컵을 붓고 약한 불에 서서히 저으며 풀을 쑨다.
  ② 풀이 쑤어지면 활성탄 분말 1컵과 올리브 오일 2순가락을 넣고 잘 섞어 준다.
  ③ 겨울에는 약하게 불을 켜 놓은 상태에서 섞어 준다. 여름에는 불을 꺼도 상관 없다.
  ④ 반죽이 다 되면 거즈 위에 놓고 사용할 부위의 크기에 맞게 펴주면 패드가 완성된다.
  ⑤ 숯 패드는 1회용이므로 한 번 사용하고 버려야 한다. 여러 개 만들어 보관할 경우에는 냉장고에 넣어 두되 일주일 이내에 사용해야 한다.
  ⑥ 사용할 때는 항상 따뜻하게 덥힌 상태이어야 한다. 패드를 붙인 다음 패드 위에 태양열을 쪼이거나 찜질을 하면 환부의 독소가 다량 빠져나와 더 큰 치료 효과가 있다.
  ⑦ 숯 패드를 붙여 놓는 시간은 최소 1시간 이상이어야 한다.

3개월 시한부 말기 암, 두 달 여간 천연요법으로 생명 구했다

이정림 / 실로암 건강생활연구원 원장 (전통의학 비방 2009.8)

　암은 오늘날 인류의 생명을 위협하고 있는 대표적인 질병이다. 암이 사회적 문제로 대두된 1970년대 이래 서양의학은 갖가지 치료 방법을 제시하여 금방이라도 암이 해결될 것처럼 장밋빛 청사진을 제시해 왔다. 하지만 오늘날의 실상은 서양의학의 말과는 달리 암이 해결되기는 고사하고, 오히려 암으로 인해 고생하는 사람과 암으로 인해 사망하는 사람이 급증하고 있는 실정이다. 이런 일이 벌어지고 있는 것은 서양의학의 암 치료 방법이 화학 항암제와 절제 수술, 그리고 방사선요법 등 인체의 생명력을 끝없이 소진시키는 "죽임의 방식"이기 때문이다. 이렇듯 오늘날 암 치료에 대한 서양의학의 한계와 문제점이 여실히 드러나면서 점차 사람들이 천연요법으로 눈을 돌려 생명을 구하고 있다. 이에 본지는 한 사람이라도 암에서 생명을 구하길 바라는 마음으로 암을 해결할 수 있는 천연요법과 체험 사례를 소개한다. <편집자 주>

　사람들은 병이 들면 성급한 마음으로 단박에 낫게 해줄 비방부터 찾는다. 과연 단박에 병을 낫게 하는 비방은 있을까? 있는데 찾지 못해서 고생한다면, 얼마나 안타까울까? 또 있는데 비싸서 쓰지 못하거나, 있긴 한데 희소해서 손이 닿지 않는다면 얼마나 안타까울까?
　필자는 20여 년을 거의 말기 암 환자들과 함께했다. 그리고 그동안

숱한 생명이 사라지는 모습을 보아왔다. 때로는 너무 늦게 온 암 환자에게 원망과 함께 안타까운 마음이 들기도 했다.

"너무 늦게 오셨네요. 사는 날까지 최선을 다하고, 나머지는 하늘에 맡깁시다. 누구나 다 한 번 가는 것 아닙니까? 생각하는 것보다 빨리 가는 것 같고, 조금만 더 살았으면 하는 미련도 남으나, 그것은 다만 생각이 그렇다는 것입니다. 가시더라도 고통 없이 잠자듯이 편안하게 가실 수 있다면, 그 또한 복 중에 가장 큰 복이 아니겠습니까?"

이런 필자의 말을 듣고 환자들은 수긍이 되었는지 필자의 연구원에서 며칠간 생활하면서 천연요법을 실천한다. 규칙적인 식사 시간, 현미와 생야채를 이용한 자연식, 식사하는 습관, 운동, 마음가짐 등 하나하나 새롭게 익힌다.

그러고 나서 그들은 집으로 돌아갔다. 세월이 흐른 후 연락해 보면 분명 곧 돌아가실 것으로 생각되었던 분이 의외로 살아계신다. 그때 필자는 얼마나 반가운지 모른다. 그리고 이어 환자가 다시 찾아오면, 독이 찰대로 차있는 몸을 해독시키기 위해 숯을 사용한다. 숯 목욕, 숯 찜팩, 숯 패드 태양열요법으로 몸속의 독을 빼낸다. 그러다 보면 딱딱한 암 덩어리가 말랑거려지기도 하고, 줄기도 하고, 통증이 사라지기도 한다. 굳어 있던 수술 부위가 부드러워지는 것도 물론이다. 그렇게 꾸준히 6개월~1년을 실천하면, 거의 건강이 회복되는 것을 확인할 수 있었다. 그래서 필자는 '아! 암을 해결할 비방은 분명히 있구나. 그런데 단방은 아니구나'하는 것을 깨달았다.

필자가 깨달은 비방은 첫째, 감사하는 마음이다. 둘째, 식사를 철저하게 채식으로 습관 들이는 것이다. 셋째, 운동을 날마다 하는 것이다. 이 기본적인 세 가지를 열심히 실천하는 분에게는 다시는 암이 깃들지 않음을 보아왔다.

> **체험사례**
>
> ○○○ (64세, 남, 충남 논산시)
>
> 2008년 3월에 말기 간암으로 판정받았다. 양방 병원에서는 진단 후 치료가 불가능하다며, 3개월 이내에 죽을 것이라고 하였다. 또한 조만간 복수도 차고, 황달도 생길 것이라고 했다. 단단한 암 덩어리가 오른쪽 갈비 밑에서 배꼽 정중앙까지 만져졌다.
>
> 아들이 인터넷을 통해 치료 방법을 찾다가 2008년 4월에 실로암건강생활연구원을 알게 되었다. 실로암에서는 2달 20일간 생활하였다. 현미와 생채 식이요법, 숯패드 태양열요법, 숯찜팩 온열요법, 인근 산을 오르내리는 운동요법 등 평소와는 다른 생활을 하였다. 그렇게 25일간 생활을 하자 간의 부기가 빠지면서 암 덩어리가 절반으로 줄어들었다. 식욕도 생기고, 기력도 생겼다. 살 수 있다는 희망이 보였다. 면역력을 증진시키는 건강식품도 복용하고, 산을 오르내리며 앵두, 오디, 보리수 등 야생 열매도 열심히 따 먹었다.
>
> 그 후 집에서 요양하며 실로암에서 한 대로 모든 걸 그대로 실천하였다. 등산하며 누가 보든 말든 15분간 박장대소하는 '웃음요법'도 곁들였다. 검진 결과 현재 상태는 암이 조금 남아있을 뿐, 정지되어 있다고 한다.

동양에서의 숯가루 사용

다음은 한의사 정순재님이 pc통신 하이텔의 한의사 동호회에 연재한 글입니다.

탄화된 고형물

숯이라면 목재가 열분해를 일으켜 생겨난 무정형 탄소체를 말한다. 목재가 탄화할 때 초산을 얻을 수 있다는 것을 알게 된 것은 1658년의 일이며 메틸알코올의 존재를 알게 된 것은 1812년의 일이지만, 일찍이 마케도니아인들은 목타르를 만들어 사용했으며 이집트인들도 미라를 보존시키기 위해 목타르를 사용하는 등 그 활용의 역사는 매우 깊다.

우리나라에서 지금까지 아직도 전해 오고 있는 풍습은 간장독 속에 숯을 띄워 놓는 것이다. 왜 금줄에 숯을 걸어 매고 간장 독에 숯을 띄울까? 그 해답이 바로 숯의 약효와 관계가 있다.

활성탄의 특징

한방에서는 오래전부터 백초상(百草霜)이나 송인묵(松烟墨)을 비롯해 각종 숯을 약으로 써 왔다. 백초상은 당묵, '앉은 검정', 즉 솥 밑에 붙은 검은 그을음을 말한다. 소나무를 태운 그을음으로 만든 숯먹을 송인묵이라고 한다. 그래서 품질 좋은 송인묵은 문구(文具)로서도 필수품이었지만 약품으로서도 가정 필수 상비약 구실을 했다.

한방에서 각종 숯을 약용했다. 지유, 형개, 측백 등을 숯이나 잿가루로 만들어 약을 조제했으며 지금도 그렇게 조제하고 있다. 그럼 왜 백초상이나 송인묵 같은 그을음을 약용했으며, 멀쩡한 약재를 태워서 숯이나 잿가루로 만들어 약용했을까? 그 해답 역시 숯의 약효와 관계가 있다. 민간요법에 보면 참외 먹고 체한 데는 참외 껍질을 태운 잿가루를 먹고, 고기 먹고 체한 데에는 그 고기의 잿가루를 먹으면 즉효라는 것이 의외로 많다.

숯가마에서 고열로 구워 소분(消粉)이라고 하는 흙 등으로 덮어 불을 끔으로써 겉면이 희읍스름해진 것이 백탄(白炭)이요, 굴속에 밀폐해 소화시킨 것이 검탄(黔炭)이고, 목탄 등을 특수 방법으로 활성화하여 만든 것이 활성탄이다. 활성탄은 강한 흡착성을 지닌 무정형인 탄소질(炭素質)의 물질이다.

활성탄은 다공질(多孔質)이다. 틈과 모서리가 많다는 것이다. 그래서 각 면이 1cm인 정육면체의 숯을 펴면 1,000㎡의 넓이가 된다. 따라서 강한 흡수성과 흡착성을 지니고 있어서 예로부터 색소나 냄새를 빨아들이는 용매로 사용해 왔다. 입상(粒狀)은 독한 가스의 흡수 또는 가스 종류의 정제(精製)에 쓰이며, 미립상(微粒狀)은 탈색 탈취제로, 그리고 정장제(整腸劑)로서 약용된다. 일본 약전에는 흡착제, 약물 중독이나 자가 중독, 그리고 장 이상 발효에 의한 독소의 해독에 쓴다고 명시했다.

숯가루의 약효

그럼 약용의 예를 몇 가지 들어보자.

첫째, 소화관 기능을 조정한다. 위장관의 발효 이상에 의해 가스가 포만한 경우, 위염, 위궤양, 장염, 소화 불량, 설사에 응용한다. 설사는 아니더라도 악취가 심한 대변을 배변하는 경우에 좋다. 입에서 구취가 나는 데도 좋으며 입안에 염증이 생겨 잘 낫지 않고 조금만 피곤해도 입이 잘 허는 경우에도 좋다.

둘째, 간 기능을 조정한다. 간 기능을 원활케 해주어 간염, 간 경변, 황달에 응용한다. 심지어 신생아 황달에도 쓸 수 있다. 간 기능 쇠약으로 체내 해독 기능이 저하된 때도 좋다.

셋째, 각종 염증과 여기에 따른 발열에 효과가 있다. 폐렴, 방광염, 신장염을 비롯해 자궁염, 유선염, 임파선염과 기타 부위의 화농성 질환에 응용할 수 있다. 물론 안과와 이비인후과의 염증성 질환에도 좋다.

넷째, 체내, 체외적 독소의 해독작용을 한다. 예를 들어 신부전증 등으로 대사장애가 와서 체내에 독소가 축적될 때, 또는 체내 독소 때문에 관절이나 국소에 동통이 있거나 피부질환에도 좋으며 농약과 각종 공해에 따른 중금속 중독, 독버섯 중독, 약물 중독, 옻 오른 데, 독충의 교상(咬傷) 등에도 좋다.

다섯째, 지혈, 진통작용이 있다. 각종 출혈성 질환에 응용하여 지혈 효과를 높인다. 자궁 출혈, 위장관 출혈, 국소 출혈 등 가릴 것 없다. 그리고 출혈에 따른 빈혈과 동통에도 좋다.

서양에서의 숯가루 사용

Activated Charcoal : David Coony 著 : Mercel Dekker사 출판

고대로부터 의료용으로 차콜이 사용되었다. 기원전 1550년경의 이집트 파피루스에 의하면 여러 종류의 차콜이 의학용으로 사용되었으며, 수 세기 동안 의사들은 치료제로서 나무 차콜을 치료용으로 비중 높게 사용했다.

기원전 400년경의 히포크라테스 시대와 서기 50년경의 플리니 시대에 나무 차콜이 간질, 현기증, 빈혈, 탄저병에 사용되었으며 19세기에도 여전히 사용되었다.

1793년에 D.M.Kehls는 썩은 궤양의 나쁜 냄새를 제거하기 위해서 차콜을 외부적으로 사용했으며 내부 복용으로는 fievre putride의 치료를 위해서 하루에 여섯 번 1/16온스를 내복하도록 추천하였다. 그리고 Kehls는 담즙 이상에도 물에 탄 차콜로 입가심을 하게 하였다.

어떻게 차콜이 작용하며 흡착 현상이 발생하는지는 1777년 Scheele가 차콜과 가스로 한 실험에서 밝혀졌다. 1777년에 굽은 관의 맨 아래쪽에 수은을 담고 사이에 가스를 넣은 윗부분에 가열된 차콜을 넣었을 때 수은의 상승으로 가스 대부분이 흡착되는 것을 밝혀내었다.

해독제로서 차콜의 첫 번째 체계적인 연구가 1800년 초에 프랑스에서 시도되었다. Bertrand라는 화학자가 1811년경에 동물의 비소 중독을 연구하여 차콜이 독을 막아내는 데 효과 있음을 알아내었다. 이어서 1813년에 그는 대중 앞에서 차콜과 5g의 비소를 섞어서 삼켜 그 유효성

을 보여주었다.

Touery라는 프랑스 약학자는 1820~1840년에 동물 실험을 했으며 1831년에 프랑스 의학 협회 회원들 앞에서 치사량의 10배가 되는 스트리키닌을 차콜 15g과 함께 먹은 것으로 알려져 있다.

또 미국의 Hort는 1834년에 염화 제2 수은 중독증에 걸린 환자에게 대량의 차콜을 복용케 하여 생명을 구했다고 한다.

1846년에 Garrod는 영국에서 스트리키닌과 다른 독극물로 개, 고양이, 토끼, 기니언 피그 등 동물로 차콜의 섭취 사이의 시간 간격 등이 미치는 영향에 대해 평가하였다. Garrod는 스트리키닌, 아편, 몰핀, aconite, ipecac, vera turtum, elaterium, stramonium, canth arides, delphinnium, hemlock, 수은, 질산은, 납 등에 차콜이 효과가 있음을 밝혀내었다.

1848년 미국의 학자 Rand는 인간에게 Garrod의 연구를 적용하였다. 1848년에 발행된 논문에서 그는 디기탈리스, 몰핀, 스트리키닌, 수은, 캄포, 요오드, 염화 제2 수은 등을 사용하였다. Garrod와 같이 그는 겨우 감지할 정도로 임상적인 독극물의 징후가 감소되도록 필요한 독극물과 차콜의 비율을 결정하였다.

차콜에 대한 흥미로운 적용은 영국의 Hofmann이 1/2그레인의 스트리키닌이 함유된 1/2갤론의 맥주와 차콜 2온스를 섞어서 흔들었을 때 차콜이 이를 여과시켜 맥주를 마실 수 있게 되었다. 이것은 스트리키닌이 알코올 추출에 의해서 차콜로부터 양적으로 회수되었음을 의미한다.

1800년도 말경과 1900년도 초경에는 주로 유럽 쪽에서 해독제로서의 차콜의 흡착력에 대한 여러 논문이 나왔다. 미국에서는 내부 장기 치료의 도움으로 차콜에 대한 관심이 증진되었다. 현재 활성 차콜이 장에서 독극물이나 박테리아성 독성분 등을 제거하는 것으로 알려져 있다.

1980년 이후로 차콜의 안정성, 유효성, 독성, 이 모든 것이 확보되었고 여러 형태의 독극물과 약물, 공해 물질, 농약의 흡착성에 대한 논문이 나왔으며 차콜의 생화학적인 것과 인체에 여러 면으로 미치는 점들도 논문으로 나왔고 많은 사람들이 사용하고 있다.

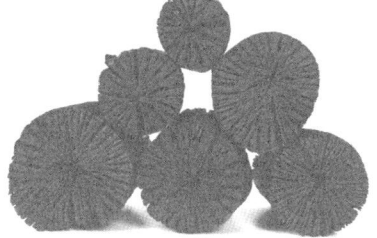

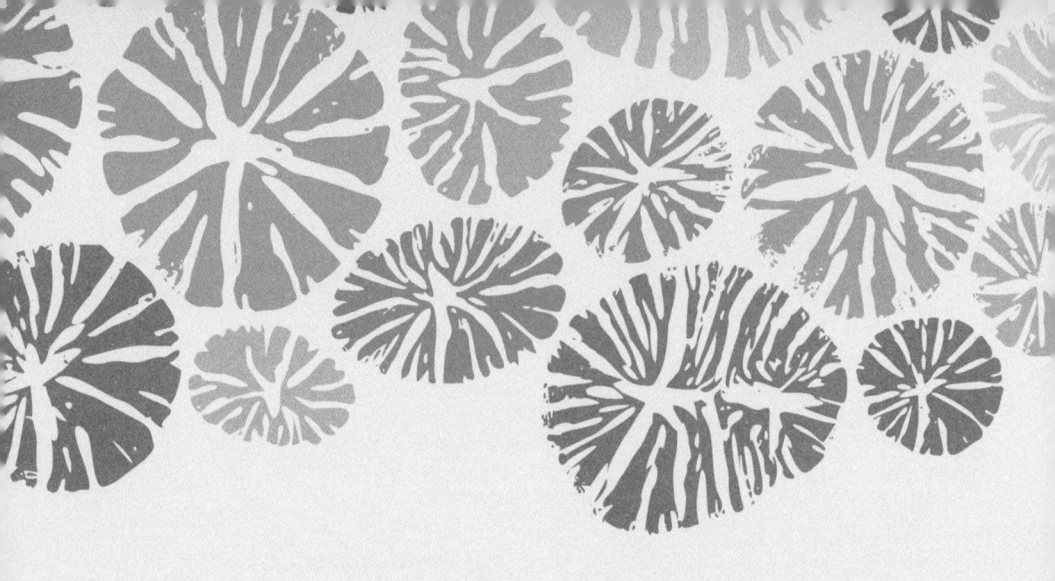

이정림의 내 몸을 살리는 숯가루의 기적

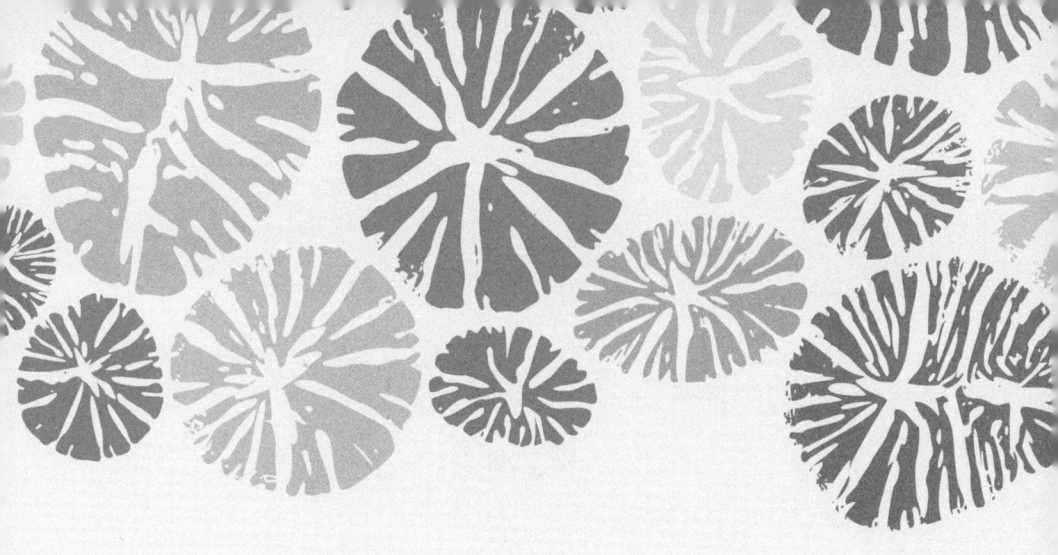

| 제8장 |

숯요법 실천 가이드

병의 원인

　어차피 인생은 태어났다가 자라서 결혼하고 자녀를 낳고 병들고 죽는 것입니다. 그러나 그 순서를 다 통과하지 못하고 피어보지도 못하고 죽는 사람이 있는가 하면 자기 수를 다 누리고 편안히 잠드시는 분도 있습니다.

　병이 생기는 원인이 무엇일까요? 이것만 알면 병은 쉽게 고칠 수 있습니다. 석선 선생님의 가르침 중 병의 첫째 원인은 식독입니다. 우리가 먹는 음식은 에너지와 힘을 공급할 뿐 아니라 독까지도 줍니다. 무슨 음식이 독이냐고 반문하겠지만 농약 안 친 쌀, 채소, 과일이 어디 있나요? 살충제, 제초제 안 치고 농사를 지을 수 있기나 한가요? 그뿐인가요? 가공된 음식물에는 인공 향신료, 방부제, 색소 따위가 안 들어간 음식이 있을까요? 알게 모르게 내가 먹은 음식물의 독이 내 몸에 오랫동안 쌓이다 보니 병들 수밖에요.

둘째 원인은 약독입니다. 몸이 아픈 것은 몸속에 독이 쌓였으니, 독을 좀 빼달라는 몸의 호소이건만, 사람들은 독을 없앨 생각은 하지 않고 약을 먹기 시작합니다. 통증은 우선 사라질 수 있으나 그 약이 가진 부작용으로 다른 부분에 또 이상이 생기게 됩니다. 보약, 양약, 한약… 사람들은 너무나 약들을 좋아합니다. 그게 다 내 몸에 또 독이 되는 줄 모르고 말입니다.

셋째 원인은 병독입니다. 우리가 병을 더 만듭니다. 진작 식독, 약독에서 벗어나도록 유기농 채소와 곡식, 과일을 먹고, 규칙적인 생활을 하면 병이 생기지 않을 텐데, 이렇게 하지 못하니 독은 우리 몸에서 이물 작용을 합니다. 사람들은 이물 작용으로 불편한 것을 이기기 위하여 이 사람이 좋다고 가져오는 약, 저 사람이 좋다고 소개하는 약, 친분 있는 사람이 성의껏 보내온 약, 이것저것 먹지요. 혹간 내 체질과 맞아떨어져 회복도 되지만, 대부분은 또 다른 증상들을 불러옵니다. 식독이든, 약독이든, 병독이든 제독시키는 방법을 모르기 때문에 우리는 이렇게 우매한 짓을 많이 해왔습니다.

넷째 원인은 공해독입니다. 집안이나 회사, 도시의 길거리나 시골의 길거리를 막론하고 공해독이 없는 곳이 없습니다. 전기장판, 전기난로, 텔레비전, 전자레인지, 냉장고, 컴퓨터, 스마트폰 등 곳곳에서 나오는 양이온과 전자파, 자동차가 내뿜는 매연, 공장에서 나오는 가스, 담배연기… 이 모두가 공해독이 아니고 무엇인가요? 무엇보다도 장마 뒤에는 더 심하지요.

문명의 발달로 생활은 편리해졌어도 우리 몸에는 독이 찰대로 차고 넘치고 있습니다. 그래서 몸이 더 이상 제 기능을 할 수 없게 되었을 때, 그때가 병이 든 상태입니다.

병을 고치는 일곱 의사

독이 되는 음식, 약, 문명의 기계들은 만들어도, 해독제를 만든 사람이 별로 없습니다. 그러나 한농에서는 차콜을 대표적인 해독제로 오래 전부터 활용해 왔고, 제독 방법을 발달시켰습니다. 그리고 직접 유기 농사를 짓기 위해 한농복구회(한국농촌복구청년 불빛회)를 만들게까지 되었습니다.

병든 땅을 회복하기 위해 1994년 버려진 오지의 땅을 매입하여 오늘에 이르기까지 피나는 노력으로 일구었습니다. 4~5년이 지나서야 우리의 정성을 아는지 땅은 회복되기 시작했습니다. 이제는 유기농 쌀, 밀, 잡곡, 채소들이 그 땅에서 나오고 있습니다. 우리 몸을 온갖 독에서 보호할 수 있는 유기농산물이 나온다는 것은 우리 모두에게 아주 반가운 소식입니다. 병든 몸을 치료하는 의사 일곱을 소개하겠습니다.

첫째, 태양 의사입니다. 태양은 150가지 질병을 치료한다고 할 정도로 만병통치 의사입니다. 존경하는 선생님께 옛날에 이런 이야기를 들었습니다. 누님이 옻이 올라서 온몸이 가려워 죽을 지경이었지만 일이 많아서 그냥 햇볕에 나가서 밭을 매었다고 합니다. 그랬더니 등줄기에서 땀이 줄줄 흐르면서 옻독이 싹 빠졌다는 것입니다. 저 역시 옻나물을 먹고 옻독이 얼굴로 올라와 입술, 귀, 눈 할 것 없이 다 퉁퉁 부은 적이 있습니다. 얼굴에다 숯가루떡을 붙이고, 태양열 치료를 했더니 얼굴에서 땀이 줄줄 나왔습니다. 온몸에 있는 독을 다 얼굴로 밀어내는 것을 느낄 수 있었습니다. 확확확 하면서 피가 얼굴로 독을 밀어붙이는 것이었습니다. 태양 의사를 잘 활용하면 폐암, 간암, 위암, 장암, 골수암처럼 암 덩어리가 만져지던 것들도 나중에는 물렁물렁해지며 서서히 줄어드는 것을 저는 똑똑히 보았습니다. 이런 태양 의사에게 제독을 부지런히 시키면 암도 녹아나갑니다.

둘째, 숯가루 의사입니다. 숯은 기공이 많아서 강력한 흡착력을 가지고 있습니다. 우리 몸에 누적된 독을 뽑아내 몸을 해독시켜 줍니다. 숯가루를 먹으면 소화기를 통과해 몸 밖으로 나오는데, 숯은 피를 맑게 만들거니와 통증이 있는 부위에 숯찜팩이나, 숯가루떡 태양열 치료를 하면 암 부위도 줄어들 정도로 효과가 나타납니다. 그뿐만 아니라 숯가루탕을 하면 뼛속으로 암세포가 퍼진 골수암도 통증이 사라집니다. 얼마나 게으름을 피우지 않고 열심히 숯가루 의사를 활용하여 제독하느냐에 생사가 달려 있다 해도 지나친 말이 아닙니다. 암독을 뽑아내지 않으면 암세포는 자꾸 지리납니다. 일곱 가지 의사를 활용하는 시간에는 암세포가 녹아나가고, 아무것도 하지 않고 가만히 있으면 암세포가 자라납니다. 거짓말 같겠지만 사실입니다. 암세포가 크기 전에 부지런히 녹여내야 합니다.

셋째, 천수(天水) 의사입니다. 생수가 아니라 천수, 하늘이 무상으로 우리에게 주신 물을 말하는 것입니다. 골짜기에 졸졸졸 흘러내리는 물, 태양이 내리쬐는 짭짤한 바닷물, 이 모두가 하늘이 주신 천수입니다. 이것을 우리가 어떻게 활용하는가에 병 치료의 유무가 달려있습니다. 석선 선생님께서 미국에 가셨을 때, 공중화장실에 갔다가 피부병에 걸려 천연 의학 양약 박사가 주는 미제, 독일제, 영국제 연고를 다 발라보았는데 치료가 되지 않았습니다. 그런데 하와이 바다에 몸을 푹 담그니 그만 피부병이 나아버렸습니다. 또 키르기스스탄 이스쿨 호숫가에 있는 결핵 요양병원에 들른 적이 있었습니다. 그때 그 병원 원장이 말하기를, 도시에 있을 때는 1년에 한두 번씩 입원할 정도로 몸이 불편했는데, 이곳에 온 뒤로 날마다 아침 일찍 호수에 가서 몸을 담갔더니 놀랍게도 아주 건강해져서 할머니들을 모시고 날마다 호수에 들어간다고 했습니다. 누가 그 원장을 치료했나요? 하늘이 준 물, 바로 천수 의사가 치료해준 것입니다.

넷째, 지기(地氣) 의사입니다. 곧 흙으로 하는 치료를 말합니다. 양말 신고, 구두 신고, 시멘트 위를 걷고 있는 이상, 인류는 질병에서 벗어날 수 없습니다. 오염되지 않은 산속에서 유기 농사를 하는 우리 한농 식구들은 맨발로 밭에서 일하거나 산책합니다. 산책하고 나면 발바닥에 흙의 부드러운 느낌이 5~6시간 동안 남아서 지속되는 것을 느끼게 됩니다. 단 사금파리나 유리 조각이 없는 곳에서 걸어야 하고, 비닐이 없는 땅, 제초제나 살충제나 다른 농약을 쓰지 않는 천연 농법을 하는 땅이어야 합니다. 그런 밭이나 논, 산에서 맨발로 지내고 웃옷을 벗거나 속옷만 입고 지내면, 지기 의사와 태양 의사를 마음껏 활용하는 셈입니다.

중환자는 온도를 적당히 하여 온몸에 황토를 바르고 적절하게 땀을 내면, 몸 안의 독이 빠져나갑니다. 동시에 흙의 기운을 피부를 통해 온몸에 넣어주는 방법이기도 합니다. 뼈가 부러진 환자가 있었는데 흙을 따뜻한 방에 두었다가 그 흙으로 부러진 부위를 덮어주었더니 부기가 빠지고 통증이 없어졌습니다. 우리 선조들이 창호지 문과 흙담으로 된 집에서 살면서 자기의 수를 누린 것도 지기 의사 덕분이라고 할 수 있습니다. 흙찜질한 아토피성 피부질환 환자들이 부기가 빠지고 가려움이 사라지는 것을 누누이 보아왔습니다. 그뿐만 아니라 과로로 심한 감기에 걸려 콧물이 줄줄 나는 사람도 흙방에서 뜨거운 물을 붓고 흙냄새 맡으며 잤더니 그 이튿날 콧물이 완전히 사라졌습니다. 숨소리가 거칠고 빠르던 폐암 말기 환자가 밤새 흙방에서 지내더니 다음 날 숨소리가 순조로워졌습니다.

다섯째, 한증 의사입니다. 현대인들은 너무 덥다 싶으면 에어컨을 켜 놓고, 춥다 싶으면 난로를 지펴 몸 스스로가 외부 온도 변화에 적응하는 것을 방해합니다. 더울 때는 땀을 푹 흘려 몸속의 독을 배출시켜야 하는데도 말입니다. 요즘 땀 흘리는 사람이 별로 없습니다. 땀 잘 안 흘리는 사람들이 큰 병에 걸립니다. 그러기 때문에 땀을 흠뻑 흘릴 수 있도록 한증 의사를 늘 활용하는 것은 병 치료에 큰 도움이 됩니다. 그것도 흙방에서 흙을 바르고 땀을 흘리면 지기 의사와 한증 의사를 동시에 활용하는 좋은 치료법이 됩니다. 이때 조심해야 할 것이 있습니다. 한증 의사를 이용하여 땀만 내고, 천수 의사를 같이 활용하지 않으면 탈진됩니다. 반드시 천수 의사를 같이 활용해야 합니다. 그것은 물을 많이 마셔 그 물에 독을 녹여 땀으로 내보내야 한다는 뜻입니다. 그러면 통증도 사라지고 몸이 홀가분해지고 기분이 상쾌해지며 개운해집니다.

여섯째, 삼림 의사입니다. 삼림 의사는 해독만 시키는 것이 아니라 치료까지 하는 의사입니다. 현대인들이 삼림욕으로 놀라운 의사를 발견하여 산에 갈 때는 웃통을 벗고 가는 사람도 있습니다. 그런데 벌써 150여 년 전, 미국의 유명한 종교학자 E.G 화이트가 천연 의사인 숲에서 몸과 마음의 피로를 풀어 건강을 회복해야 한다고 인류에게 알려주었습니다. 자유롭게 마음껏 산을 타는 것이 좋습니다. 등산은 제독법 가운데 가장 능동적인 제독법입니다. 등산은 머리끝부터 발끝까지 혈액이 팍팍 돌게 해서 이물질이나 암세포가 몸 어느 구석에 있든 그것을 녹여주는 가장 좋은 의사입니다. 꾸준히 등산하는 것이 목숨을 구하는 길이라는 걸 잊지 말기 바랍니다.

일곱째, 금독 의사입니다. 철저히 제독시켜도 독을 계속 넣어주면 아무 소용 없습니다. 독이 들어오지 못하도록 보초병을 든든히 세워주어야 합니다. 지압사를 부르고, 침술사를 부르는 것은 피동적인 치료법입니다. 환자 스스로가 이 일곱 의사를 마음껏 활용하는 능동적인 자세가 중요합니다.

자기 자신과 싸워 이겨야

환자들 방을 돌고 있을 때였습니다. 휴대폰이 울리기에 받았더니, 윤경남 씨 부인이 이렇게 말하며 울었습니다.

"원장님! 어떡해요? 8년 정성 이제 끝났어요."

"울지 말고 자초지종을 얘기해요."

"내가 몸살이 나서 누워있었는데 그이가 산책 좀 하고 온다고 나가서는 5~6시간이 지나도 안 들어오기에 찾아봤더니, 식당에서 흰밥과 돼지고기를 먹고 있었어요. 이걸 어쩌면 좋아요!"

전화 목소리에는 안타까움이 물씬 배어 있었습니다.

"얼른 데려다가 차콜을 많이 먹이고 관장해주고 숯찜팩을 위장에 해주세요."

전화를 끊고 윤경남 씨 내외분을 떠올렸습니다. 지난 10월 중순 이곳 실로암 건강생활연구원에 4박 5일 훈련을 왔던 그들은 훈련이 끝나고 더 머물겠다고 했습니다. 하지만 그때 여기 사정 때문에 더 머물게 할 수가 없었습니다. 실로암 건강생활연구원 수리도 해야 했고, 또 제가 해외 출장을 가게 되었기 때문이었습니다. 그런데도 그들은 굳이 더 머물겠다고 했습니다.

저는 잠시 집에 가서 이곳에서 배운 대로 치료하라고 이야기했습니다. 그리고 완전히 치료하기까지는 개인에 따라 몇 개월에서 몇 년이 걸릴 수 있는데 환경이 허락하는 곳에서는 어쩔 수 없이 따라 하지만, 환경이 바뀌면 자신의 의지력으로 자기와 싸워야 하고, 그 싸움에서 진정 이겨야 병을 이겨낼 수 있는 것이라 하면서 집으로 돌아가도록 설득했습니다.

윤경남 씨는 간경화에서 간암으로 악화되고, 출혈이 멎지 않는 지경까지 갔던 사람입니다. 이런 남편을 살려보려는 아내의 정성은 하늘이 감복할 정도로 대단했습니다. 내로라하는 병원에서 다 손을 들고, 1~2시간 안에 출혈이 멈추지 않으면 죽을 것이라며 가족들에게 마지막 통보를 했지만, 부인은 끝까지 포기하지 않고 최선을 다했습니다. 그 때문이었는지 기적처럼 출혈이 멈춰 목숨을 건진 일이 몇 번 있었다고 합니다.

그러다가 어느 수녀님의 소개로 제게 전화했습니다. 간암인데 남편이 말을 잘 안 듣는다고 했습니다. 그럼 데려오지 말고 책을 보라고 했습니다. 그러자 책을 볼 만큼 건강이 좋지 않다고 했습니다. 그래서 저는 숯요법 비디오가 있으니, 이것이라도 보여주고 남편의 마음이 움직이면 모셔 오라고 했습니다. 그런 이야기를 나눈 뒤 테이프를 보냈습니다.

그리고 며칠이 지나자, 윤경남 씨는 부인과 함께 실로암 건강생활연구원에 나타났습니다. 그때가 2001년 8월 10일쯤입니다. 차에서 내리자마자 저를 알아보고 "원장님, 안녕하세요? 비디오에서 보았습니다"하고 인사했습니다. 저는 어리둥절했습니다. 나중에 이야기를 들어보니, 그는 부인이 숯요법 비디오를 틀어놓고 잠든 사이에 강의 테이프를 여러 차례 되풀이해서 보았다 합니다. 그렇게 많이 본 까닭에 그에게 저는 무척 낯익은 사람이었던 것입니다.

그의 사업은 성공해서 외화는 많이 벌어들였으나 정작, 자신의 몸 관리에는 신경을 쓸 여념이 없었던지라, 몸이 망가질 대로 망가져 버렸습니다. 실로암 건강생활연구원에 왔을 때는 우리나라에서 내로라하는 유명 병원에서도 치료에 손을 든 상태였습니다. 당뇨에 간암, 복수까지 찼고, 곧잘 혼수상태에 빠지기조차 했습니다.

그렇지만 그 부인은 결코 포기하지 않았습니다. 숯가루탕 목욕을 시키고, 황토방에서 땀을 내게 하고, 숯패드 태양열 치료, 숯찜팩을 하게 했습니다. 그리고 무엇보다 가장 능동적인 제독법인 산책을 때맞춰서 하게 했습니다. 처음에는 아내의 지극 정성에 못 이겨 산책했는데, 나중에는 윤경남 씨가 스스로 즐겨 산책을 나서게 되었습니다. 그 결과 몸은 빠르게 회복되어 갔습니다. 가끔 어린아이처럼 소금이 들어가지 않은 맛없는 음식을 투정하기도 했지만, 아내와 실로암 건강생활연구원 봉사자들의 정성 어린 관심에 힘입어 어렵사리 훈련을 이겨내곤 했습니다. 그렇게 훈련을 마치고 집으로 돌아갔습니다.

그들이 집으로 돌아간 뒤 두어 달쯤 지났을 때입니다. 안부가 궁금해 전화했더니 아들이 결혼했다는 소식을 전해주었습니다. 그리고는 남편 얼굴의 검은 기도 다 빠지고 배도 많이 들어갔다고 했습니다. 저는 식사는 어떻게 하느냐고 물었습니다.

"늘 지키고 앉아 있는데, 눈 깜짝할 사이에 김치를 입에 넣기도 해요. 그러면 손가락 넣어 꺼내고 그러죠."

"그래서는 안 되는데, 스스로가 철저하게 훈련해야 하는데…"

그 말에 나는 '아직 완전 회복은 힘들고 한순간 잘못될 수도 있겠구나' 하는 생각이 스쳤습니다. 그런데 아니나 다를까 결국 윤경남 씨가 일을 저지르고 말았던 것입니다. 부인에게서 남편이 조금 나아졌다는 이야기를 듣기는 했지만, 며칠 뒤 제가 해외 출장을 가는 바람에 연락 못

하고 말았습니다. 출장 도중 저는 줄곧 윤경남 씨를 걱정했습니다.

그리고는 귀국 후 곧바로 전화를 걸어보았습니다. 제 예상은 정확했습니다. 흰쌀밥과 돼지고기를 먹고는 일주일 만에 아주 편안히 저세상으로 갔다고 했습니다. 부인이 제게 말했습니다. 고기 먹은 그날 "내가 기운이 없었는데 고기 먹었으니, 당신에게 기운을 보여줄게"하고 기운 자랑하고는 그만 눈을 감았다고 합니다.

희망이 없다는 것을 알았지만 그래도 부인은 서둘러 병원에 데려갔다고 합니다. 입에서는 여전히 돼지고기 냄새가 나서 부인이 돼지고기를 씻어내리기 위해 응급으로 숯가루를 먹였다고 합니다.

그런데 병원에 데리고 가니 의사들이 말하기를 "무식하게 숯가루를 먹이다니…"하더라고 했습니다. 하지만 부인은 믿고 있었습니다. 남편이 회복이 잘 되다가 돼지고기를 먹어 급사했다는 사실을. 부인은 아들 결혼까지 살 가망이 없던 사람이 아들 결혼이라도 무사히 보고 돌아가신 것이, 그나마 다행이라고 했습니다. 그리고는 울먹이며 이렇게 말했습니다.

"이럴 줄 알았으면 먹고 싶다는 것이라도 실컷 먹게 해줄 것을 하는 후회가 들어요. 살려보려고 그렇게 절제시켰더니만, 내게 기운 센 것 보여준다더니 이게 뭐람! 한순간 실수로 정성이 물거품이 되었으니 아직은 남편이 잠들었다는 것이 실감 나지 않아요. 마음 정리되면 한번 들를게요!"

자신의 병은 자신이 고쳐야 합니다. 아내가 혹 남편이, 또는 자식들이 아무리 애를 쓴다 해도 스스로 자신의 의지가 뒷받침되지 않으면 결국 무너지고 마는 것입니다. 병과 싸운다는 것은 쉬운 일이 아닙니다. 자기 자신과 싸운다는 것인데, 그 자신이 병들어 있으니 더 힘든 것입니다. 그렇지만 강한 의지를 세우고 뜻이 확실한 사람은 반드시 해내는 것을 저는 자주 보았습니다.

암세포를 뿌리 뽑을 때까지는 긴장을 풀지 않아야

숯 때문에 알고 지내던 어떤 사람이 소개한 환자가 있었습니다. 그 환자는 서울의 한 대학병원에서 진단이 나오기를 위암 말기라 손을 댈 수 없다고 했습니다. 빈혈이 심해 수혈만 몇 병 받았고, 환자가 자기가 말기 암이란 말에 그 병원에서 하루도 더 자기 싫다 하여 곧바로 아들 집에 가서 자고 아침에 퇴원하고 왔다고 했습니다. 혈색이 좋지 않고 기운도 없어 보였습니다.

정해진 규칙대로 식사하고 녹즙, 포도즙을 정해진 시간마다 마시게 했습니다. 그리고 숯찜팩도 자주 위장 부위에 대주었습니다. 그뿐만 아니라 날마다 황토찜질, 숯가루 목욕도 하게 했습니다. 산책도 기초 신진대사를 높이는 것이기 때문에, 빠지지 않고 하기를 권했습니다. 하루가 지나자, 혈색이 돌기 시작하더니 기운을 차렸습니다.

4박 5일의 훈련을 마치는 날 아버님을 모시러 온 아들이 아버지 얼굴을 보고 놀라워했습니다.

"혈색이 어쩌면 저렇게 좋아질 수가 있어요? 아버지, 너무 좋아지셨네요. 이대로 꾸준히 꼭 하세요."

"아, 그럼 해야지! 여기 있는 사람들이 얼마나 잘 돌봐주는지 몰라."

그는 이렇게 말하며 가족과 함께 기뻐하며 집으로 돌아갔습니다.

그 후 달마다 필요한 식품을 주문해 갔습니다. 아주 컨디션이 좋다고 늘 말씀하셨습니다. 그 사람의 아들은 서울대학교를 나온 수의사로 동물병원을 하고 있었습니다. 가끔 아버지의 상태를 전해주곤 했습니다.

그런데 이듬해 여름, 전화가 왔습니다.

"복수가 찼을 때는 어떻게 하지요?"

"아니 웬 복수요?"

"글쎄, 어묵하고 조기 두어 번 드시더니 복수가 차네요."

"아니, 왜 잘 나가다가 삼천포로 빠져요?"

그 안타까운 심정은 이루 말할 수 없이 컸습니다. 이런 일이 있을 때마다 너무 안타까웠습니다.

환자들은 식사해도 아프지 않고, 일상생활에 아무 지장이 없으니, 암이 뿌리째 뽑힌 것이 아닌가 하는 생각에 그만 긴장을 풉니다. 하지만 깨끗한 음식만 들어오니까 암세포가 활동을 못 해 줄어들던 중이었는데, 육식이 들어가면 굶어 죽어가던 암세포가 '아이쿠! 내 밥이 왔구나!' 하고 다시 살아나 여러 이상 증상이 나타나는 것입니다.

입이 마르도록 훈련 기간에 이야기해 주어도 그때뿐, 위기를 넘기면 그처럼 강조하고 또 강조한 것들을 모두 잊어버리고 마는 것이 사람입니다. 이분도 예외가 아니었습니다. 곧바로 완전 무염식을 하고, 온몸 숯찜질로 땀을 내라고 했습니다.

그분은 이틀 후 실로암 건강생활연구원에 왔습니다. 복수가 차고 다리가 부은 채… 황토찜질을 하고 숯가루떡 태양열 치료를 하니 서서히 복수가 빠지기 시작했습니다. 군대 시절 위생병을 했다면서 알부민, 영양수액을 사와 스스로 정맥 주사를 놓기도 했습니다. 그분의 아내는 고집을 부리고 자기 식대로만 하는 그분에게 "식자우환이여, 식자우환" 하며 안타까워했습니다. 며칠 식이요법을 하니 복수가 조금씩 빠지기 시작했습니다. 그리고는 4~5일 머물렀다가 집으로 돌아갔습니다. 두어 달 지났는데 소식이 없었습니다.

저는 시간을 내어 찾아가 보았습니다. 그분은 거실에 누워 일어나지도 못했는데 오른쪽으로 누워있으면 오른쪽으로 붓고 왼쪽으로 누워있으면 왼쪽으로 붓는다고 했습니다. 그렇지만 아프지는 않다고 했습니다. "김근희 씨, 이대로 누워 계시면 2주 안에 잠드십니다. 운동하고 생곡분이라도 드시면 일어나고요." "나는 안 죽어. 내기할까?" "얼마나요?" "천만 원." "네. 하지요." "나 천만 원 벌었네." 그는 농담까지 했습니다. 움직이지 않으면 그대로 잠들 것이 뻔해 집에 있던 운동기구를 그 날로 보냈습니다. 한 달이 지나도 소식이 없어 전화했더니, 제가 다녀간 지 3일 만에 편히 통증 없이 잠이 드셨다고 했습니다.

그 뒤 한 달 지나 그분의 아들이 봉투를 하나 가지고 찾아왔습니다. "죄송합니다. 원장님 말씀대로 하셨으면 지금도 살아계실 텐데 아버님 고집을 꺾지 못해 실패했습니다."

진정한 건강을 위하여

작년 4월 말경 광주에 사는 분으로부터 전화를 받았습니다.『암! 고치고 말고』를 보시고 건강식품점에 가서 책에 명시된 제품을 구매했는데, 몇 가지 구매하지 못한 물품을 보내 달라고 했습니다.

 물품을 받은 후 그분은 다시 전화하여 "위암 진단을 받고 병원 치료보다 자연치료하려고 하는데 회식할 때는 어떻게 해야 합니까?"라고 물어보셨습니다.

저는 "현미 생채식을 도시락으로 준비해 가서 드시고 회식할 때는 오이, 당근, 상추 같은 야채를 미리 부탁하고 감자를 쪄달라고 해서라도 드셔야 합니다. 직장의 회식이 나를 살리는 것이 아닙니다. 내 몸은 내가 챙겨야 합니다. 누가 대신해 주지 않습니다. 녹즙은 아침에 일어나자마자 드시고 출근해서는 포도즙을 드세요"라고 알려드리고, 일과표를 그분에게 맞게 일부 변경해 주었습니다. 체면이나 이목 때문에 이것쯤이야 하고 먹은 것이, 어떤 때는 치명적으로 잘못을 가져오는 때가 너무도 흔하기에 신신당부했습니다.

그 후 한 달 보름쯤 지나서 6월 중순경, 두 내외분이 실로암을 찾아오셨습니다. 명함을 내미는데 보니 '초등학교 장학사'라고 쓰여 있었습니다. 그분은 그동안의 이야기를 들려주면서 궁금한 것을 이것저것 상세히 물어보셨습니다. 그분은 광주에서 제일 큰 병원에서 위암 진단을 받자마자 서점에 가서『암! 고치고 말고』책을 구해 읽어보고 '이 방법으로 고칠 수 있다는 확신을 가졌다'라고 했습니다. 그리고 위암이라는 것을 아무에게도 심지어 자식들에게도 알리지 않았으며, 두 내외만 알고 같이 현미 채식을 하고 있다고 했습니다.

"여름방학 때 유럽 여행이 있는데 어떻게 할까요?" 하시기에 "마음 놓고 가세요. 단 차콜 과립, 생곡분, 발리그린(보리순 녹즙 효소), 포디알코, 골든씰, 프로폴리스, 백초 과립을 가지고 가세요. 그리고 그 나라에 흔한 채소, 과일을 드시고 녹즙 대신으로는 발리그린을 드시고 주식으로는 생곡분을 드시면 됩니다"하고 소상히 알려드렸습니다.

9월 초쯤 그분에게서 다시 연락이 왔습니다. 넉 달 만에 병원에 가서 검사했더니 암이 거의 사라졌다는 것입니다. 얼마나 반가웠는지 모릅니다. 차콜 과립을 주문하여 보내면서 그분이 성공할 수 있었던 것은 자녀들이나 주위의 잡음을 듣지 않았기 때문이었고, 자신을 가지고 한결같이 실천한 결과라는 생각을 했습니다.

그가 만약 자녀들이나 친척들에게 암이라고 알렸다면 그분을 아끼는 마음으로 누구는 복어를, 또 누구는 고기를, 또 어떤 이는 병원 가서 수술하자고 하는 등 이리저리 시달려서 이렇게 성공하기가 어려웠을 것입니다. 두 내외분이 묵묵히 아무렇지도 않은 듯이 식생활을 철저히 바꾸고 숯찜질을 계속하여 얻은 결과였습니다.

추석이 지나서 전화로 안부를 물었더니 컨디션이 아주 좋다고 하면서 한 번 찾아오겠다고 하셨습니다. 그래서 이젠 제게 올 필요가 없으며 식생활만 바꾸지 않는다면 안전할 것이니 꾸준히 현미 자연식을 하시라고 했습니다.

기억에 남는 다른 한 분은 33세 된 미혼여성으로 작년 12월 초에 제게 전화했습니다. 자신은 표재성 위염과 심한 불면증으로 인천 모 병원에서 입원 치료 중인데 별 효과가 없다는 것입니다. 그래서 먼저 『암! 고치고 말고』 책을 사서 읽어보라고 했습니다. 그랬더니 이틀 후 다시 연락이 왔습니다. 내일 퇴원하여 모레 한방병원에 입원하기로 했다고 했습니다. "그럼 입원을 보류하고 3~4일 여기서 하라는 대로 해보고 결과가 좋지 않으면 입원하세요"라고 권했습니다. 그녀는 그렇게 하겠으니, 식품을 보내 달라고 하여 차콜 과립, 올리브, 생곡다식, 골든씰, 숯찜팩과 솔과립을 복용 방법과 주의 사항을 적은 쪽지와 함께 보내주었습니다.

3일 후 그녀에게서 전화가 왔는데 잠도 푹 잘 잤고 속도 아주 편안해졌다고 했습니다. 그 후로 2~3번 더 식품을 주문해 먹더니 지금은 언제 아팠냐는 듯이 사회생활을 잘하고 있습니다. 이렇게 소소한 병은 약으로 해결하려 하기보다는 먼저 그릇된 식습관을 고치고 자연식을 하며 몇 가지 회복을 돕는 식품을 먹는 것이 중요하다고 생각합니다.

그동안 저를 찾아오는 사람들을 보면, 암 진단을 받고 1~2년 병원 치료를 받다가 결국 임종이 가까워서 오시는 분들이 많습니다. 그리고 뒤늦게 『암! 고치고 말고』 책을 보시고 문의를 하여 환자의 상태를 물어보면, 거의 병원에서 하라는 대로 다 맞았는데 재발되었다든지 또는 좋다는 데는 가리지 않고 전국을 헤매어 다니며 좋다는 약을 다 먹였으나 지금은 꼼짝 못 한다든지… 그 정성과 성의로 기본 식사만 바꾸어 주었더라면 하는 안타까움이 제 마음을 아프게 합니다.

제가 바라는 것은 병든 후 이리저리 방황하지 말고 미리 예방법과 인체의 건강 법칙을 알고 실천하여, 더 건강한 삶을 누리게 되는 것입니다. 또한 도시 곳곳에 현미 생채소 식당이 있어서 원하기만 하면 언제든지 쉽게 먹을 수 있기를 바랍니다. 어느 음식점을 가도 고기 아니면 먹을 만한 메뉴가 없는 상황이다 보니 걱정이 앞서게 됩니다. 늦기 전에 온 국민이 식생활 개선을 제대로 하여 간암 발생 사망률 최고의 나라가 아니라 간암 치료가 제일 잘 되는 나라, 간암이 발생하지 않는 나라로 만들었으면 합니다. 끝까지 실천하셔서 회복된 분들에게 더 큰 축복과 행복이 함께하시길 바랍니다. (1997년 4월)

차콜 과립을 두고도 활용치 못한 사람

언젠가 숯 제품 전시장을 찾아갔습니다. 어떤 제품이 어떻게 나와 있는가 보고 바람도 쐴 겸 나갔습니다. 그날 저는 비보를 듣고 충격을 받았습니다. 김오수 씨의 사망 소식이었습니다.

김오수 씨는 동아제약의 과장이었습니다. 28세 때 대장암 수술을 시작해 40여 세기 되도록 대장을 3~4차례 수술한 사람이었습니다. 1998년 초에 다시 척추에 동전 만한 암이 발견되었다고 합니다. 더 이상 수술은 하고 싶지 않다고, 기도원에서 단식하고 3월경 실로암 건강생활연구원을 찾아왔습니다. 그때 그분 얼굴이 부어있었고 혈색이 없었습니다.

훈련 기간 안에 부기가 빠지고, 타고난 식성이 좋아 채소 김말이도 남들이 한두 개 겨우 먹을 때 서너 개씩 잘 먹었습니다. 훈련받은 회원들과 헤어질 때는 "원장님 책에서 만납시다"하며 쾌활하게 말했습니다. 부기도 빠지고 혈색도 돌고 새로운 힘을 가지고 돌아갔던 것입니다. 그분은 자주 차를 몰고 실로암 건강생활연구원으로 와서 산책하고 모자라는 식품도 가져가고, 낚시도 즐겨 다닌다고 했습니다. 그랬던 분이 저 세상에 갔다니 믿기지 않았습니다.

"도대체 어떻게 하다가 그랬답니까?"하고 다그쳐 물었더니, "글쎄, 남산 어디에 생식하기 좋은 제품이 있다고 하여 그곳까지 가서 구해 며칠 먹는 도중 갑자기 복통이 심해져서 저녁에 병원으로 갔는데 그냥 잠들었답니다"라고 말하는 것이 아닌가.

"아니, 그럴 수가! 그 집에 차콜 과립이 있고 숯찜팩이 있었을 텐데, 그 즉시 차콜 과립을 먹고 숯찜팩을 복부에 대주었더라면 그 위기를 넘기지 않았을까요? 어떻게 냉철하게 대처하지 못하고 그런 일이 생겼을까요?"

저는 기대했던 한 사람의 비보에 너무도 기가 막히고 답답해 괜스레 한농제약 한 사장에게 큰소리를 치고 말았습니다. 그의 명이 다하여 하늘이 잠재우신다면 절대자이신 하나님 앞에 내가 어찌하란 말인가. 인생 무상함에 한동안 젖어 드는 허무함을 달랠 길이 없었습니다.

가장 좋은 '가정 건강지킴이'인 차콜 과립을 두고도 활용치 못해 통증으로 고생하는 분들이 우리 주위에는 많습니다.

숯 선택 요령

숯의 탁월한 해독 능력을 백분 활용할 수 있는 숯 선택 요령은 아래와 같습니다.

식용 약용 숯 : 소나무 숯

① 국내산 소나무 숯가루로 만든 한농제약 흑과립은 누구나 먹기 편하게 과립형으로 만들어졌으며, 체내에 적합한 흡착력으로 장기간 또는 평생 복용하여도 무해 무탈합니다. 피로 회복, 숙취 제거, 장내 가스 제거 등 일상에서 누구나 먹을 수 있습니다.

② 대형 병원 응급실에서 농약 중독과 같이 해독이 급히 필요할 때, 한농제약 흑산제를 쓰고 있으며, 빠른 해독이 필요한 경우 또는 장티푸스나 설사가 심할 때도 흑산제를 권합니다.

체외 치료용 숯 : 활성탄 분말, 활성탄 입상

야자탄을 활성화시켜 만든 활성탄은 입자 크기에 따라 다릅니다.

① 분말 형태의 활성탄은 숯찜팩, 숯패드,

② 모래알 크기의 활성탄은 숯목욕, 숯각탕,

③ 좀 더 굵은 모래알 크기의 활성탄은 과일이나 채소 세척 등에 유용합니다.

④ 그 외로 숯베개, 숯안대, 숯마스크, 숯목보호대, 숯방석, 숯요 등 다양한 방법으로 일상에서 숯을 가까이하여 쓸 수 있습니다.

공기 정화와 천연 가습기 또는 인테리어용 숯 : 참나무 숯

① 주로 참나무 숯 중 검탄, 백탄 등 숯의 모양이 그대로 보이도록 배치하면 공기 정화용, 인테리어용으로 좋습니다.
② 숯덩이를 수반에 담아 물을 부어두면 봄이나 겨울에 건조할 때 천연가습기로 활용할 수 있습니다.

밥이나 요리 : 대나무 숯

대나무 숯은 밥할 때나 요리할 때 넣는 밥숯으로 쓰면 농약 성분 등을 해독하고 밥맛을 좋게 해줄 수 있습니다.

환자 유형별 실천 팁

감기, 독감, 코로나, 천식 등 호흡기 질환

① 아침 기상시, 밤 취침 전 하루에 2~3번 공복에 흑과립을 먹고
② 식후에 골든씰 1알씩 하루에 3번
③ 프로폴리스는 수시로 공복에 하루에 2~3번 이상 먹으면 좋습니다.

기침이 심할 때

① 위와 같이 흑과립, 골든씰, 프로폴리스를 복용하면서
② 가슴에 뜨겁게 숯찜팩을 해주고

③ 숯각탕을 해주어 발을 따뜻하게 해줍니다.

④ 목과 발을 스카프나 두꺼운 양말로 따뜻하게 해줍니다.

열이 날 때

① 흑과립, 골든씰, 프로폴리스를 복용하면서

② 공복에 물을 조금씩 계속 드시도록 하면 소변을 자주 보면서 열이 내립니다.

③ 이마나 목에 수시로 찬 물수건을 해줍니다.

설사할 때

① 따뜻한 물과 함께 흑과립 또는 흑산제를 30분에 한 번씩 여러 번 먹고

② 아랫배에 뜨겁게 숯찜팩을 해주고

③ 숯각탕을 해주어 발을 따뜻하게 해줍니다.

④ 혹시 장염이 있다면 골든씰을 식후 한 알, 하루에 3번 드시면 좋습니다.

⑤ 찬 음식을 피하고, 생채소, 생과일을 제외한 식단으로 하되 익힌 채소와 따뜻한 음식을 먹는 것이 좋습니다.

변비일 때

① 흑과립을 먹을 때 올리브유를 꼭 함께 드시고, 1~2컵 이상 생수를 충분히 마셔줍니다. *(하루에 물 8컵 이상 권장)*

② 백미보다는 현미, 익힌 채소보다는 생채소를, 사과, 배 등의 과일은 껍질채 먹도록 합니다. 섬유질을 많이 섭취하면 장운동을 원활하게 합니다.
③ 몸을 움직여 특히 만 보 이상 걷거나, 가볍게 뛰는 등 운동을 적극적으로 꾸준히 하면 장운동이 활발해집니다.

체했을 때

① 물과 함께 흑과립 먹으면, 트림을 하면서 가스가 나오고 내려가거나 토하게 합니다.
② 윗배에 뜨겁게 숯찜팩을 해주고 안정시킵니다.
③ 숯각탕을 해주어 발을 따뜻하게 해줍니다.

하혈할 때

① 따뜻한 물과 함께 흑과립을 드시고
② 프로폴리스를 드시고
③ 숯각탕을 해주어 발을 따뜻하게 해줍니다.
④ 지혈에 도움이 되니 우엉, 연근을 갈아 그 즙을 수시로 마시도록 합니다.

자주 묻는 질문(Q&A)

Q 먹는 숯가루의 성분, 내용물은 무엇인가요?

A 한농제약 흑과립은 국내산 소나무 숯을 원재료로 활변제인 올리브유, 호흡기에 도움이 되는 유칼립투스, 과립형으로 만들기 위해 옥수수 분말을 첨가하여 만들었습니다. 숯의 성분은 탄소입니다. 소나무 숯의 미세한 입자는 다른 숯들의 뾰족한 형질과 달라 식용으로 적합한 먹는 숯입니다.

Q 숯가루는 언제, 어떻게, 얼마나 먹으면 좋을까요?

A
① 보통 아침에 일어나자마자 물 1~2컵과 함께 1수저 드셔주시면 좋습니다. 또 밤에 주무시기 전에 1수저 드시고 물은 적당량 취침에 방해되지 않을 정도로만 드시면 됩니다.
② 질환이 있거나 예방을 위해서라면, 하루에 1~2회 꾸준히 드시기를 권합니다.
③ 피로하거나 음주했을 때, 과식해서 속이 더부룩할 때 등 언제라도 필요할 때 드시면 좋습니다.
④ 설사가 심할 때는 설사가 멎을 때까지 30분에 2수저씩 여러 번 드셔도 매우 좋습니다.

Q 숯가루는 매일 먹어도 되는지, 장기적으로 얼마간 먹어도 될까요?

A 한농제약 흑과립은 식용이 가능한 국내산 소나무 숯으로 만들었으므로, 안심하고 평생 드셔도 좋습니다. 6·25 참전 유공자 90대인 분이 30~40년간 매일 소나무 숯 차콜 과립을 드시면서 평생 나의 건강 비결이라고 하십니다.

Q 숯가루를 먹으면 체내에서 해독, 흡착하면서 다른 영양도 흡착하나요?

A 숯가루는 체내에 유익한 정도의 흡착력으로 영양분은 그대로 두고 몸에 해로운 물질만 선택적으로 흡착합니다. 영양까지 흡착할 만큼 강한 흡착력이 아닙니다. 간장, 된장 담글 때 숯을 띄워 잡균이나 곰팡이 등을 흡착하지만, 영양을 흡착하지는 않는 것과 같은 이치입니다. 정수기 속 숯 필터를 보아도 금방 이해될 수 있습니다.

Q 숯가루를 얼마간 먹어야 효과를 볼 수 있나요?

A 얼마간 드셔야 좋다고 정해진 것은 없습니다. 다만 사람에 따라서 즉시 효과를 느낄 수도 있고 장기간 드셔도 못 느낄 수도 있습니다. 드시는 분이 효과를 느끼던지, 못 느끼던지 숯가루는 체내에서 해로운 것을 흡착하여 검은 변으로 나가는 것만은 분명한 사실입니다. 효과를 볼 때까지, 그 이후라도 숯가루를 꾸준히 드셔주시면, 몸에 유해 물질이 쌓이지 않고 해독하니 누구에게나 좋습니다.

Q 아무 병이 없는 사람도 숯가루를 먹어도 되나요?

A 질병을 치료하는 것보다 더 현명한 것은 질병을 예방하는 것입니다. 현대인이라면 누구나 각종 식품과 약품에서 또는 마시는 물과 늘 호흡하는 공기에서조차 농약, 방부제, 미세플라스틱, 중금속, 각종 바이러스와 세균 등 유해 물질로부터 자유로울 수 없습니다. 숯가루는 유무형의 모든 유해 물질로부터 나를 지키는 방법으로 아프지 않을 때 먹는 것은 참 지혜로운 선택입니다.

제품 설명

흑(차콜)과립

　우리나라 생소나무를 태워서 위, 장 점막이 자극되지 않을 정도로 미세하게 제분하였습니다. 이 숯가루를 올리브, 유칼립투스, 감초, 현미 찹쌀풀(또는 옥수수가루)과 혼합하여 과립형으로 제조하였습니다. 입에 넣고 물을 마시면 사르르 녹아서 삼키기 쉽게 배합되었고 아무 맛을 느낄 수 없습니다. 숯가루는 소화기를 통과하면서 체내에 누적되어 있던 독소를 강력한 흡착력으로 흡수한 뒤 배출됩니다. 트림하거나 방귀를 자주 뀌는 사람이 먹으면 트림이 없어지고 방귀의 냄새가 사라집니다. 이질, 장티푸스 같은 무서운 설사병도 30분마다 한 술씩 드시면 2~3일 후엔 거뜬히 회복됩니다.

　이 제품은 특정 환자가 써야 하는 해독제라기보다는 광범위하게 누구에게나 자유롭게 쓸 수 있는 하늘의 처방입니다. 이 차콜은 우리 몸의 독소만 제거할 뿐 영양분은 흡수하지 않습니다. 실례로 매운 무즙에 숯가루를 1~2술 넣은 뒤 1~2분 후에 마셔 보세요. 매운맛은 사라지고 무의 단맛만 남게 됩니다. 과학이 증명할 수 없는 신비의 걸작입니다.

　우리 민족이 장에 띄웠던 숯, 산모 집에 달았던 금줄의 숯, 얼마나 놀라운 우리 옛 조상들의 슬기입니까? 체했을 경우 그 어떤 약보다도 효과가 빠른 것이 숯가루입니다. 한술 먹고, 1~5분이면 거의 트림을 하고 속이 시원하다는 보고를 자주 듣게 됩니다. 숯가루는 토해야 할 것은 토하게, 내려가야 할 것은 내려가게, 가스는 배출시켜 줍니다. 드셔보시면 그 효과를 바로 아실 수 있습니다.

복용 방법 : 보통은 기상 시, 주무실 때 경중의 증상에 따라 1~3술씩 드시고 물 2컵 이상을 마십니다. 이상이 있을 때, 머리가 아프거나 감기 기운이 있을 때, 피곤하거나 과로, 과음 시, 체했을 때 등 가벼운 증상부터 공해 중독, 농약 중독, 축농증, 천식, 간경화, 암 등 위중한 환자도 누구든지 마음 놓고 드실 수 있는 천연 식품입니다. 임산부도 드실 수 있습니다.

흑산제(차콜 분말)

그대로 미세하게 제분한 소나무 숯가루입니다. 무즙에 타서 드셔도 되고, 물에 타서 드셔도 됩니다. 농약 중독이나 심한 설사에 드시면 좋습니다.

숯찜팩

면 헝겊에 숯가루를 넣어서 만든 찜질팩입니다. 뜨거운 김에 쪄서 환부에 대주면 독성을 뽑아 주어 놀랍게 진통이 멎고, 그 부위가 발진되며 속에 누적된 독성이 빠져나오는 경우도 간간이 있습니다. 관절염, 디스크 환자들의 통증 부위에 숯찜팩을 대주십시오. 1일 여러 번 적용하시고 숯찜팩이 식지 않도록 그 위에 핫팩이나 전기찜팩을 덧대 주어도 효과를 상승시킵니다.

활성탄 분말

외부 상처에 올리브, 유칼립투스와 개어서 붙이기도 하고 아마씨, 밀가루 풀을 쑤어서 암이 있는 부위에 대주기도 합니다. 1일 3회 교환합니다.

활성탄 입상

활성탄의 입자 크기에 따라 모래알 크기의 입자는 목욕용, 각탕용으로, 그보다 굵은 모래알 크기의 입자는 과일, 야채 세척용으로 사용하기에 좋습니다.

목욕용 숯가루

욕조나 몸을 담글 만한 통에 목욕용 숯가루 1.5kg 1~2봉과 유칼립투스 1~2술을 넣고 몸을 담그고 있을 만큼의 뜨거운 물을 어깨까지 채우고 그 통 속에 30~40분 동안 들어가 있습니다. 이때 꼭 머리에는 찬 물수건을 대줍니다. 개인 체력에 따라 20~40분 들락날락할 수 있으나 탈진되지 않도록 주의를 요합니다. 포도즙이나 레몬즙, 물을 마셔 가면서 합니다.

프로폴리스

벌들이 자기 집의 방어로 나무의 진을 물어옵니다. 나무의 진은 나무가 상처 났을 때 외부로부터 상처 난 부분으로 들어올 모든 잡균을 막아주는 역할을 합니다. 벌이 물고 와 대사가 된 것을 봉교, 또는 봉진이라 합니다. 봉진 속에 프로폴리스라는 성분만을 추출한 것으로 강력한 천연 항균, 항생제, 항암 작용이 있으며 자체 치유력을 증가시켜 줍니다.

이러한 프로폴리스에는 3종류가 있습니다. 흑색계, 적색계, 녹색계가 있는데 그중에 효력이 있고 전문적으로 쓸 줄 아시는 분은 녹색계만을 프로폴리스로 인정합니다. 흑색계나 적색계에는 불순물이 섞여 있는 것입니다. 이름이 프로폴리스라고 다 쓸 만한 것은 아닙니다. 알코올 농도가 95%부터 55%까지 아주 다양하기에 전문가와 상담하고 사용하시는 것이 안전합니다.

가격이 비싸다고 다 좋은 것도 아니고 싸다고 나쁜 것도 아닙니다. 제대로 생산된 것이어야 하고 알코올 농도가 적당해야 함을 기억하시기 바랍니다.

복용방법 : 공복에 물 한 모금을 입에 머금고 그 물에 프로폴리스 1/2대롱~1대롱을 넣어 물과 함께 삼킨 후 물을 1컵 마십니다. 증상에 따라 하루 2~6회 또는 그 이상 드셔도 좋습니다. 특히 감기나 기침, 천식, 폐결핵, 폐암 등 호흡기 질환에 드시면, 더욱 좋은 효과를 기대할 수 있습니다. 천연 항암, 항균 작용으로 암 환자에게 특히 도움이 될 수 있습니다. 처음 드시는 경우라면 독특한 향과 맛에 적응기를 두어 처음엔 1~2방울씩 드셔보시고 점차 양을 늘리는 것이 좋습니다. 도저히 액상으로 드시기 힘든 분은 액상 대신 프로폴리스 캡슐 제품으로 대체합니다.

※ 프로폴리스는 벌집을 보호하기 위하여 벌이 각종 수목에서 수집한 다양한 물질로 만들어진 것으로 각각 다른 색깔과 점도를 지닌 순수 자연 물질

입니다. 주요성분은 강한 항산화 물질이며 또한 일반 약품의 효능인 유해한 미생물에 견디고 염증에 견디며 치유하는 성분도 들어있습니다.

※ 최적의 생산지 : 최적의 기후조건과 수종이 분포된 천혜의 지역 브라질에서 생산되는 프로폴리스는 전 세계에서 최고의 품질로 알려져 있습니다. 브라질의 다양한 지역의 식물들과 고품질 제품에서 사용된 원료를 이용한 최적의 조합들을 연구하여 만든 최고의 프로폴리스는 매우 낮은 알코올 함유량, 무왁스, 그리고 강한 농축액의 프로폴리스 추출물로 만들어집니다.

※ 프로폴리스의 작용 : 탁월한 항산화 작용, 세포 노화 저지 기능과 면역시스템 강화 작용을 하며 이를 통해 퇴행성 질병을 방지하고 건강을 유지케 하여 육체적, 정신적 측면 모두 건강한 삶을 누리는 데 기여하고 있습니다. 스트레스 등 매일매일의 다양한 질병 치료 및 완화에 탁월합니다. 프로폴리스는 자연으로부터 얻은 건강 그 자체입니다.

효소 생곡분

현미 찹쌀, 멥쌀, 통보리, 통밀, 옥수수, 기장, 통율무, 노란 콩, 늙은 호박, 당근, 김, 다시마 등을 균형지게 배합했습니다. 각각 성분 따라 싹을 틔워 말린 것, 쪄서 말린 것, 건조한 것을 분말로 제조하여 중환자가 드시면 살아있는 효소로 쉽게 흡수되고 배설을 돕고 통증도 완화됩니다. 중환자의 주식이 될 정도로 골고루 영양을 갖춘 효소 생곡분입니다.

복용방법 : 매끼 현미밥에 비벼 드셔도 되고 김이나 다시마, 잎채소에 싸서 씹어 드시면 더욱 좋고 과일을 얇게 저며서 찍어 드셔도 됩

니다. 식성에 맞게 매끼 2~3술씩 밀배아와 섞어 드셔도 됩니다. 물에 타서 후루룩 마시면, 탄수화물의 소화액인 침과 고루 섞이지 않고 위로 넘어가 설사할 수 있습니다. 되도록 꼭꼭 씹어 드시는 것이 좋습니다.

발아생식

생곡분과 같은 재료를 싹 틔워 눌러 말린 것입니다. 곡물의 모양 그대로 식감은 먹기 좋게 만들었습니다. 사과, 토마토, 바나나 등의 과일이나 과채 등을 썰어 버무린 후 촉촉해진 다음에 꼭꼭 씹어먹으면 좋습니다.

백초과립(환)

산과 들에 무공해 약초나 나물이 되는 식물(씀바귀, 쑥, 당귀, 은행잎, 감잎, 민들레, 더덕, 잔대 등)을 그늘에서 건조하여 분말로 만듭니다. 소가 먹는 풀은 사람이 먹어도 해가 되지 않고 인체에서 대사하기 힘든 것이 아니라 아주 쉽게 대사할 수 있는 것으로 골고루 영양을 갖춘 자연식품입니다. 고단위 섬유식으로 숙변 제거에 도움이 될뿐 아니라 장의 운동을 촉진, 변비에 좋은 식품입니다. 인체에 필요한 무기질, 비타민을 골고루 함유하고 있으며 산성 체질을 중·알칼리성으로 바꾸어 줍니다. 드시기 쉽게 천연꿀, 율무 가루와 잘 배합하여 과립형으로 제조되었습니다.

복용방법 : 생곡분이 중환자 주식이라면 백초과립은 부식입니다. 매끼 식사 때 2~3술씩 드십시오.

올리브유

감람나무 열매를 짠 기름으로 산화가 제일 늦은 천연 지방입니다. 활변제로도 사용되고 위염, 장염, 변비, 신장염, 폐결핵 환자가 매일 식품으로 들면 좋은 결과를 가져오게 됩니다.

복용방법 : 차콜 드실 때 1~2술씩 1일 2회 드세요. 식용유 대신 쓰셔도 아주 좋습니다.

유칼립투스

호주가 원산지인 열대성 상록수로 150m 이상, 100~300년 이상된 고목의 잎사귀에서 채취한 기름입니다. 감기약을 비롯한 약재로 사용되고 화장품, 물파스, 캔디류, 연고에도 사용됩니다. 코알라는 이 잎사귀를 먹으며, 미국, 유럽에서는 상점에서 쉽게 구할 수 있습니다. 모든 감기, 상기도, 염증, 기침, 천식, 폐렴, 거담제로 쓰입니다.

복용방법 : 기침 초기에 물 한 컵에 한 방울 떨어뜨려 드십시오. 꿀 1컵을 끓여서 녹았을 때 2~3cc를 넣어 잘 저은 후 유리병에 넣어두었다가 호흡기가 불편할 때, 기침이 심할 때 1일 3~4회 1술씩 드시면 항생제 주사로도 잘 낫지 않던 기침이 멈춥니다.

※ 올리브유와 유칼립투스를 1:1로 섞어서 이상이 있는 피부에 바르면 물파스 역할을 합니다. 암 환자는 녹즙에 한 방울씩 떨어뜨려 드시면 좋습니다. 식용으로 쓰는 올리브유에 미량을 섞어 쓰셔도 됩니다. 입술이 부르트거나 진물 나는 데도 한 방울 찍어 바르면 훨씬 빨리 아뭅니다.

솔환

봄에 새싹이 난 조선 소나무 순이나 잎을 그늘에서 건조하여 백봉령, 흑임자, 약콩, 감초를 배합하여 드시기 편하게 과립형 또는 환으로 제조하였습니다. 건위, 강장 역할을 하고 면역을 증가시켜 주며 몸에 기를 더해줍니다.

복용방법 : 매 식사 때 1술씩 씹어 드십시오.

골든씰(Golen Seal)

식물학명 : 하이드라스티스 카나텐시스(Hydrastis Canadensis)

의약성분 : 하제, 강장제, 변질제(Alteratiiver), 세척제, 암약, 완화제, 이뇨제, 개통제(폐색 완화제)

용도 및 특징 : 전 약초계 중에서 가장 놀라운 약효를 지닌 것으로, 그 약효와 실제 이용 가능성을 고려해 볼 때 가히 만병 통치제라 할 수 있습니다. 키니네 대신 사용될 수 있는 최신의 대응 치료제이며, 감기, 몸살 및 각종 위와 간의 장애를 위한 탁월한 치료제입니다. 특히 모든 점막 조직과 그와 접촉되는 조직들에 특별한 치유 능력을 발휘하며, 상처나 염증, 습진, 백선, 홍반증 및 각종 피부질환에 특효를 가져옵니다.

1) 상처세척제로 골든씰 분말 1 찻숟길을 끓는 물 50cc에 타서 20분간 놓아두었다가 상처를 깨끗이 한 다음 (골든씰 차로-과산화수소수를 사용할 수도 있음) 상처에다 골든씰 분말을 좀 뿌린 다음 싸매줍니다.

2) 임신 구토시에 위와 같은 방법으로 만든 차를 망사나 체로 걸러 하루에 6 찻숟갈쯤 마시게 합니다.

3) 심장 기능 강화로 스컬캡(Scullcap)과 빨간 고추(캐이연 고추)를 골든씰 차와 함께 복용하면 심장 장애로 인한 고통을 경감시켜 주고 심장의 기능을 강화시켜 줍니다.

4) 위궤양, 십이지장궤양, 소화 불량시, 그리고 편도선이 부었을 때와 입안이 헐었을 때 골든씰과 물약의 비율이 4:1이 되도록 배합하여 복용하면 타의 추종을 불허하는 효과를 가져옵니다.

5) 파이프를 입에 물기 때문에 생기는 흡연자 종창과 피부암에 좋습니다. 상처에 분말을 단지 몇 번만 발라 주어도 흡연자 종창은 완치되며, '피부암'이라고 알려진 몇몇 환자들의 상처에도 이것을 사용해서 양호한 효과를 본 적이 있습니다.

6) 디프테리아, 편도선염, 기타 각종 중증 목질환에 소량의 물약과 캐이연 고추와 병합하여 사용하면 효과가 좋습니다.

7) 식욕부진, 소화력 증진의 작용을 위해서, 각종 발진, 성홍열 및 천연두 치료에 효과적입니다. 특히 척추 신경 강장제와 척추 뇌막염 치료를 위해서 스컬캡과 홉(Hop)을 병합 사용하면 아주 좋습니다.

8) 치조농루증이나 잇몸이 헌 데 컵에다 소량의 골든씰 차를 담아 칫솔에 적셔서 치아와 잇몸을 철저히 닦아내면 놀랍게 완치됩니다.

9) 코가 막히든지 코의 점막이 부었던지 어떤 종류의 비후 장애시에 소량의 차를 손바닥에 우묵하게 해서 부어 코로 들이마셨다가 서서히 내뱉으면 좋은 효과가 있습니다.

10) 방광질환시 소변 본 직후에 방광 속에 주입하여, 할 수 있는 한 오래 보유하도록 하는 치료를 하루에 2~3회 반복 치료하면 효과가

있습니다. 특별한 경험이 있는 한 이러한 치료는 개인이 집에서 하지 말고 의사나 간호사가 고무 튜브를 삽입해서 주입하도록 해야 합니다.

11) 장 및 방광질환에 골든씰과 야생 앨림 루우트(범의과의 식물)의 비율을 2:1로 하여 복용하면 특효가 있습니다.

12) 방광, 간, 췌장, 비장 및 신진질환시 동량의 빨간 클로버 꽃이나 앨로우 딕, 민들레와 병합하여 사용하면 놀라운 효과를 나타냅니다.

13) 만성신염이나 당뇨병 치료에 복숭아 잎이나 퀸 오브 더 매도우 (Queen of the Meadow), 갈퀴넝쿨(Cleavers), 옥수수염(Cornslk)을 병합하여 사용합니다.

14) 안과 질환시에 500cc의 끓는 물에 골든씰 1 찻순갈과 붕산가루 1 찻순갈을 타서 끓여내어 잘 저은 다음 식힌 후에 윗물만 따라냅니다. 이렇게 한 것 1큰 찻순갈을 물 1/2컵에 타서 물을 씻어내고 안과용 세척컵이나 드롭퍼를 사용해서 눈 속에 주입합니다. 만일 눈꼽이 끼거나 눈에 막 같은 것이 씌워져 있으면 앨러 태운 가루 1 찻순갈을 타서 사용합니다. 혹 조금 진한 용액을 사용했다 하더라도 아무런 해가 없고 단지 조금 욱신욱신 쑤시는 느낌이 있을 뿐입니다.

15) 기타 증상에 만성 카타르성 장염 및 모든 카타르성 질환, 장티푸스, 임질, 매독, 치핵, 치질 등의 치료에도 골든씰을 사용합니다.

일반적 개요: 골든씰은 이상 열거한 바와 같이 여러 가지 다른 약초와 병합해서 사용하라는 병 이외에도 골든씰만을 단독적으로 사

용할 수도 있고, 또 다른 여러 방법으로 다양하게 사용할 수도 있습니다. 그 다양한 사용 방법 중에는 1/4 찻숟갈의 골든씰을 뜨거운 물 1컵에 타서 아침 식사 전 공복에 오전 11시(혹은 점심 식사 1시간 전)에 혹은 저녁 식사 1시간 전에 복용하는 방법이 있고 또는 끓는 물 500cc에 1 찻숟갈을 타서 우려내어 잘 저은 후 식혀서 윗물을 따라내어 1 큰숟갈씩 하루에 4~6회 사용할 수 있습니다. 소아들은 나이에 따라 조절된 소량을 취해야 합니다.

시중에는 골든씰이 함유된 여러 가지 약품들이 선전 판매되고 있지만, 그 조제 함유량이 너무 극소량이기 때문에 기대할 만한 효과를 못 보는 실정인데, 그것은 값이 너무 비싸기 때문입니다. 궤양에 이를 만큼 심해진 장의 만성 카타르성 질환에도 골든씰은 아주 유효합니다. 또 골든씰은 직장의 점막 궤양 현상을 치유함으로 직장 출혈증에 유효합니다. 그뿐만 아니라 만성 및, 간헐성 말라리아 중독증과 말라리아로 인한 비장 비대증에도 유효한 치유제입니다.

이상 본 바대로 모든 카타르성 질환에 얼마나 다양하고 유효하게 골든씰이 사용되는가를 알 수 있는데 그 부위가 목이든지, 코 부분이든지, 기관지, 장, 위, 방광 등 아무 데라도 그 점막이 존재하는 곳에는 어디나 유효합니다. 그것은 모든 독소를 죽이는 항독제입니다.

포도즙

체질 개선을 위해 매끼 포도만 2주간 드시는 포도요법도 있습니다.

제철에 잘 익은 포도를 따서 한 알 한 알 씻어서 즙을 내어 끓인 것으로 무가당, 무가수, 무방부제로 가정에서 가공한 것입니다. 허약 환자나 수험생이 공복시 드시면 가장 빠른 시간내 흡수되며 체력 소모를 가져오지 않는 완전식품입니다. 포도 속의 신맛은 몸에 누적된 젖산을 녹여 줍니다. 당도가 20%가 넘어 어떤 수액보다도 쉽게 혈당을 유지해 주는 자연식품입니다.

복용방법 : 식사 전 30분~1시간에 180~450cc를 개인에 따라 알맞게 드십시오. 1일 2~3회 드시되 당뇨 환자는 제외됩니다.

매실꿀

매실을 깨끗이 씻어 보송하게 물기를 말린 후 병에 담고 그 위에 아카시아꿀을 부어 저온 숙성합니다. 시간이 흐를수록 삼투압 현상으로 인해 매실이 쪼글쪼글하게 수분이 빠져나와 매실꿀이 완성됩니다. 매실꿀을 물에 타서 음료로 마실 수도 있고, 요리할 때 쓸 수도 있습니다. 포도즙에 매실꿀을 넣어 마시면 피로가 회복됩니다. 신맛 나는 과일 중 대표인 매실은 몸안에 쌓인 피로물질을 녹여내 줍니다.

이패록소-포디알코(Pau D'Arco)

단단한 토양에서 자라는 나무로서 자줏빛이 섞인 갈색의 몸통을 가지고 있습니다. 최상품의 이패록소는 브라질의 바히아와 미나스 게라이스에서 얻을 수 있으며 자줏빛의 꽃이 9월에 만발하게 핍니다. 암, 당뇨병, 호흡기질환, 궤양, 방광염, 전립선염, 염증으로 고생하는 사람들에게 이패록소로 만든 차는 아주 탁월한 효능을 발휘합니다. 그것은 피를 깨끗하게 해주며 순환을 증진시킵니다. 신체 기관의 일반적 기능을 강화시켜 주며 다른 약초차와 함께 사용함으로 더욱 인체에 좋은 효과를 가져옵니다.

〈일반적 치료법〉

1) 아침 식전 공복에 4~6온스(3/4컵)의 차를 마십니다.
2) 하루에 4번 복용하되 적어도 2시간 정도의 식간에 복용하며 또 취침시간에 마십니다.

〈위궤양 치료법〉

1) 위통이 있을 때마다 마십니다.
2) 밤중에 위통으로 잠이 깼을 때도 역시 4온스를 마십니다.

〈암 치료법〉

우리 체내에 있는 독성을 제거하기 위해서는 비타민 C를 하루에 1,000mg씩 포디알코 차와 함께 복용하면 좋습니다.

보리 새싹 분말, 케일 분말, 브로컬리 분말

녹즙을 짜 먹기에 너무 바쁜 현대인들을 위해 유기농 원재료만 엄선하여 영양 파괴를 최소화한 공법인 동결 건조로 만든 보리 새싹 분말, 케일 분말, 브로컬리 분말 등은 간편하게 물에 타 먹을 수 있는 편리한 녹즙 대용 건강식품입니다.

회복을 위해 꼭 지켜야 할 사항

1. 항상 감사하세요.

2. 일체의 간식, 야식, 과식, 속식, 육식(고기, 생선)을 금하세요.

3. 내가 환자라는 사실을 잊어버리세요.

4. 노래를 즐겁게 부르세요.

5. 산책, 심호흡, 삼림욕을 하세요.

6. 부모, 자녀, 친척 모두에게 감사하고 속상한 마음, 억울한 마음, 자아 동정을 버리세요.

7. 환부에 숯가루 찜질을 자주 하세요.

8. 전신 찜질, 수치료, 숯가루 목욕을 하세요.

9. 내 노력+하나님의 능력=전능(기적을 낳습니다.)

10. 체력이 되는 한 무슨 방법이든지 매일 땀을 내고 샤워하세요. 신진대사가 왕성해지고 몸의 독을 녹여내므로 회복됩니다.

숯가루 찜팩 만드는 법

숯가루 3봉+ 올리브1ℓ+유칼립투스20cc

20×30cm 자루 2개에 넣어 고루 섞는다.

일과표

시 각	내 용
오전 5시	기상, 감사 기도, 흑(차콜)과립 1~2술, 물 2컵 (호흡기 질환시-유칼립투스 1방울 따뜻한 물에 타서 마신다)
6시	프로폴리스 30~50방울을 빈 컵에 떨어뜨려 물을 약간 부어 마신다. (입안에 물을 머금고 프로폴리스를 직접 떨어뜨려 삼켜도 괜찮다)
6시 30분	포도즙 200~300cc 혹은 매실 엑기스 1티스푼 (당뇨병을 제외하고는 매실꿀도 좋다)
7시	생곡분(발아생식) 2~3술, 솔환 1술, 대추 5개, 백초과립 2술, 뿌리채소, 구운 마늘 3쪽, 아몬드 6개, 해초류, 견과류(땅콩, 잣 등), 들깨 1술, 메주콩 2술, 골든씰 1알
10시	포디알코 3알(차프렐, 블루바이올렛 등 정혈되는 약초차), 물 2컵
11시	녹즙 300cc(씀바귀, 민들레, 케일, 셀러리, 당근, 비트, 보리새싹)
12시	7시와 동일, 잎채소(샐러드, 겉절이, 쌈채), 통율무현미밥
오후 3시	포디알코 3알(차프렐, 블루바이올렛 등 정혈되는 약초차), 물 2컵
4시	프로폴리스 30~50방울
4시 30분	녹즙 300cc (케일 분말, 보리새싹 분말을 물에 타서 마셔도 좋다)
6시	생곡분(발아생식) 3술, 군감자, 옥수수 등, 신맛 나는 제철 과일, 통밀빵, 구운 마늘 3쪽(가능하면 껍질째 구울 것), 골든씰 1알
8시	포도즙 200~300cc, 매실 엑기스 1티스푼 또는 매실꿀
9시	흑(차콜)과립 1~2술, 취침

※ 일반적으로 암을 가진 분에게 드리는 일과표이며 증상의 경·중에 따라 더 추가로 드셔야 할 것도 있고, 빼도 되는 것이 있습니다. 녹즙을 짜기 어려운 상황에는 유기농으로 만든 보리 새싹 분말, 케일 분말, 양배추 분말, 브로콜리 분말 등을 생수에 타서 드셔도 좋습니다.